『Nursing Care⁺ ―エビデンスと臨床知―』

## 創刊にあたって

　臨床実践の場では，現在までに幾多の看護師によって数多の看護技術が，数え切れないほどの患者に提供されてきました．そんななか，「根拠・証拠（＝エビデンス）に基づく医療・看護（EBM・EBN）」という用語が臨床の場で活躍する看護師に理解され，日常的に用いられるようになったのは，私の記憶が確かならば，そう遠くない昔のことです．

　最近は，そのEBN志向に基づき，患者にもっとも効果的であろうとするケアや方法などを示した知見が増えています．あるいは，今後さらなる検討課題を残しているものの，経験的知識（＝臨床知）によって実践されてきた技術などに関して，経験的知識を科学的に分析し，その根拠を明らかにしようとする試みも，だいぶ行われるようになってきています．

　一方，看護技術の知識や手技の妥当性を支える根拠は，検証の積み重ねによって進化・変化を遂げてきたものもありますが，いわゆる昔から変わらぬままに，また，変わらなくてもよくて提供されているものがあります．これらの一つひとつの技術は，おそらく基本軸は変えずに，各々の患者に対して創意工夫された方法で提供されていることも少なくありません．そのなかには，看護師にとって効率的に，また，技術そのものが患者にとって効果的に提供できて，しかも，しっかりとした根拠に裏打ちされ，かつ創意工夫に富んだ技術に遭遇することもあります．

　このような状況で，いちばん大切なことは「エビデンス（根拠・証拠）」と「経験的知識（＝臨床知）」の違いを絶えず意識しながら，日常の看護業務に自ら考えながら携わっていくことです．これさえできれば，エビデンスと臨床知の狭間の誤謬に陥ることもなく，間違った方法によって患者に不利益をもたらすこともないでしょう．

　そこでこのたび，現場ですぐに役立つ「エビデンス」と「臨床知」が学べるというコンセプトの新雑誌を創刊させて頂くことになりました．創刊号では「まず命を守ることが大切」ということを念頭に，特集テーマとして「急変対応」を選びました．後述しますが，急変は急変になる前に気がつくことが大切であり，そのためにはエビデンスに基づいた知識をしっかりと得るとともに，経験やセンスも必要になってきます．執筆陣はみなエキスパートナースであり，第一線で働いているいわば「みんなの先輩」です．エビデンスも臨床知も分たず，彼らの知識をどうぞ吸収して下さい．

　今まさに始まったばかりの本誌『Nursing Care⁺ ―エビデンスと臨床知―』のこれからにご期待下さい．

『Nursing Care⁺ ―エビデンスと臨床知―』
編集長　道又 元裕

# ワンランク上の急変時への対応法

特集編集：道又元裕，露木菜緒

## ここを押さえて特集を読み解こう！
急変対応の基本的スタンス ............................................................. 道又　元裕　1

## I. 総論

- **BLS（Basic Life Support）**
  〜救命の連鎖で転帰を改善せよ！〜 ............................................ 清水　真幸　7
- **ACLS（Advanced Cardiovascular Life Support）**
  〜ガイドライン2015アップデートとエビデンス〜 ......................... 西尾　宗高　15
- **緊急対応システム（MET/コードブルー/RRTほか）**
  〜「なんか心配」で起動される急変を防ぐ新しいシステム〜 ......... 森安　恵実　22
- **病院外施設における急変対応**
  〜すみやかに医療機関へつなげるために〜 .................................. 鎌田あゆみ　29
- **バイタルサインからみた急変の考え方**
  〜バイタルサインの向こう側を見抜き，予測する〜 ..................... 浅香えみ子　36

## II. 一般病棟でもよく遭遇する急変への対応（症状別）

- **意識レベルの変調**
  〜適切な評価と対処で危機的状況を回避せよ！〜 ......................... 露木　菜緒　45
- **けいれん発作**
  〜けいれんが起きたときの観察と原因検索，対応をチーム連携ですばやく行おう〜 ... 髙橋ひとみ　51
- **窒息**
  〜気道閉塞サインを見逃すな！〜 ................................................ 平山　幸枝　57
- **頭痛・めまい**
  〜重症化を防ぐカギは緊急性の判断〜 .......................................... 新田　南　64
- **不穏**
  〜患者の訴えを見逃さない！〜 .................................................... 岡根　利津　70
- **嘔吐**
  〜あなたの嘔吐患者への見方が変わるかも!?〜 ............................. 中本　有史　76
- **吐血**
  〜患者さんもあなたも真っ蒼になる前に〜 ................................... 植木　玲　85
- **腹痛**
  〜内臓の叫びを聞いてみよう〜 .................................................... 佐藤　萌　92

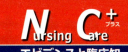

- 転倒・転落
  〜観察ポイントを押さえた迅速な対応ができる！〜　　　須賀　恭子　98

## Ⅲ．急性・重症病態における急変対応

- 人工呼吸器装着中の患者の急変（PIP上昇，TV低下など）
  〜PIPに隠れている2つの圧，TV低下に隠れている状態変化を考えよう！〜　　戎　初代　107
- 出血によるショック時の対応
  〜出血を発見！ あなたならどうする!!〜　　　佐藤　尚徳　113
- ショック時の対応（敗血症）
  〜敗血症は早くみつけて，早く対応することがポイント〜　　　剱持　雄二　122
- ショック時の対応（心原性）ACS
  〜知って得する！ ACSケアの考え方〜　　　長尾　工　127
- 心不全の急性増悪（左右）
  〜病態理解でいざというときに自分のすべきことが見えてくる〜　　波多江　遵，山形　泰士　134
- 脳卒中対応
  〜見逃さないで！ 脳卒中の徴候をキャッチしてすみやかな対応を！〜　　　蛯沢　志織　142
- Ⅱ型呼吸不全患者の急性増悪，対応
  〜急性増悪の徴候を早期にキャッチし，適切な酸素療法で急変を回避しよう〜　　　日野　真弓　151
- 医原性の急変：人工呼吸器のスタンバイモード
  〜スタンバイモードの意味を知らずに使用してはいけない〜　　　米倉　修司　157
- 気管切開チューブの予定外抜去
  〜冷静にどこから呼吸をしているか考える〜　　　松田　勇輔　162
- 脳室ドレーン予定外抜去
  〜ドレーンの目的を把握して，いざというときは慌てない対応をしよう〜　　　里井　陽介　169
- 胸腔ドレーン予定外抜去
  〜胸腔への空気流入を防ぎ，呼吸・循環の観察を強化することにより急変を防ぐ〜　　　松村　千秋　176

## Ⅳ．知っておきたい急変についての知識

- 急変対応とチームステップス
  〜チームステップスには急変対応に必要なスキルが満載！〜　　　笠原　真弓　185
- 急変時に用いる薬剤の知識
  〜知識と根拠をもって薬剤を使用しましょう　　　小池　伸享　191
- 急変事例の振り返りからみた急変対応（カンファレンス）
  〜カンファレンスで語り合うことは，問題を多面的にとらえるチャンス！〜　　　高西　弘美　196
- 急変対応に関する文献レビュー（海外事情）
  〜海外では，「これ」で院内急変アウトカムを改善！〜　　　櫻本　秀明　208

索　引　　　215

※本文中に掲載されている会社名・商品名は，各社の商標または登録商標です。

# あなたも今すぐ便利で役立つ「ナーシングケアクラブ」に登録を！

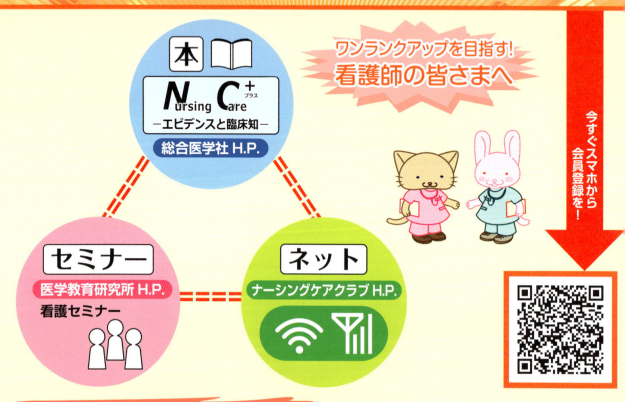

## 会員登録のしかた

- QRコードから，「ナーシングケアクラブ」に入って会員登録して下さい．（原則として医療従事者に限ります）

## 会員登録のメリット

- 「ナーシングケア＋ ―エビデンスと臨床知―」の掲載記事への質問ができます．（編集部で内容の確認をさせて頂きます．）
- 「ナーシングケア＋ ―エビデンスと臨床知―」の編集企画のリクエストができます．
- 「ナーシングケアフォーラム」で読者同士の交流ができます．
- 医学教育研究所のセミナーが，すべて500円引きで受講できます．
- 看護セミナー開催など，便利で役立つ情報をいち早くお届けします．

# ワンランク上の急変時への対応法

## ここを押さえて特集を読み解こう！
## 急変対応の基本的スタンス

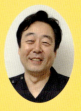

杏林大学医学部付属病院（看護部長）
道又 元裕（みちまた ゆきひろ）

## 急変時，重症度や緊急度の適切な判断

### 〈重症度〉と〈緊急度〉の関係

- 〈重症度〉と〈緊急度〉は，それぞれ生命の危険性を評価するものですが，一般に〈重症度〉と〈緊急度〉とは必ずしも相関しません．
- たとえば，生理学的評価による異常によって"最重症"と判断されたからといって，もっとも〈緊急度〉が高いわけではありません．また，解剖学的評価による著しい異常があったり，その他症状などによる大きな異常があったりしても，それだけで「緊急度が高い」とはいえません．
- そもそも〈重症度〉は，時間軸とはそれほど関係なく，患者の生命予後，あるいは機能の予後を示しているのに対し，〈緊急度〉は重症度（生命の危険度）を時間的に規定したものです．したがって〈重症度〉が低くても，**それをただちに改善しないと生命が危ぶまれる状態であるならば，「緊急度が高い」**ということになります．

### "恒常性の代償機転"の急激な破綻

- 〈急変〉とは，患者の健康状態の急激な変化であり，それは患者の生命に関わる危機的状態に陥っていることを示しています．
- 患者の健康状態が急激に悪化する原因はさまざまありますが，共通している現象は，潜在的あるいは顕在的に存在する疾病や，組織・臓器などの障害によって，生体の種々の予備能が低下し，身体に不都合な変化に対応する**"恒常性の代償機転"が「急激」に破綻**することです．その現象への対応は，疾病や病態の〈重症度〉とは関係なく緊急性が高く，現在の状態から可及的すみやかに回復させることが必要で，それをしないと短時間のうちに命が絶たれる緊急事態です．

**著者プロフィール**（道又元裕）
1986年 東京女子医科大学病院ICU，2000～2008年 日本看護協会看護研修学校 救急・集中ケア学科主任教員，副校長，校長，2008年 杏林大学医学部付属病院 クリティカルケア部門統括マネジャー，集中ケア認定看護師教育課程主任教員，2009年 看護副部長，2010年 看護部長に就任し，現在に至る

## 急変を予測し，見極める

- 急変状態となっている患者の多くは，誰が見ても異常だと判断できるサインや症状をみとめることができます．しかし，その状態に至る前にも，患者は"何かしらのサインや症状"を発信していることが数多くあります．この"何かしらのサインや症状"は，注意深く観察しても，よくわからないもの，また，注意深く観察すればわかるもの，さらには，意図的に観察すれば，わりとわかるものまであります．

- しかし，これらに気づき「もしかして急変の前駆状態かもしれない」と疑ったり，あるいは「急変状態だ！」と判断したりするためには，判断するためのアセスメント力──とくにフィジカルなアセスメントの能力をしっかりと備えていることが必要です．そして，それを根拠に「いつもと違う，何かおかしい，変だな」と思えるセンスと，それなりの経験も必要です．この知識とセンスによって観察行動の始まりと，幅や深さが変わってくるのです．

- 急変状態やその前駆状態の早期発見は，「出会い」から始まります．しかし，この「出会い」は"意図的に出会う"ための行動がなければ成立しません．つまり，患者が発信している大なり小なりの異常なサインと症状は，それを異常だと判断しなければ，単なる〈データ〉にすぎません．このデータを異常だと判断する意味づけをしたときに，必要な〈情報〉に変わるのです．したがって急変には，**異常と正常を見きわめるためのフィジカルアセスメントの知識**と，常に**「患者の状態が正常ではないかもしれない」という疑いの思考と観察行動**が必要なのです．

- 急変は時間的経過をみると，きわめて短時間に急激的に起こることが多く，それまでに前ぶれがある場合もあれば，まったくない場合もあります．また，理論的に説明がつかないこともあります．したがって，急変を起こすケースを先んじて明確に予測することは現実的にはそう簡単なことではありません．急変と"うまく出会うため"には，「おや，何かおかしい」「いつもと違う」という鋭い感が必要です．その感覚を支えるものが患者の既往歴，原疾患の把握，バイタルサインの変化への気づきと，意味ある観察です．そして，〈経験〉と〈知〉に裏づけられたフィジカルアセスメントが重要になってきます．

～急変との出会い（観察から判断まで）～

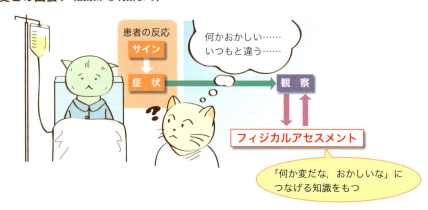

- 急変の前ぶれとは，注意深く意図的に観察しないと見逃してしまうような，微かな異常サインかもしれません．しかし，「何か，変だな，おかしいな」と認識できる多くの症状と急変に至る健康障害との関連を，知識としてもっていることがとても大切です．

## ケースから考えてみよう

- さて〈急変状態〉とは，短時間内に生命が危ぶまれる状態となっていることです．患者のなかには，ショック状態となっていて，ただちに対処する必要がある場合，または，ショック状態とまではいかなくても，そのまま経過観察するのではなく，やはり緊急措置が必要なこともあるでしょう．的確なアセスメントのためには，患者の疾病と状態が生命に直結する疾病や病態であるのか否か，あるいは続発的に新たな危機的状態へ進展してゆく可能性があるのか否かを押さえておくことが重要です．いくつか例を挙げてみましょう．

### ケース1（意識レベルが低下して昏睡状態となった患者）

- たとえば，患者が急に背部の激痛を訴えはじめ，その後にしだいに意識レベルが低下して昏睡状態となって，時間経過とともに血圧も著しく低下しはじめ，手足の動きも悪く，除脳硬直姿勢になったらどうでしょう？ おもな症状は，背部痛，意識障害，四肢麻痺，血圧低下です．
- このようなときは，「循環の異常からくる急変かもしれない」と，真っ先に考えてもよいと思います．なぜなら，胸部大動脈解離（上行大動脈〜弓部）により，総頸動脈が閉塞状態となり，内頸動脈系の脳梗塞が同時に起こるケースもあるわけです．つまり，「脳疾患にはショックの急激な循環の変化は起きにくい」という考えは当てはまらないのです．
- ちなみに，異常姿勢には除皮質硬直と除脳硬直がありますが，後者は脳幹の両側性障害の可能性が高く，予後不良のことが多いことを知っておきましょう．

### ケース2（叩くと痛い腰痛!?）

- こんな症状から始まることがあるケースもあります．患者が腰痛を訴え，その痛みは徐々に強くなってきています．よく聞いてみると，昨夜，咳がとまらず，そのうちに，腰から左側腹にかけて間欠的な痛みがあり，それが強くなっていると．また，そこを軽く叩くととても痛いそうです．そのうち，冷汗が出現し，顔面蒼白となってきたらどうしますか？
- 「腰から側腹を叩くと，とても痛い」ということが，きわめて異常なサインとしてとらえるべきでしょう．もちろん，大動脈解離だけでなく，以下に示すような疾患も考慮すべきですが，**まずはじめに生命に直結する異常を予測する**ことが大切です．もしかすると，腹部大動脈解離・大動脈瘤破裂で可及的すみやかに対応しなければならない急変かもしれません．

## ケース3（急性冠症候群の非典型例）

- もっともポピュラーな虚血性心疾患についても，意外と見逃してしまうケースがあります．急性心筋梗塞（心臓性突然死を含む）と不安定狭心症のことを急性冠症候群といいます．これは，80％以上が数分間（普通15分以上）持続する急性の胸痛（胸骨の奥の痛み，絞扼感）を覚えるといわれています．

- しかし，なかには通常のパターンではなく，**肩や頸部，前腕，下顎への放散痛，背部や両側肩甲骨の間の痛みを生じる非典型例**があります．非典型例は，糖尿病，女性，高年齢の条件を満たすほど，多いとされています．また，心筋梗塞というと，左心室を中心にした症状をイメージしがちですが，左室梗塞とは異なった**右室梗塞もあることを忘れてはいけません**．たとえば，心窩部不快感，肺の副雑音なし，血圧低下，頸静脈怒張，クスマウル徴候[①]，四肢冷感などが主症状だとしたら，どうでしょうか？　はたして，心筋梗塞を疑うことまでには至らないかもしれません．

- じつは，右室梗塞の場合には，右室のポンプ機能が低下することによって，右心不全と同様の症状が出現するのが特徴なのです．これに糖尿病を原疾患にもつ非典型例だとしたなら，典型的な症状とは異なった症状を示すかもしれませんし，または症状自体が出現しにくいかもしれません．

- **糖尿病の患者が心筋梗塞なのに，胸痛が出現しないことがある**のは，なぜでしょうか．それは，高血糖によって，神経細胞にソルビトールという物質が溜まり，末梢神経に障害が生じるからです．末梢神経のうち，知覚神経に障害が及ぶと痛みに対する感覚鈍麻がみられます．したがって，胸痛が症状としてみられず，**心窩部の不快感だけが心筋梗塞の前ぶれサインである場合もあります**．これを無症候性心筋虚血とよんでいます．

① クスマウル徴候：
吸気時に脈拍が小さくなり，ときには触知されなくなることもある．心タンポナーデ，大血管起始部の癒着や圧迫時にみられる．おもに頸静脈怒張をともなうことが特徴的．

## 呼吸こそ大事

- いくつかの例を挙げて解説しましたが，いずれにしても急変を起こす前にもっとも重要な変調があります．それは〈呼吸回数〉です．

- Schein ら[1]によると，患者の84％は心拍停止前8時間以内に何らかの異常を発信しており，そのなかでも呼吸または意識の異常が70％を占め，循環器よりも4倍以上の頻度で呼吸の変調がみとめられたということです．また，心停止前の血液検査所見は一定の傾向はなく，心停止前のバイタルサインでは，呼吸回数が平均でも29回/分以上だったといいます．つまり，心停止に至る前には呼吸がおかしくなる人が多いということです．この事実は，看護師のバイタルサインチェックには，**呼吸回数を確実に測定する行動が不可欠**であることを強く示唆しているといえます．

- さて，あなたはバイタルサインのチェックをするときに，必ず呼吸回数をチェックしていますでしょうか？　バイタイルサインを測定，記録する際に，**呼吸回数の測定に重きをおいている医療施設とそうでない施設とでは，"看護の善し悪し"ばかりか"病院のレベルと質の違い"がわかる**といっても過言ではありません．

[1] Schein RM et al：Clinical antecedents to in-hospital cardiopulmonary arrest. Chest 98(6):1388-92, 1990

# I. 総論

- BLS（Basic Life Support）
  〜救命の連鎖で転帰を改善せよ！〜　　7

- ACLS（Advanced Cardiovascular Life Support）
  〜ガイドライン 2015 アップデートとエビデンス〜　　15

- 緊急対応システム（MET/コードブルー/RRT ほか）
  〜「なんか心配」で起動される急変を防ぐ新しいシステム〜　　22

- 病院外施設における急変対応
  〜すみやかに医療機関へつなげるために〜　　29

- バイタルサインからみた急変の考え方
  〜バイタルサインの向こう側を見抜き，予測する〜　　36

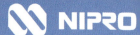

# 口腔ケアキット
# トゥーセッテQケア

「Qケア」は、CDCのガイドラインに紹介されているSchleder達の文献にある"comprehensive oral hygiene program（包括的口腔衛生プログラム）"を実践しやすいようキット化されたものです。

## VAP予防の成功のポイント

| | |
|---|---|
| シンプルなケアの導入 | ➡ コンプライアンスの向上 |
| ケアの統一・標準化 | ➡ ケアの品質を確保 |
| CPC配合 | ➡ 口腔内細菌の増殖を抑制 |
| 磨き残しを意識したブラッシング | ➡ 空振りしないケア |
| 体位変換前の吸引 | ➡ 垂れ込みの防止 |

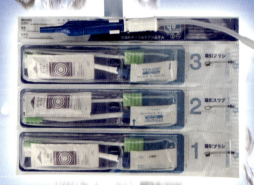

## ・・・・・・・・・ 特 長 ・・・・・・・・・

■ **準備不要・後片付けが簡単**
"吸引ハンドル"と"カバー付きヤンカー"は、1日1回のディスポーザブルです。
それ以外は、その都度のディスポーザブルです。

■ **コンプライアンスの向上**
難しいことを要求されると実施できない、あるいは後回しにしてしまいますが、Qケアの手順はシンプルです。

■ **ケアの統一・標準化**
熟練者から新人まで誰がケアを実施しても、その品質は保たれます。

■ 体位変換前の咽頭部の分泌物を吸引。垂れ込み防止がVAP発症の機会を低減します。

■ オーラルリフレッシュの薬効成分としてCPC（塩化セチルピリジニウム）を配合。黄色ブドウ球菌、緑膿菌に殺菌作用を示します。

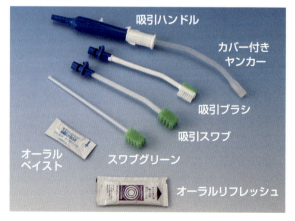

販売
ニプロ株式会社
〒531-8510 大阪市北区本庄西3丁目9番3号

製造販売元
株式会社トータルメディカルサプライ
大阪市淀川区東三国2丁目34番1号
ハイランドビル7F

2014年7月作成

# I. 総論

# BLS (Basic Life Support)
## ～救命の連鎖で転帰を改善せよ！～

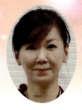

兵庫医科大学病院 急性医療総合センター
（副看護師長，救急看護認定看護師）
清水 真幸（しみず まゆき）

## エビデンス&臨床知

### エビデンス
- ☑ 社会復帰に導くためには，「救命の連鎖」が重要．
- ☑ 良質なCPRは生命を救う．
- ☑ 早期の除細動は生命を救う．

### 臨床知
- ☑ 日ごろから急変対応のシミュレーションをアルゴリズムに沿って練習．
- ☑ 有効なBLSを実施するためには，チームワークが必要．
- ☑ 自施設のAED設置場所と機種は把握しておくこと．

## はじめに

- 院内で起こる心停止のほとんどは，呼吸器系また循環器系の状態が悪化した結果，起こります．多くの症例では心停止の6～8時間前に急変の前兆がみとめられています．この前兆に気づき，早期の対応で，心停止は未然に防ぐことができます．しかし，心停止を認識した場合は，質の高いCPR（cardiopulmonary resuscitation）の実施と迅速な除細動が不可欠となります．患者を救命し社会復帰に導くためには，①心停止の予防，②早期認識と通報，③一次救命処置，④二次救命処置を上手く組み合わせ機能させることが重要となります．

## アルゴリズムの重要性

- BLS（Basic Life Support）は医師が来るまで，または専門的処置（ACLS：Advanced Cardiovascular Life Support）[1]を行うまでの応急手当です．医療従事者であっても，意識がない患者や急変の疑いがある患者に遭遇すると，冷静さを失う可能性があります．しかし，アルゴリズムで対応することで，良い結果へと導くことができます．正しい知識と適切な処置の仕方さえ知っていれば，誰でも行うことができます 図1．

[1] p15「ACLS」参照．

**著者プロフィール**（清水真幸）
兵庫医科大学病院，副看護師長．中央手術部，人工透析部，救命救急センターを経験し，2006年に救急看護認定看護師を修得．

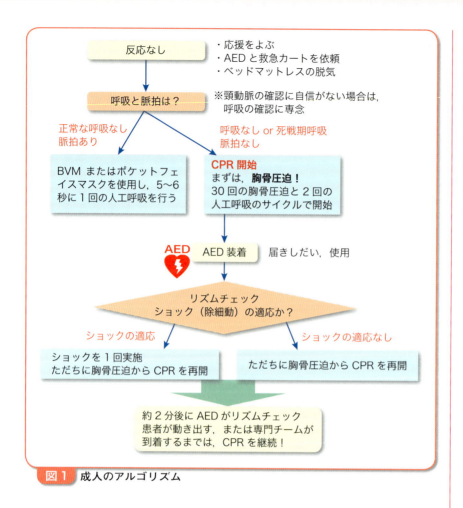

**図1** 成人のアルゴリズム

## AED（自動体外式除細動器）

- 心停止の際に機器が自動的に心電図の解析を行い，心室細動または無脈性心室頻拍を検出した際は除細動を行う医療機器です．病棟に設置されている電気的除細動DC（direct current）は，医師の指示が必要ですが，AEDは動作が自動化されているので，医療免許を要しない除細動器です．医療従事者であれば，自施設のどこにAEDが設置されているか，把握しておくことが必要です．
- AEDには，多くの機種が存在します．音声指示に従うのは全機種共通ですが，手動で電源を入れるものと，ふたを開けると自動的に電源が入るものがあります．自施設のAEDの機種を確認しておきましょう．

## 急変患者の初期対応

- 周囲の状況を評価し，患者を安全な場所に寝かせます．患者の体液を曝露する可能性があるため，病院内であれば可能な限り感染防御（標準予防策）を行う必要があります．そして，アルゴリズムに沿って以下の順序で対応を行います．

## 反応(意識)の確認

- 患者の両肩を叩きながら,大声で名前をよぶか「わかりますか」「大丈夫ですか」とよびかけます.片麻痺がある患者の場合,麻痺のある片側だけを叩いても正確な判断はできませんので,両肩を叩くとよいでしょう.叩く以外の痛み刺激として,こぶしで胸骨を圧迫する方法と手足の爪を圧迫して判定する方法があります[2].いずれかの刺激でもまったく反応しない場合を「反応なし」と判断します.

[2] p45「意識レベルの変調」参照.

## 応援をよぶ

- 患者に反応がなければ,ナースコールを押すか,院内使用の医療用PHSで応援をよびます.近くにナースコールもPHSもなければ,大声を出して人を集めることです.もし,周囲に誰もいなければ,自分自身で緊急対応システム[3]を起動させ,AEDを取りに行く必要があります.
- 応援をよぶときに注意することは,自分のいる場所と意識がない患者がいること,そして何をしてほしいか相手に明確に伝えることです.たとえば「○○号の△△さんが意識がありません」「先生に連絡し,AEDと救急カートを持ってきてください」などです.自部署以外で意識のない人を発見した場合は,大声を出し周囲の人に注意喚起し,応援をよびます.そして同じように何をしてほしいか相手に明確に伝える必要があります.自施設に急変対応システム[3]がある場合は,それに従って行動をとりましょう.

[3] p22「緊急対応システム」参照.

## 呼吸の確認

- 頭部後屈あご先挙上法で気道確保 図2 し,呼吸の確認を行います.頸髄・頸椎損傷が疑われる場合は,下顎挙上法を行います.次に視線を患者の胸部と腹部に移し,呼吸性の動きを観察します.同時に,熟練者であれば頸

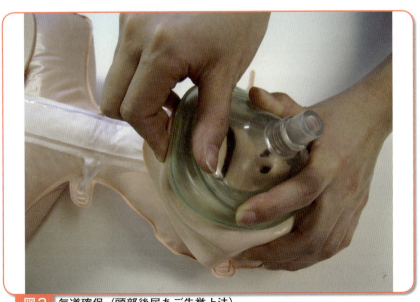

図2 気道確保(頭部後屈あご先挙上法)

動脈拍動の有無を確認しますが、脈拍の確認に自信がもてない場合は、呼吸の確認に専念します．無呼吸または死戦期呼吸（喘ぎ呼吸）は「呼吸なし」と判断しますが、呼吸が正確に判断できない場合は、呼吸確認に時間をかけずに次の胸骨圧迫へ移ります．「呼吸なし」と判断しても，この時点で人工呼吸は実施しません🔍．もし意識はないが普段どおりの呼吸をみとめる場合は，気道確保を保持し応援を待ちます．継続的な呼吸状態の観察を行い，呼吸がみとめられなくなったら，ただちにCPRを開始します．

🔍 エビデンス1

### エビデンス 1

#### 早期の胸骨圧迫が不可欠

成人の心停止のほとんどが心原性です．できるかぎり早期に良質の胸骨圧迫を実施することは，良質のCPRにとって不可欠な要素であり，心停止からの生存や自己心拍再開（ROSC）の可能性を高めます[1][2]．成人に対するCPRは，気道を確保して人工呼吸を行うよりも，胸骨圧迫から始めるべきと推奨されています[3]．

[1] Marsch S et al：ABC versus CAB for cardiopulmonary resuscitation：a prospective, randomized simulator-based trial. Swiss Med Wkly 143：w13856, 2013

[2] Lubrano R et al：Comparison of times of intervention during pediatric CPR maneuvers using ABC and CAB sequences：a randomized trial. Resuscitation 83(12)：1473-7, 2012

[3] 日本蘇生協議会：CPRの開始と胸骨圧迫．"JRC蘇生ガイドライン2015"．医学書院，pp12-24, 2016

## 胸骨圧迫

- 実施するときに重要となるポイントは，①胸骨圧迫の部位，②圧迫の深さ，③圧迫解除時の除圧，そして④圧迫の速さです．
- また，人工呼吸やAEDを行うときなど，どのような場面においても胸骨圧迫の中断時間を最短にすることが重要となります．

### 1. 胸骨圧迫部位

- 胸骨圧迫部位は，胸骨の下半分 図3 です．実施者は，患者の脇に位置し，手を重ね合わせ，下の手の手根部で圧迫を行います．

### 2. 圧迫の深さ

- 胸骨圧迫の深さは，胸が少なくとも5cmは沈むように圧迫する🔍ことが

🔍 エビデンス2

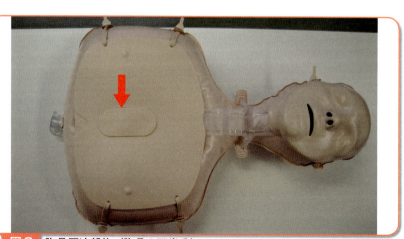

図3 胸骨圧迫部位（胸骨の下半分）

重要です．肘を伸ばし，自身の肩が患者の胸骨の真上になるようにすると圧迫しやすくなります．

### エビデンス2

#### 圧迫の最適深度

ガイドラインでは，圧迫の最適深度（"sweet spot"）は4.03～5.53 cm（ピーク4.56 cm）であり，過度の圧迫は有害であるという情報[4]に着目しています[3]．約5 cmという表現は，これらの新しい知見と，傷病者の体型や身体の大きさに関する国際的な多様性を考慮した結果です．

## 3．圧迫解除時の除圧

● 1回1回の胸骨圧迫後に胸壁が元の位置に戻るように圧迫を解除することが重要です．圧迫解除時に胸骨の下半分の位置に置いた手がずれないこと，また圧迫が浅くならないように注意が必要です．

### エビデンス3

#### 圧迫解除と血流の関係

循環動態的に有効なCPRにとって重要なのは，胸骨圧迫と胸骨圧迫の間に胸に血流を灌流させることです[5][6]．静脈還流の一部は胸郭内外の静脈圧較差に影響されます．圧迫と圧迫の間に胸壁に力がかかったままになると，胸壁の完全な戻りが妨げられて胸腔圧が上昇し，これにより右心への血液充満と冠灌流圧が減少し，心筋血流が減少します[3]．

## 4．圧迫の速さ

● 圧迫の速さは，1分間に100回から120回の速さで行い，胸骨圧迫と解除をくり返します．有効な胸骨圧迫を行うことが重要であるため，複数の医療者（救助者）がいる場合は，疲れる前に胸骨圧迫を交代する必要があります．そして互いの胸骨圧迫の位置，深さ，速さ，圧迫解除が適切に維持できているか，評価しあうことも大切です．胸骨圧迫は，正常な呼吸や目的のある仕草など，自己心拍再開（ROSC）と判断できる反応が出現しないかぎり継続します．

### エビデンス4

#### 胸骨圧迫の最適なテンポ

圧迫のテンポについては，さまざまな観察研究がされています．①圧迫のテンポが増すと圧迫の深さが減ること[7]，②圧迫のテンポにより，ROSC率が増減すること[7～9]，③圧迫回数を＞140回/分と＜80回/分で比較し，胸骨圧迫のテンポが速い場合，1分間に実施された胸骨

[4] Stiell IG et al：What is the optimal chest compression depth during out-of-hospital cardiac arrest resuscitation of adult patients? Circulation 130（22）：1962-70, 2014

[5] Niles D et al：Leaning is common during in-hospital pediatric CPR, and decreased with automated corrective feedback. Resuscitation 80（5）：553-7, 2009

[6] Zuercher M et al：Leaning during chest compressions impairs cardiac output and left ventricular myocardial blood flow in piglet cardiac arrest. Crit Care Med 38（4）：1141-6, 2010

[7] Idris AH et al：Chest compression rates and survival following out-of-hospital cardiac arrest. Crit Care Med 43（4）：840-8, 2015

圧迫の数が多かった[8]などがあります．これらのことから，ILCORでは，従来のガイドラインとの整合性を重視し，胸骨圧迫のテンポは120回/分を超えないことを推奨しています[3]．

[8] Idris AH et al：Relationship between chest compression rates and outcomes from cardiac arrest. Circulation 125（24）：3004-12, 2012

**臨床知1　エアマットレス使用時の注意点**

褥瘡予防などでエアマットレスを使用している場合は，効果的な胸骨圧迫ができません．脱気できるマットレスであれば，CPR中は脱気を行います．またマットが柔らかくバックボード（背板）を入れる場合は，カテーテルやチューブ類が抜けないようにすることと，胸骨圧迫の中断時間が長くならないように注意する必要があります．よって，4～5名の人数がいない場合は，バックボードの使用を避けるべきと考えます．

## 人工呼吸

- 病院内であれば，バッグバブルマスク（BVM）やポケットフェイスマスクなどの感染防護器具を使用し実施します．感染防護器具がない場合は，胸骨圧迫のみのCPRを継続します．感染防護器具が届きしだい，胸骨圧迫と人工呼吸を30：2の比でCPRを実施します．
- 人工呼吸は2回実施しますが，1回の人工呼吸は1秒かけて患者の胸が軽く上がる程度の空気を吹き込みます．適切な人工呼吸ができなくても，人工呼吸は2回までとし，胸骨圧迫を10秒以内に再開することが重要です．

### 1．バッグバルブマスク

- バッグバルブマスクは，一人換気法と二人換気法があります．
- 一人換気法は，マスクを患者の顔に密着させあごを持ち上げます．次に片手でマスクを持ち，マスクを持った手の親指と人差し指で「C」の形をつくり，マスクと顔を密着させます．残り3本の指で「E」の形になるようにし，顎をマスクのほうへ持ち上げるようにします．これをEC法といいます．
- 二人換気法は，一人がマスクを保持し，一人がバッグをもむ方法です．マスクを保持している人は，両手でEC法を行う場合と母指球法を行う場合があります．母指球法は母指と母指の付け根の部分（母指球）をマスクの外側縁に沿って置き，残り4本の指で顎をマスクのほうへ持ち上げるようにする方法です．

### 2．ポケットフェイスマスク

- ポケットフェイスマスクは，頭部後屈あご先挙上で気道確保を行い，患者の頭側の手の親指と人差し指で「C」の形をつくり，マスクを保持します．あご側の手は親指でマスクを把持し，他の4本の指であご先挙上を行う方法があります．救助者が複数人揃い，人工呼吸に専念できる場合は，患

[9] Abella BS et al：Chest compression rates during cardiopulmonary resuscitation are suboptimal：a prospective study during in-hospital cardiac arrest. Circulation 111（4）：428-34, 2005

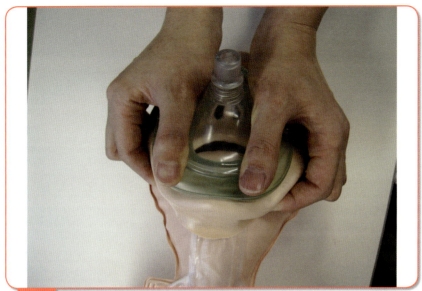

図4 ポケットフェイスマスクの母指球法

者の頭側に位置し、母指と母指の付け根の部分（母指球）をマスクの外側縁に沿って置き、残り4本の指で顎をマスクのほうへ持ち上げる母指球法を行うと空気の漏れが少なく、呼吸を送り込むことができます 図4 .

## AEDの使用方法

● AEDは到着した時点で、使用を開始します．AEDの電源を入れると音声ガイダンスが始まりますので、このガイダンスに従い使用します．

①電極パッドの1枚を右前胸部（鎖骨の下），もう1枚を左側胸部（脇の下5～8 cm）に肌と密着するように貼り付けます．貼り付け位置は電極パッドや袋に描かれていますので、落ち着いてイラストのように貼り付けるとよいでしょう．電極パッドを装着中も胸骨圧迫は中断せずに継続することが重要です．また効果的な電気ショックを行うために、肌が濡れていれば水分をふき取る、貼付薬は剥がす、電極パッド装着部位に胸毛が多くある場合は除毛をする、医療機器が埋め込まれている場合は、8 cm以上離して電極パッドを装着するなど注意が必要です．病室以外の場所でCPRを行う場面では、患者のプライバシーを守ることも大切なことです．とくに患者が女性の場合などは、タオルや上着などをかけて肌の露出を最小限にするなど配慮が必要です．

②電極パッドを装着すると、AEDは自動的に心臓の状態を解析しはじめます．「傷病者に触れないでください」などの音声メッセージが流れますので、誰も患者に触れていないことを確認します．解析後、「ショックが必要です」の音声メッセージがあれば、電気ショックが必要な状態ですので、AEDは自動的に充電を開始します．周囲の人に、これから電気ショックを行う旨を伝え、患者から離れるよう指示します．この時、全身を見わたし誰も患者に触れていないことをしっかり確認することが重要です．充電が完了すると警告音が鳴り、ショック

ボタンが点滅します．同時に電気ショックを行うように音声メッセージが流れますので，ショックボタンを押し，電気ショックを行います．その後，脈拍のチェックは行わず，ただちに胸骨圧迫を再開します．
③解析後，「ショックは不要です」の音声メッセージがあれば，患者は電気ショックが不要な状態です．しかし，**心拍が再開したわけではありません**④．ただちに胸骨圧迫を行い，CPR を継続させる必要があります．

④ p15「ACLS」参照．

## CPR（心肺蘇生）と AED の手順のくり返し

- CPR を再開し 2 分（胸骨圧迫 30 回と人工呼吸 2 回の組み合わせで 5 サイクルほど）経つと，AED が再度解析をしはじめます．ショックが必要であれば電気ショックを，不要であれば CPR を行います．AED は約 2 分間おきに自動解析を実施します．患者に何らかの応答や目的のある仕草が現れた場合，また METS など院内の専門チームに引き継ぐまでは，CPR と AED の使用は継続します．
- 効果的な BLS は環境を整え，チームで行うことが大切です．コミュニケーションを取りながら，それぞれの**役割を明確**に取り組みましょう．

臨床知 2

### 臨床知 2 ISBARC を活用して報告しよう

夜勤勤務では，他の入院患者対応もあるので，急変対応に関われる看護師は多くても 2 名程度だと考えられます．そのため，医師や専門チームが到着するまで，人工呼吸，胸骨圧迫，AED 操作，記録の役割を掛けもつ必要があります．1 名が胸骨圧迫，1 名が人工呼吸，AED 操作，記録を担当し，2 分ごとに交代すると円滑にできます．また患者急変対応時は焦ることも多く，患者の情報や状態を医師や専門チームへ何から伝えたらいいのかわからなくなる場合があります．しかし，医師や専門チームへの報告は，要領よく手短に報告する必要があります．そのような時は「ISBARC」表1 を使用すると何を要請しているのか明瞭になります．

**表1 ISBARC**

| | | |
|---|---|---|
| I | Identify：報告者と対象者を同定 | 報告者の所属と氏名，患者の氏名を伝える |
| S | Situation：状態 | 緊急性が高い症状を伝える |
| B | Background：背景 | 臨床経過を伝える |
| A | Assessment：アセスメント | 結論を伝える |
| R | Request：要望 | 依頼したい内容を伝える |
| C | Confirm：復唱確認 | 医師の口頭指示を復唱する |

（日本医療教授システム学会 監："患者急変対応コース for Nurses ガイドブック"．中山書店，p57，2008 参照）

I. 総論

# ACLS
~ガイドライン2015アップデートとエビデンス~

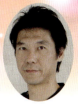

杏林大学医学部附属病院
高度救命センター（救急看護認定看護師） 西尾 宗高
にしお むねたか

## エビデンス&臨床知

### エビデンス
- ☑ 心停止中の超音波検査の使用は考慮してよい．
- ☑ 換気器具はバッグマスクでも高度な気道確保器具でも予後に差はない．
- ☑ 挿管チューブの正しい位置の確認には，連続波形表示呼気$CO_2$モニタが信頼できる．
- ☑ 二相性除細動器は単相性除細動器よりも有用である．
- ☑ 蘇生努力の終了には，連続波形表示呼気$CO_2$モニタも使用できる．
- ☑ アドレナリンは1mgを3~5分間隔で投与が望ましい．

### 臨床知
- ☑ ACLSは準備段階から始まるので，実際をイメージしながらの準備が重要．
- ☑ さまざまな選択肢を知ったうえで，現状のベストを選択する．

## はじめに

- 二次救命処置は，一次救命処置と自己心拍再開との間に当たるものとなります．そのため，おもに病院で心肺停止患者に対して行われる，高度な気道確保，薬剤投与などについての知識をお伝えします．
- ガイドライン2010から更新された二次救命処置（advanced cardiovascular life support：ACLS）の内容は30項目あります 表1 [1]．
- これらのなかでも，とくに筆者が気になったものを抜粋し，エビデンスを交えながら解説を行います．

[1] AHA（アメリカ心臓協会）："AHA心肺蘇生と救急心血管治療のためのガイドラインアップデート2015". pp151-4, 2016

## 心停止中の超音波検査は考慮してもよい

- 心肺蘇生を行っているときに超音波検査を医師が行うことがあります．超音波検査により心臓の動きを映像で可視化することが可能であり，超音波検査に慣れている医師であれば難しい手技ではないといえます．2015年のガイドラインでも"超音波検査は，心筋収縮能の評価および循環血液量

---

**著者プロフィール**（西尾宗高）

東京女子医科大学，愛知医科大学病院，現 杏林大学医学部附属病院高度救急センター勤務．2011年救急看護認定看護師の資格取得．現在，熊本大学大学院教授システム学博士前期課程．

**表1** ガイドライン2015で二次救命処置で更新された内容

| | |
|---|---|
| CPRのための補助具 | 酸素投与が可能な場合,CPR中に利用可能な最大の吸入酸素濃度を用いることは妥当としてよい |
| | CPR中に生理学的パラメータに合わせて蘇生努力を調整することにより予後が改善するかどうかを検討した臨床試験はないが,可能ならばCPRの質のモニタリングと最適化,血管収縮薬治療の指針,およびROSC検出のために生理学的パラメータを用いることは妥当としてよい |
| | 有効性は十分に確立されていないが,心停止の管理において超音波検査を考慮してもよい |
| | 資格を有する超音波検査技師がおり,超音波検査の使用が標準的な心停止治療プロトコールを妨げない場合,超音波検査を標準的な患者評価の補助として考慮してもよい |
| 気道確保と換気のための補助用具 | 院内および院外いずれにおいても,CPR中の酸素化および換気のために,バッグマスク器具あるいは高度な気道確保器具を使用してもよい |
| | 気管チューブが正しい位置にあることを確認しモニタするためのもっとも信頼できる方法として,臨床評価に加えて連続波形表示呼気 $CO_2$ モニタが推奨される |
| | 使用方法を訓練されているHCPであれば,声門上器具あるいは気管チューブをCPR中の初回の高度な気道確保器具として使用してもよい |
| | 連続波形表示呼気 $CO_2$ モニタが利用できない場合,経験を積んだ操作者による非波形表示タイプの $CO_2$ 検知器,食道挿管検知器,あるいは超音波が妥当な代替法である |
| | 高度な気道確保器具の挿入後,プロバイダが継続的な胸骨圧迫を行いながら6秒ごとに1回(10回/分)の人工呼吸を行うことは妥当としてよい |
| 心停止の管理 | 心房不整脈および心室不整脈の治療には,除細動器が推奨される |
| | 不整脈の停止に大きな成功を収めたことから,二相性波形を用いる除細動器は,心房不整脈および心室不整脈治療のいずれにおいても単相性除細動器より望ましい |
| | VFの停止において一つの二相性波形が他の二相性波形よりも優れているという決定的なエビデンスがないため,初回のショックには製造業者推奨エネルギー量を用いることが妥当である.不明の場合は,最大量で除細動を考慮してもよい |
| | 2回目以降のショックにおいて固定式エネルギーと漸増式エネルギーのどちらを選択するかは,その製造業者の指示に従うことが妥当である |
| | エネルギー漸増が可能な手動式除細動器を用いる場合,2回目以降のショックはより高いエネルギー量を考慮してもよい |
| | 一回ショック法は,除細動の治療法として妥当である |
| | CPR,除細動,および血管収縮薬投与に反応しないVF/pVTに対してアミオダロンを考慮してもよい |
| | CPR,除細動,および血管収縮薬投与に反応しないVF/pVTに対してアミオダロンの代替薬としてリドカインを考慮してもよい |
| | 成人患者において,VF/pVTに対するマグネシウムのルーチンでの使用は推奨されない |
| | 心停止後のリドカインのルーチン使用を支持するエビデンスは十分でない.しかし,VF/pVTによる心停止からのROSC直後には,リドカインの投与開始または継続を考慮してもよい |
| | 心停止後のβ遮断薬のルーチン使用を支持するエビデンスは十分でない.しかし,VF/pVTによる心停止のための入院後早期には,β遮断薬の経口または静注の開始または継続を考慮してもよい |
| | 心停止患者には,標準投与量のアドレナリン(1 mg,3~5分ごと)は妥当としてよい |
| | 高用量アドレナリンについては,心停止におけるルーチンでの使用は推奨されない |
| | バゾプレシンには,心停止において,アドレナリンの代替薬としての利点がない |
| | バゾプレシンとアドレナリンの併用には,心停止において標準投与量のアドレナリンの代替としての利点はない |
| | 最初のショック非適応リズムによる心停止の発現後できるだけすみやかにアドレナリンを投与することは妥当としてよい |

| | |
|---|---|
| 心停止の管理 | IHCAにおいては，心停止中のバゾプレシン，アドレナリン，およびメチルプレドニゾロンの併用と心停止後のヒドロコルチゾンを考慮してもよい．しかし，この治療法のルーチン使用を推奨するにはさらなる研究が必要である |
| | OHCA患者に対しては，CPR中のステロイドの使用についての有益性は不確定である |
| | 挿管患者において，CPR 20分後に波形表示式 $CO_2$ モニタにより10 mmHgを超える $E_TCO_2$ 値を達成できないことは，蘇生努力の終了時を決定する集学的アプローチの構成要素の一つとみなしてもよいが，それを単独で用いるべきでない |
| | 挿管されてない患者においては，CPR中のいずれの時点においても特定の $E_TCO_2$ カットオフ値を蘇生努力終了の指標として用いる"べきでない" |
| | 心停止患者に対してはECPRをルーチンでの使用を推奨するに足る十分なエビデンスはない．迅速に実施可能な状況では，機械的心肺補助中の限られた時間内で疑われる心停止の原因が回復しうる場合，一部の心停止患者に対して，ECPRを考慮してもよい |

（文献1より引用）

CPR：cardio pulmonary resuscitation（心肺蘇生）
ROSC：return of spontaneous circulation（自己心拍再開）
VF/pVT：ventricular fibrillation/pulseless ventricular tachycardia（心室細動/無脈性心室頻拍）
HCP：healthcare provider
IHCA：in-hospital cardiac arrest（院内心停止）
OHCA：out of hospital cardiac arrest（院外心停止）
$E_TCO_2$：end-tidal $CO_2$（呼気終末二酸化炭素）
ECPR：extracorporeal CPR（体外循環式CPR）

減少や気胸，肺血栓塞栓，心タンポナーデなどの治療可能な心停止の原因を確認するために用いてもよい"といわれています[2]．さらに，ガイドラインでは"心停止管理において，超音波検査を考慮してもよい"と勧告されています．

### エビデンス1

#### 心停止の超音波検査について

心停止中患者への超音波検査の有効性についての研究は，PEA（pulseless electrical activity；無脈性電気活動）患者に対して，超音波検査を用いた心肺蘇生と従来の心肺蘇生を比較しています．その結果，心停止中の患者に超音波検査を用いても用いなくても，ROSC率に差はみとめられませんでした[3]．

[2] Breitkreutz R et al：Focused echocardiographic evaluation in resuscitation management：concept of an advanced life support-conformed algorithm. Crit Care Med 35（5 Suppl）：S150-61, 2007

[3] Chardoli M et al：Echocardiography integrated ACLS protocol versus conventional cardiopulmonary resuscitation in patients with pulseless electrical activity cardiac arrest. Chin J Traumatol 15（5）：284-7, 2012

## CPR中のバッグマスク換気と高度な気道確保器具との比較

● CPR中には，バッグマスク換気か高度な気道確保器具での換気を行います．二次救命処置では必ず高度な気道確保器具を使用した換気を行うということではありません．ガイドラインでは，バッグマスクと高度な気道確保器具での換気による予後を比較しています．そのうえで，"バッグマスク器具あるいは高度な気道確保器具を使用してもよい"とされています．

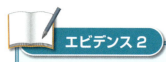

### エビデンス2

**心停止の気道管理について**

高度な気道確保器具をしたほうがバッグマスクに比べ神経学的予後が改善しているという結果は出ていません．研究によっては，高度な気道確保器具による換気のほうが，バッグマスク換気よりも予後が悪いことを示しているものもあります[4]．

[4] Hasegawa K et al：Association of prehospital advanced airway management with neurologic outcome and survival in patients with out-of-hospital cardiac arrest. JAMA 309（3）：257-66, 2013

## 気管チューブの正しい位置の確認に，連続波形表示呼気 $CO_2$ モニタが有効

- 心肺蘇生中では，挿管確認を行うときにさまざまな手技や手順により誤挿管，片肺挿管の予防に努めます．ガイドラインでは，"心停止時の成人における気管挿管の成功を確認するために，肺と胃の聴診に加えて，いくつかの方法が提案されている"としています．通常，気管挿管後には，聴診，視診，チューブの曇りなどさまざまな視点から誤挿管になっていないか判断を行います．気管挿管の確実性が増す**波形表示式呼気 $CO_2$ モニタ**を使用することができる施設であれば有用です．

エビデンス3

### エビデンス3

**波形表示式呼気 $CO_2$ モニタの使用**

波形表示式呼気 $CO_2$ モニタについては，正しいチューブ挿入の特異度は100％という報告がされているとしています[5]．ただし，心停止時間が長くなると，肺動脈血流の低下により $CO_2$ 濃度が低下することで，$CO_2$ モニタの感度は低下する報告もされています[6]．

[5] Grmec S：Comparison of three different methods to confirm tracheal tube placement in emergency intubation. Intensive Care Med 28（6）：701-4, 2002

[6] Takeda T et al：The assessment of three methods to verify tracheal tube placement in the emergency setting.：Resuscitation 56（2）：153-7, 2003

## 二相性除細動器が単相性除細動器より望ましい

- 除細動器は現在，従来から存在する単相性のものと比較的新しい二相性のものがあります．最近は二相性の除細動器が増えてきていますが，単相性の除細動器を使用している施設も多くあると思います．ガイドラインでは，**"二相性波形を用いる除細動器は，心房不整脈および心室不整脈治療のいずれにおいても単相性除細動器よりも望ましい"**とあります．二相性の除細動器であれば，心筋に与えるエネルギー量も単相性に比べ少なくてすみます．

エビデンス4

### エビデンス4

#### 二相性除細動器の優位性

単相性と二相性除細動器でショックの成功についての文献レビューを行っています．その結果，さまざまな点で二相性は単相性より優れていることが明らかとなっています[7]．

[7] Morrison LJ et al：Single-shock defibrillation success in adult cardiac arrest：A systematic review. Resuscitation 84（11）：1480-6, 2013

## アドレナリンの投与について

- 心停止中に使用する薬剤には，アドレナリン1 mgを3〜5分ごとに静注または骨髄内投与が推奨されています．ガイドラインでは"高用量アドレナリンについて，心停止におけるルーチンでの使用は推奨されない"としています．ガイドラインでは"心停止において標準投与量のアドレナリンの代替としての利点はない．成人の心停止アルゴリズムではバゾプレシンを除外"となりました．

 エビデンス5

 エビデンス6

### エビデンス5

#### アドレナリン投与量の違いについて

標準投与量1 mgと高用量のアドレナリン0.1〜0.2 mg/kgを比較した研究結果では，高用量のアドレナリンのほうがROSCに関して優位と判断されています[8]．しかし，生存退院率，良好な神経学的回復をともなう生存退院率，生存入院率で標準投与量のアドレナリンと高用量アドレナリンを比較すると，高用量のアドレナリンは病院前心停止においてROSCおよび生存入院率を優位に改善させていますが，標準投与量以上の利点はありませんでした．

[8] Callaham M et al：A randomized clinical trial of high-dose epinephrine and norepinephrine vs standard-dose epinephrine in prehospital cardiac arrest. JAMA 268（19）：2667-729, 1992

### エビデンス6

#### バゾプレシンに利点はない

バゾプレシンに関しては，冠動脈と腎動脈の血管収縮をひき起こし，アドレナリン投与群よりも優位にROSC率が高くなったと報告がありました．その後，多くの予後に関する比較研究がなされ，アドレナリンとバゾプレシンでは生存退院率または生存入院率，ROSCに関しても有益性が見いだされませんでした[9]．

[9] Gueugniaud PY et al：Vasopressin and epinephrine vs. epinephrine alone in cardiopulmonary resuscitation. N Engl J Med 359（1）：21-30, 2008

## 心停止に使用する薬剤について

- 今まで心停止に対してさまざまな抗不整脈薬などが使用されていました．そのなかでも効果が期待できるものやそうでないものなどさまざまありま

す．ガイドラインのなかでもアミオダロン，プロカインアミド，マグネシウム，β遮断薬，リドカインについても触れています．アミオダロンは，アルゴリズム内に掲載されているアドレナリン以外の唯一の薬剤です．ガイドラインでは"CPR，除細動，および血管収縮薬投与に反応しないVF/pVTに対して，アミオダロンの代替薬としてリドカインを考慮してもよい"とされています．

### エビデンス 7

#### アドレナリン・アミオダロン以外の薬剤の成績

アミオダロンは，プラセボ投与した薬剤と比較して生存退院率を改善させるデータを示しました[10]．

プロカインアミドは，アドレナリンおよびリドカインに抵抗性のVF/pVTの第二選択薬として検討されました．プロカインアミド投与群と非投与群では，投与群のほうが，生存入院率と生存退院率が低い結果がでました[11]．

マグネシウムは細胞膜を横断し，電解質の流れを調整する補助因子ですが，心停止のどのリズムに対してもマグネシウムの投与による生存退院率や神経学的予後の改善はありませんでした[12]．

β遮断薬は，不整脈を誘発する可能性のあるカテコラミン増大を鈍化させ，ROSCの72時間後および6ヵ月後の生存率は非投与群よりも有意に高くなります．しかし，心不全の悪化や徐脈性不整脈を誘発することがあるので，心停止後にルーチンで投与することは有害の可能性があるとされています．

リドカインは長期にわたり抗不整脈薬の一つとして使用されてきました．リドカインの投与は，ROSC率の上昇に関連しておらず，ショック抵抗性VF/pVTに対しては，アミオダロンよりも効果が低い結果が出ています．ただアミオダロンとの比較で，生存退院率に差はありませんでした．

[10] Dorian P et al：Amiodarone as Compared with Lidocaine for Shock-Resistant Ventricular Fibrillation. N Engl J Med 346：884-90, 2002

[11] Markel DT et al：Procainamide and survival in ventricular fibrillation out-of-hospital cardiac arrest. Acad Emerg Med 17 (6)：617-23, 2010

[12] Thel MC et al：Randomised trial of magnesium in in-hospital cardiac arrest. Duke Internal Medicine Housestaff. Lancet 1；350 (9087)：1272-6, 1997

## 蘇生を20分以上行い，$E_TCO_2$ が10 mmHg以下のときには蘇生努力を中止する一つの判断材料とする

- 蘇生行為は一度開始すると，ROSCするか医師の判断がなければ看護師で中止することはありません．蘇生を行っている医師も蘇生努力の中止の判断に困るケースもあると思います．そのようなときに，少しでも科学的根拠をもって蘇生の努力中止の判断ができれば，ご家族も理解していただけるのでないでしょうか．ガイドラインでは"挿管直後および初期蘇生の20分後の$E_TCO_2$値が10 mmHg未満の場合，ROSCと生存の見込みがきわめて低くなる"としています．ただ，この値を単独で蘇生努力中止の判断材料として用いるべきではなく，集学的アプローチの構成要素の一つとしてみなすべきといわれています．

エビデンス8

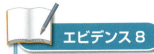

### エビデンス 8

#### E$_T$CO$_2$ による蘇生中止

20分間の蘇生行為を行い E$_T$CO$_2$ が 10 mmHg 以下の場合は，特異度・感度 100％で生存はしていない結果となっています[13].

[13] Levine RL：End-tidal carbon dioxide during resuscitation after cardiac arrest. N Engl J Med 337（5）：301-6, 1997

### おわりに

- 二次救命処置を行う状況は，かなり緊迫した場面だと思います．ただ，BLS/ACLS ともにエビデンスに基づきアルゴリズムが作成されているので，アルゴリズムを常に頭に入れておくことが鍵となります．

---

**好評発売中**

**関連図 と 検査 で理解する**

**疾患 病態 生理 パーフェクトガイド**

監修 道又 元裕　杏林大学医学部付属病院 看護部長

この一冊で，主要 66 疾患について，病態生理，検査，診断，治療がまるごと早わかり！

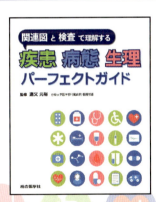

ISBN978-4-88378-898-9
AB判・カラー／304頁
定価(本体 3,000 円+税)

**総合医学社**　〒101-0061　東京都千代田区神田三崎町 1 － 1 － 4
TEL 03(3219)2920　FAX 03(3219)0410　http://www.sogo-igaku.co.jp

I．総論

# 緊急対応システム
## （MET/コードブルー/RRTほか）
### ～「なんか心配」で起動される急変を防ぐ新しいシステム～

北里大学病院 集中治療センター RST・RRT室
（係長，集中ケア認定看護師）
森安 恵実（もりやす めぐみ）

## エビデンス＆臨床知

### エビデンス
- ☑ 院内で発生した心肺停止の多くの患者は蘇生困難であるため，急変になる前に組織的に異変に気づける体制作りが必要．
- ☑ 心肺停止が起きる数時間前には，呼吸や循環に何らかの異常がみられる．

### 臨床知
- ☑「なんか心配，なんか変」という感覚を軽視しない．
- ☑ 呼吸数はもっとも鋭敏なバイタルサインであり，毎日定められた回数測定することが大事．

## はじめに

- 院外発生の心肺停止などの緊急（急変）対応は市民レベルでの教育が進み，「目撃者あり，バイスタンダーあり，AED作動あり」などの言葉を消防隊からの情報として多く耳にするようになりました．それにともない，われわれが臨床で知るかぎりでも社会復帰率の上昇を実感しています．
- しかし，院内での心肺停止というと，蘇生率は上昇しているでしょうか？ 医療者が取り囲む（ほぼ医療者の）環境で，心肺停止を発見した場合，BLSやACLSが即時に適切にできることは当然です．しかし，皆さんの経験上，院内で発生した心停止の多くの患者は蘇生が困難だったのではないでしょうか？
- ここでは，そうした状況のなかで，心肺停止のような急変をしてからではなく，それを未然に防ぐために，医療安全の一環として組織で取り組む方法を説明したいと思います．

## コードブルー，ハリーコール，ドクターハリー……について

- 皆様の施設に上記のようなコードネームの緊急（急変）時対応システムはありますか？ これらも施設ごとシステムに違いがあります．その違いは

**著者プロフィール**（森安恵実）
北里大学病院 集中治療センター RST・RRT室 専従
2004年 集中ケア認定看護師取得

おそらく施設の規模，医師の人数，当直体制，救急医の存在の有無などによるものだと思います．

● 多くの施設の場合，心肺停止のような急変を発見したら（要請基準は明確にはされておらず「要請者が急変と感じたら」），決められた電話番号に連絡して，全館放送がかかり，手の空いている医療者が駆けつけ，集まった人たちが対応するというものです．医療者が来るのですから，BLS や ACLS の手技は問題なく進むでしょうが，このシステムのことでよく耳にする問題点は，リーダーは誰か不明，コミュニケーションが取りづらい，人が多すぎで何をすればよいかわからない，野次馬的になってしまう，いつ解散すればよいのかわからない，責任の所在が不明などというものです．いい換えれば，チームとしての効率よい活動が難しいという問題点を抱えています．

● また，手の空いている医療者を集めるという前提がありますが，手の空いている医療者なんて，本当に院内にいるでしょうか？　多くの場合，自分の仕事の手を止めて，医療者としての良心で走って集合しているのではないでしょうか？　とすると，本来その人がすべき仕事は，滞っていることになります．優先順位としては間違っていないかもしれませんが，病院全体としていえば決して効率的かつ安全とはいえません．これらを解決するために，施設によっては，心肺停止のときのコールは救急医および救急看護師のみに連絡が行くシステムを作っているところもあります．蘇生のプロたちだけが現場に急行するので，他の診療科の診療の手を止める必要がないこと，蘇生のプロがリーダーシップを取り，その場にいる医療者に適切に指示をするので，指揮命令系統がはっきりしていることが利点といえます．しかしこのシステムにも問題があります．このシステムを作るには，救急外来と院内救急をまかなうための相応のマンパワーが必要となります．

## 急変させないシステム構築

● 急変してからでは，人の手も多くかかり，かつ，蘇生が困難という状況があるのですから，急変前の変化をキャッチして急変を防ごうというのが Rapid Response Systems[1][2]（以下 RRS）の根底にある概念です．

エビデンス1

### エビデンス1

#### 心肺停止数時間前の異常を察知しよう

心肺停止が起きる状況の前には，多くは何らかの異変があり，それに気づいている医療者がいる事実や，ICU 緊急入室の数時間前には，呼吸や循環に異常がみとめられるという結果[3][4]より，8時間前の異常を察知して原因追及や対処が取られれば，急変を回避できるということになります．これは，医療安全（患者安全）上も大事な思想です．

● とはいえ，当該診療科や看護師が他部門に連絡し対応チームを要請するの

[1] Jones DA et al：Rapid-Response Teams. N Engl J Med 365：139-46, 2011

[2] DeVita MA et al：Findings of the First Consensus Conference on Medical Emergency Teams.Crit Care Med 34（9）：2463-78, 2006

[3] Lynn LA et al：Patterns of unexpected in-hospital deaths：a root cause analysis. Patient Saf Surg 5（1）：3, 2011

**表1** 要請基準（RRS）(1) 医療安全全国共同行動編

| 項目 | 内容 | 指標 |
|---|---|---|
| 全般事項 | 患者について心配なことがある | |
| 呼吸器系 | 急激な呼吸回数の変化 | 8回/分以下，または28回/分以上 |
| | 急激な酸素飽和度の変化 | $SpO_2$ 90%未満 |
| 循環器系 | 急激な収縮期血圧の変化 | 90 mmHg 未満 |
| | 急激な心拍の変化 | 40 bpm 以下，または 130 bpm 以上 |
| 尿路系 | 急激な尿量の低下 | 50 mL/4時間以下 |
| 神経系 | 急激な意識レベルの低下 | |

（医療安全全国共同行動目標 6．急変時の迅速対応 How To Guide（Ver.1）より作成）

[4] Schein RM et al: Clinical antecedents to in-hospital cardiopulmonary arrest. Chest 98 (6)：1388-92, 1990

**表2** 要請基準（2） 北里大学病院編

| 気道 | ●気になる音<br>●気切カニューレ/挿管チューブの問題 |
|---|---|
| 呼吸 | ●呼吸困難<br>●努力様呼吸<br>●不規則な呼吸<br>●呼吸数 10 回以下，25 回以上<br>●高流量酸素投与下で $SpO_2$ が 92%以下 |
| 循環 | ●心拍数 50 以下，120 以上<br>●収縮期血圧 90 mmHg 以下，200 以上<br>●尿量 4 時間で 50 mL 以下 |
| 意識 | ●急激な意識レベル変化<br>●目覚めない患者 |
| その他 | ●患者に対して何か心配な時<br>●急性の明らかな出血<br>●治療に反応がない |

はちょっと勇気がいることですので，呼びやすくするために要請基準というのがあります **表1** **表2** ．これは，急変の予兆として重要なバイタルサインの値が明記されているとともに，「なんか心配，なんか変」というジョーカーのようなカードが含まれているのが特徴です．こういった要請基準を施設全体として決定しているのですから，たとえ漠然とした不安だったとしても，要請基準に該当する患者を見つけたと判断したら，すべきところに連絡し，第三者の視点で診察してもらいます．それによって，この先の急変の可能性や急変の回避に向けた対策が明確になるとともに，万が一急変が起きたときのための準備（家族への連絡や治療方針の確認など）をしていく時間の猶予もできます．

## その急変？　本当に急変したのか？

●「今日，急変に当たっちゃってさ〜」，「急変しちゃって大変だったよ〜」という言葉は，看護師のなかでは「ちょっと大変だったけど，頑張ったし，

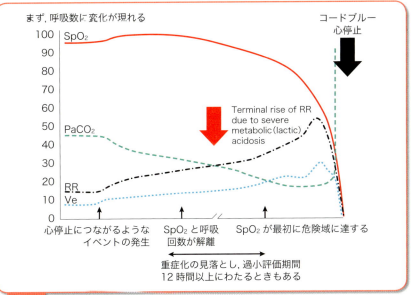

**図1** 典型的な急変経過（文献3より引用）

乗り越えたよ」みたいな，大変だったけど自尊心が芽生えたとか勲章的な意味合いを感じませんか？

- しかし，本当の勲章は，急変を起こさせないということなんです．
- 急変には多くの場合，予兆があります 図1 ．そして，バイタルサインや患者の症状をどうとらえ，どう対処するかで，原因追求と適切な治療が開始され，急変を回避できます．
- たとえば，何かイベントが起きたあと，身体のなかでは代償機転が働き，頻呼吸（努力呼吸）が現れます．その時点で，$SpO_2$ を測定しても高値であれば「呼吸は問題なし！」と思って，「なんか変だけど大丈夫か」となってしまいがちです．しかし，他の項目で詳しく述べられているとおり，頻呼吸というサインは，呼吸不全を代償するだけのサインではないのです．身体の内部での pH の崩れ，代謝性の問題について $CO_2$ を換気で調整することで是正している可能性があります（たとえば，感染症，臓器障害，嫌気性代謝，代謝性アシドーシスなど）．その時点で対処されないと，徐々に病態は進行し，代償がしきれなくなる点に到達します．$SpO_2$ が下がったときに，医師に報告して酸素を投与すれば，$SpO_2$ は上がり見かけ上の改善はみられるでしょうが，根本原因は対処されないため病態は進行します．非代償の先にあるものは，臓器障害，機能不全であり，多臓器が障害すれば個体を維持することが困難となり，死に至ります．そこで，どんなに蘇生行為を試みても，それまでに根本原因が探索され，それに対する対策が着手されていないのであれば，蘇生できないというのは，おわかりでしょう．これが，院内心肺停止の蘇生率が上がらない一因でもあります．
- 急変が起きたとき，本当に急に変化したのか，変化を見逃した，または適切な対処ができていなかったことが原因なのかを，医療者は常に考える必要があるわけです[5]．急変前の変化に気づくこと，これが RRS の要請基準[6][7]です．

[5] Buist M et al : The challenge of predicting in-hospital Iatrogenic deaths. "Medical Emergency Team : Implementation and Outcome Measurement" Devita MA et al eds. New York, Springer, pp32-48, 2006

[6] Subbe CP et al : Validation of a modified Early Warning Score in medical admissions. QJM 94 : 521-6, 2001

[7] Moon A et al : An eight year audit before and after the introduction of modified early warning score (MEWS) charts, of patients admitted to a tertiary referral intensive care unit after CPR. Resuscitation 82 : 150-4, 2011

## RRSとは何か？

- RRSの最大の目的は予期せぬ死亡を減らすことにあります．コードブルーとの違いを 表3 に示します．大きなイベントを減らすために，おおごとになる前に対処しようということなので，網を掛けて，そのなかのいくつかが急変に移行したことを予防できたという結果がアウトカムになるでしょうか．対処しなければ，急変したかもということを研究にすることは難しく，また，医療の質は刻々と変化するため，システム導入前後での比較もエビデンスを語るには難しいといわれています．しかし，このシステムの重要なことは，施設全体で取り組むシステムですから，職員全員，誰もが同じ目的に対して自分の役割を発揮するということです．この努力をしつづける意味は決してなくなりません．
- RRSを構成する要素は，4つあります 図2．1つめは要請者，2つめは対応者，3つめは管理部門（病院上層部，医療安全部），4つめは分析やフィードバックです．

### 表3 コードブルーとRRSとの比較

| | コードブルー | RRS |
|---|---|---|
| 要請基準 | 無脈，無呼吸，血圧不測，意識なし | 低血圧，頻脈，頻呼吸，努力呼吸，意識変容 |
| 対象状態（疾患） | 心停止，呼吸停止，気道閉塞 | 敗血症，肺水腫，不整脈，呼吸不全 |
| チーム構成 | 麻酔科，救急科，ICU医師，内科医師，ICU看護師 | ICU医師，ICU看護師，呼吸療法士，内科医師 |
| 要請件数（件/1000入院患者） | 0.5～5 | 20～40 |
| 院内死亡率（%） | 70～90 | 0～20 |

（文献1より引用）

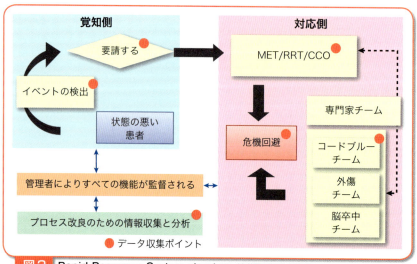

図2 Rapid Response System structure （文献2を参照して作成）

## 要請者で大事なことは何か？

- RRSは，患者のいちばん近くにいる医療者が，異変に感じなければ何も始まらないシステムです．要請基準を知っていても，この先にこの患者がさらに具合が悪くなるかもしれないと思わなければ，そのまま次の勤務に申し送ることになります．リーダーに報告したから大丈夫，医師に言ったからもう大丈夫ということでは，解決となっていません．先ほど述べたように，頻呼吸，努力呼吸の患者が，$SpO_2$が下がったから報告をして，酸素が開始されたので$SpO_2$が上がったから，問題ないという事象が本当に対処になっているか？　ということを考えて立ち止まることが大事です．　臨床知1
- 「なんか心配，なんか変」が要請基準のジョーカーとして存在するのは，いつも患者を見ている医療者の経験知を信じているからこそ存在しています．METやRRT（後述）を要請して，彼らが結果的に何も対処なしと判断しても，それはそれでよかったとチームのメンバーは感じるだけです．「患者さんに大きな問題が起こらなくてよかったね」と思えばよいだけです．患者のそばで異常かどうかを長時間悩んで急変直前で要請するよりも，素晴らしい要請のタイミングだと思います．

### 臨床知1　呼吸数はもっとも鋭敏なバイタルサイン

要請基準が急変の前兆ととらえているならば，その兆しが毎日毎回ないかを確認する必要があります．呼吸数はもっとも鋭敏なバイタルサインです．呼吸数を省略してはいけません．状態が悪い人だけ呼吸数を測っているというのも論外です．バイタルサインを測定する回数が決められているならば，その回数分は最低限呼吸数を測らなければ仕事を全うしているとはいえないです．バイタルサインを測る役割のある看護師はバイタルサインを測るプロとして，毎日変化しているバイタルサインを測定して，変化を確認してください．それが，要請者の役割の基礎となると考えています．

## 対応者役割

- 対応者とは，要請があったとき，それに対応するチームのことをいいます．このチームには，構成メンバーの特徴から大きく分けて2種類のチームがあります．
- MET（medical emergency team）とRRT（rapid response team）です．特徴としては，医師のみまたは医師主導のチームがMETで，それ以外がRRTと区分けして使用していることが多いですが，施設ごとチームをどうよぶか，よびやすいか？　という違いになるかもしれません．
- 対応者で大事なのは，このRRSの目的，精神を十分理解して行動することです．患者の安全のために，要請されているわけですから，アセスメントした結果，新たな介入するべき点がなくても，「thank you for callingの精神」が必要です．対応者の行動，言動により，その次の要請を躊躇することにつながりかねません．対人関係能力，調整能力がとても求められま

[8] Goldhill DR et al：Physiological values and procedures in the 24 h before ICU admission from the ward. Anaesthesia 54：529-34, 1999

[9] Schein RM et al：Clinical antecedents to in-hospital cardiopulmonary arrest. Chest 98(6)：1388-92, 1990

[10] Buist MD et al：Recognising clinical instability in hospital patients before cardiac arrest or unplanned admission to intensive care. A pilot

す．
- また，対応者の要素で当然だいじなことは，潜在的な重症患者を診察し，問題点を見抜く知識，技術が必要です．救急，集中治療，総合診療などの全身管理や臨床推論能力が求められます[8]～[11]．

✓ study in a tertiary-care hospital. Med J Aust 171（1）：22-5, 1999

## おわりに

- 「何か心配だな～ってあなたが思うとき」，それは絶対におかしいときです．臨床知を言葉にする努力は大事です．おそらく，なんか心配だな～と思うということは，何らかの異変を見ているが言語化していないだけです．そんなとき，努力呼吸，頻呼吸がないかをもう一度見てみてください．そして「急変を防いだ行動」これを勲章と自信につなげていきましょう．

[11] Franklin C et al：Developing strategies to prevent inhospital cardiac arrest：analyzing responses of physicians and nurses in the hours before the event. Crit Care Med 22（2）：244-7, 1994

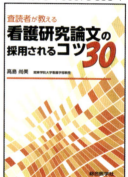

I. 総論

# 病院外施設における急変対応
## 〜すみやかに医療機関へつなげるために〜

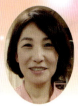

千葉県済生会習志野病院 看護部
（集中ケア認定看護師）
鎌田あゆみ（かまだ あゆみ）

## エビデンス&臨床知

**エビデンス**
- ☑ 心電図モニタがなくてもCPRを開始し，AEDがあればただちに装着．

**臨床知**
- ☑ 高齢者は発熱時の自覚症状が乏しいので，掛け物や洋服の調整から行う．
- ☑ 様子が変だと感じたときは，呼吸数の測定も行う．

## はじめに

- 介護高齢者施設やグループホーム，デイサービス，在宅など，今や病院以外の場で生活や療養生活を送っている方が増えています．基礎疾患のほか治療や処置が必要な状態も多く，**加齢にともなう身体的変化** 表1 によって思わぬ事態に陥ることも少なくはありません．このような場では**医療的資源や人材が少なく**，医師の診察を待つ間の，看護師の迅速で的確な対応が求められます．

### 表1 高齢者の身体的変化
- 呼吸機能の低下
- 消化・吸収機能の低下
- 運動機能の低下
- 神経機能の低下
- 性機能の低下
- 循環機能の低下
- 排泄機能の低下
- 感覚機能の低下
- 免疫機能の低下
- 造血機能の低下

## 高齢者の身体的特徴

- 老化により身体の器官を構成している細胞にも老化が起こります．そして

---

**著者プロフィール**（鎌田あゆみ）

亀田総合病院，千葉徳洲会病院，東京女子医科大学八千代医療センターでのICU・CCU勤務を経て，現在は千葉県済生会習志野病院ICUに勤務，ICU業務のほかに訪問看護業務も行う．2002年 集中ケア認定看護師の資格を取得

訪問看護業務も行うようになり，改めて看護師のフィジカルアセスメントの大切さを実感しています．医療資源の少ない場面でこそ看護師の実力が発揮されると思っています．今後，在宅での人工呼吸器管理の件数も増えることが予測され，集中ケアに携わる看護師の在宅や地域での活躍を期待したいです．

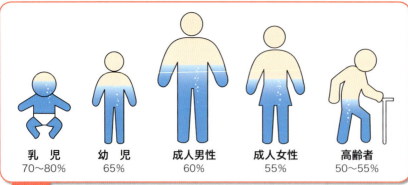

**図1** 体内水分量の違い

細胞数の減少や細胞の働きが低下することによって，各臓器の機能低下がみられます．身体の水分量も減少する 図1 ため，**容易に脱水の状態に陥りやすいのも特徴**です．

- 一見すると普通に生活しているように見えても，予備力や回復力の低下・防衛能や適応能の低下により感染症などの疾患にかかりやすく，回復しにくいということがあります．

## 高齢者が発症する疾患の特徴

- 加齢や脳血管疾患の機能障害で嚥下機能が低下している方が多くいる施設では，常に**窒息のリスク**があります．また，窒息までには至らなくても誤嚥の発症や，潜在的に誤嚥をくり返している方も少なくはありません．
- 認知症の方などは胸痛などの**自覚症状を的確に伝える**ことができず，狭心症状や心筋梗塞の発見が遅れ，致命的となる可能性もあります．
- インフルエンザなどの呼吸器感染症や感染性腸炎など流行する時期では，集団で生活していることに加え，**免疫機能が低下**している高齢者では，容易に**感染し重症化**してしまいます．そして発汗や下痢・嘔吐から**容易に脱水**や電解質異常になってしまいます．
- もともと脳血管疾患で麻痺がある方では，**麻痺や姿勢の傾きが強くなり，姿勢の保持ができない**ことから，新たに何らかの病変が発症したことに気づくことがあります．

## 介護高齢者福祉施設での緊急の場面

- 福田らの研究[1]によると，介護老人保健施設の看護師が経験する急変は「意識レベルの低下」「心肺停止」「転倒転落」が多く，「意識レベルの低下」や「心肺停止」は，行った急変時の対応の内容から「誤嚥」による呼吸器疾患や脳血管疾患によるものが多いことがわかりました 表2 ．
- また夜間は看護師1名と介護士数名での勤務というところも多く，それぞれが役割分担をして**スムーズに救急隊へ引き継ぎ，医療機関への搬送を優先する**ことが，高齢者の生命を守るためには大切です．

[1] 福田和美 他：介護老人保健施設の看護師が経験している入所者の急変とその対応. 日看医療会誌 12（2）：44-54, 2010

> **表2** 介護高齢者福祉施設での発生しやすい病態
> - 窒息
> - 風邪やインフルエンザなどの呼吸器感染症の重症化
> - 誤嚥性肺炎
> - 脳梗塞，心筋梗塞
> - 転倒による骨折
> - 下痢
> - 蜂窩織炎
>                              ……など

## 誤嚥・窒息の対応

- 高齢者は食事を口いっぱいに溜め込んだり肉塊を詰まらせたり，義歯やティッシュなどの異物を口に詰め込むといったことで，誤嚥・窒息を起こすことがあります．
- 食事中に突然激しくむせ込み呼吸困難となったときは，まず**義歯をはずし口腔にたまった食物や異物を指で掻き出します**．口腔に貯留物がないときは，ただちに「背部叩打」や「腹部突き上げ法」**表3** [1]を実施します．
- 呼吸が再開したら，嘔吐による誤嚥を予防するために体位をシムス位に整え，嘱託医に連絡し到着を待ちます．呼吸の再開がみられないときは，ただちに胸骨圧迫からCPRを開始します．
- 窒息が解除され呼吸が回復しても，意識の状態が窒息前後で変化があるときは医療機関へ受診しましょう．また数時間後に発熱をきたし**誤嚥性肺炎を合併する可能性**もありますので，状態観察を続けましょう．

[1] p57「窒息」参照．

**表3** 立位または坐位の患者への腹部突き上げ法

| 手順 | 行動 |
|---|---|
| 1 | 患者の背後に回って立つかひざまずき，患者の胴に両腕を回す |
| 2 | 片方の手で拳をつくる |
| 3 | 拳の親指側を患者の腹部中央で，胸骨から十分に下の，へそのやや上に押し当てる |
| 4 | 拳をもう一方の手で握り，その拳を患者の腹部に押し付け，力を込めて手早く上に突き上げる |
| 5 | 気道から異物が排出されるか，または患者の反応がなくなるまで突き上げをくり返す |
| 6 | 毎回の突き上げは，閉塞を解除する意図をもって一回一回確実な動作で行う |

## 心肺停止時の対応

- 夜間の見回り時などに呼吸停止や意識の反応がない状態を発見することもあります．そのときは慌てず呼吸の有無を確認します．**反応がなく，呼吸がないか異常な呼吸（死戦期呼吸）がみとめられる場合，あるいはその判断に自信がもてない場合は心停止，すなわちCPRの適応と判断し，ただちにCPRを開始します**[2]．
- 施設の嘱託医に連絡をし，施設内に心電図モニタ（ECG）があれば装着す

[2] p7「BLS」参照．

[2] 一般社団法人 日本蘇生協議会 監："JRC 蘇生ガイドライン2015"．医学書院, pp14-41, 2016

るか，AEDが設置されている場合はただちに装着しましょう．その間もCPRは継続してください．

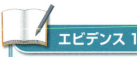

### 心電図モニタがない場合

ガイドラインでは，心電図モニタのない患者の心停止では，除細動器による解析の準備ができるまで短時間のCPRを行い，適応があれば電気ショックを行うことを提案されています[3]．つまり，患者の意識がなく呼吸もないまたは死戦期呼吸のときは，すぐに心臓マッサージを開始することで，蘇生の機会を逃さないということです．一方で，電気ショックよりも前にCPRを行うことは一部の救急医療体制のもと以外では，効果が非常に小さいというエビデンス[4]〜[8]が出されています．したがって，除細動器による心電図の解析ができ適応が確認されたなら，すみやかに電気ショックを実施すべきです．

- 救急隊へ連絡をし，到着までの間に，その方の情報（疾患・内服・経過など）をまとめておきます．看護師は患者のそばを離れず，効果的な蘇生が行われるように力を注ぎます．電話連絡や患者準備は，手の空いている職員や夜間であれば介護士に手伝ってもらいましょう．
- 家族へ連絡を行った際には，どのくらいで到着するかを確認します．
- ライン確保ができるならば，20Gの留置針で行います．

## 転倒・転落時の対応

- 目の前で転倒転落をすることもあれば，巡視をして床に倒れているところを発見することもあるでしょう．転倒・転落の前後で**意識状態に変化や，外傷があり出血が止まらない場合**は，緊急対応が必要になってきます．また，強い痛みがあり手足の**動きの制限や，変形や左右で長短の差がある**ときは骨折が疑われるため，医療機関への搬送が必要です．

**表4　軽症であっても頭部CTが必要な危険因子**

1. 来院時の意識障害や失見当識，健忘，あるいはその他の神経学的異常所見の存在
2. 上記所見がなくても下記のいずれかに該当するもの
   ①受傷後の意識消失や健忘，失見当識のエピソードの存在
   ②頻回の嘔吐や頭痛の存在
   ③てんかん発作があった場合
   ④陥没骨折や頭蓋底骨折を疑わせる場合
   ⑤CT撮影で骨折が疑われる場合
   ⑥外傷転機が重傷を疑わせる場合（高エネルギー外傷）
   ⑦高齢者の場合
   ⑧凝固機能や線溶機能に影響を与える薬剤の服用
   ⑨脳神経外科的手術の既往（開頭術やV-Pシャントなど）

（文献[5]より引用）

### エビデンス1

[3] 日本蘇生協議会 監：電気的治療．"JRC蘇生ガイドライン2015"．医学書院，pp81-91，2016

[4] Baker PW et al：Defibrillation or cardiopulmonary resuscitation first for patients with out-of-hospital cardiac arrests found by paramedics to be in ventricular fibrillation? A randomised control trial. Resuscitation 79（3）：424-31, 2008

[5] Jacobs IG et al：CPR before defibrillation in out-of-hospital cardiac arrest：a randomized trial. Emerg Med Australas 17（1）：39-45, 2005

[6] Ma MH et al：A randomized trial of compression first or analyze first strategies in patients with out-of-hospital cardiac arrest：results from an Asian community. Resuscitation 83（7）：806-12, 2012

[7] Stiell IG et al：Early versus later rhythm analysis in patients with out-of-hospital cardiac arrest. N Engl J Med 365（9）：787-97, 2011

[8] Wik L et al：Delaying defibrillation to give basic cardiopulmonary resuscitation to patients with out-of-hospital ventricular fibrillation：a randomized trial. JAMA 289（11）：1389-95, 2003

- 頭部打撲があるまたは疑いがあるときは，受傷前後の意識レベルの変化によって受診を検討します．脳損傷の重症度はGCSの合計点14・15点を軽症，9〜13点を中等症，8点以下を重症とします．高齢者の頭部外傷の特徴は，①局所性脳損傷が好発する，②遅発性外傷性脳内血腫が生じることがあり，受傷後に会話が可能でも意識レベルの急速な悪化をきたし，予後不良な場合がある，③急性硬膜外血腫の頻度が比較的少ない反面，急性硬膜下血腫が多い[9]などです．時間の経過とともに意識状態に変化が起きないか，麻痺が出ていないかと注意深く観察します．また**転倒・転落の1〜2ヵ月後に遅延して意識障害や麻痺が発生したときは慢性硬膜下血腫の可能性があるため**，日ごろの様子が何かおかしいと感じたときは，さかのぼって転倒・転落の事実があったことを確認しましょう．
- 表4 に軽症であっても頭部CTによる検査が必要な危険因子[10]を示します．

[9] 日本救急看護学会 監："外傷初期看護ガイドライン改訂第3版"．へるす出版，pp40-5，2014

[10] 宮地知也 他：頭部外傷の急性期治療．Jpn J Rehabil Med 50：557-69，2013

## 発熱・脱水時の対応

- 発熱や脱水だけですぐに緊急対応が必要な状態にはなりませんが，高齢者の特徴として**症状が現れにくいことや自覚症状に乏しい**ことを念頭におかなければなりません．
- 高齢者は基礎代謝の低下や筋肉や臓器での熱産生の低下から若年者よりも「寒い」と感じ，衣類を何枚も重ね着し布団も頭までかぶっていることをよく見ます．

**臨床知1　本人に代わって掛け物や衣類を調節する**
発熱時においても自覚症状が乏しく自分で衣類の調整をできずにいると，熱放散の妨げになってしまいます．四肢末梢が冷たいうちは保温に努め，暖かくなり汗ばんできたら掛け物や衣類の調整をしていきましょう．

- 発熱により「ふだんよりも意識レベルの低下がある（JCS100以上）」または「けいれん」が出現したとき，「呼吸困難やSpO₂の低下（90％以下）」や「チアノーゼが出現」し体位や吸引でも改善しないとき，「血圧が低下」しショック状態のときは，嘱託医に連絡をしましょう．医師が到着するまではモニタがあれば装着し，**バイタルサインを測定**，ラインの確保，状態観察を続けます．
- 最終排尿やそれまでの飲食量，痰や咳嗽が多いのか？　尿量や尿の色や臭いや混濁はなかったか？　全身の皮膚の観察をして褥瘡の悪化や蜂窩織炎などの感染源はないか？　を確認します．

> **臨床知 2** 　**呼吸数も測ろう**
> バイタルサインを測定するときは呼吸数も測定します．体内の酸塩基平衡が酸性に傾くと最初に呼吸数の上昇が現れます．これを代償機能といいます．何かへん！？　と感じたら，呼吸数を測ってみてください．

## 在宅の場面での訪問看護の役割

- 訪問医療や看護・介護を利用しながら住み慣れた自宅で療養生活を送ることを選択する方も増えています．大事なことは，本人・家族の意思決定や看取りの場をどこで過ごすのかを事前に確認することです．不要な救急搬送や救命処置を回避し，**最後まで「その人らしく」尊厳を保ちながらご家族と過ごすためには，訪問診療医とのコミュニケーションを密にし，ご家族へこの先に訪れるであろう別れの時への状態変化の説明や指導が大切になってきます．**しかし，転倒で骨折や，急な発熱で意識や全身の状態が悪化することもあります．また自宅で看取ると決めていても，その過程でご家族が動揺し病院受診を希望され，結果的に病院で亡くなるということも少なくはありません．
- 在宅療養されている方の状態に変化が起こると，訪問看護師が訪問し状態を観察・アセスメントします．そのうえで訪問診療医へ連絡，指示を仰ぎます．その場で処置や指示の投薬を行うこともありますが，緊急搬送が必要と判断すれば，救急車の手配や家族への指示も行います．
- しかし訪問看護師が持っているものは血圧計と$SpO_2$センサだけのことがほとんどであり，病院のようなモニタもなければ，すぐに採血ができるわけでもありません．すべてが看護師の五感によるフィジカルアセスメントに頼られると同時に，できることとできないことの判断を行い，医療機関への搬送を遅らせてはいけません．

## 在宅・訪問看護の場面での急変対応

- **在宅の場面で起こりやすい急変は，「原疾患の悪化による苦痛や呼吸困難」や「発熱や熱中症による脱水」・「転倒による外傷」などがあります** 表5 ．
- 対応としては介護老人福祉施設のところでも記述したとおりですが，在宅という点では医療者は自分一人であること，酸素吸入や吸引もないため，緊急コールがあった時点で予測を立てポータブル吸引機を持っていくといった行動も必要になってきます．

**表5** 在宅の場面で起こりやすい急変と，それに応じた医療機関への搬送の目安と対応

| 症　状 | 医療機関への搬送の判断目安と対応 |
|---|---|
| 原疾患の悪化による苦痛や呼吸困難 | ●予測の範囲で用意された酸素投与や鎮痛薬の使用でも症状が緩和されないとき<br>●チアノーゼが出現しているとき<br>●意識レベルの低下があるとき<br>●突然の呼吸困難発症のとき<br>【対応】<br>●呼吸パターン・表情・姿勢・チアノーゼや冷汗の有無を観察し，安楽な体位を保持する<br>●気道閉塞が疑われるときは気道確保を行い，救急要請をする |
| 発熱や熱中症による脱水 | ●意識レベルが低下またはけいれんがあるとき<br>●$SpO_2$ が低下し呼吸音の異常や痰の貯留があり，体位や排痰処置を行っても $SpO_2$ の回復が見込まれないとき<br>●体温が 40℃以上や熱中症が疑われるとき<br>●血圧が 90 mmHg 以下またはふだんよりも明らかに低下しているとき<br>●呼吸数が 30 回/分以上のとき<br>●飲食や，点滴ができないとき<br>【対応】<br>●誤嚥のリスクがなければ飲水を勧める<br>●自宅での熱中症の発症も多いため，疑わしいときは室温調整や保冷剤・アイスノン®などで冷罨法を開始する |
| 転倒による外傷 | ●止血できない持続的な出血があるとき<br>●転倒時の記憶がないときや意識レベルの低下があるとき<br>●強い頭痛や四肢のしびれや麻痺，頭部外傷が疑われるとき<br>●あきらかに骨折が疑われるとき<br>【対応】<br>●抗凝固薬の内服歴があるときは，出血部位や内出血の範囲を確認する<br>●医療機関へ受診するまでは受傷部位をムリに動かさず安静の保持に努める |

Ⅰ. 総論

# バイタルサインからみた急変の考え方
～バイタルサインの向こう側を見抜き，予測する～

獨協医科大学埼玉医療センター
（看護副部長，救急看護認定看護師）　浅香えみ子

## エビデンス&臨床知

### エビデンス
- ☑ 呼吸・循環・意識の変化を示すバイタルサインの変化に注意する．
- ☑ 急変が起きる6～8時間前からバイタルサインの変調がある．
- ☑ 交感神経興奮によるバイタルサインの変化に注意する．

### 臨床知
- ☑ バイタルサインの変化の意味を読み解き，先を予測する．
- ☑ バイタルサインの変化のスピードに注目する．
- ☑ バイタルサインの異常値は，持続していても安定ではない．
- ☑ ショック状態を見据えて，今のバイタルサインを読み解く．

## はじめに

- バイタルサインは「呼吸」「脈拍」「体温」「血圧」「尿量」などの生命徴候を示す情報です．バイタルサインには正常値があり，それに対する乖離の状態から病状の判断に活用されます．ここのサインから読み取れることもありますが，複数のサインを統合したり，経過を加味することで状態判断の精度を上げることができます．
- バイタルサインで現状の緊急度や重症度を判断するとともに，将来の変化の予測に活用することで，急変につながる異常の早期発見，早期対応につなげることができます．

## バイタルサインの種類と活用性

- バイタルサインはどの場面でも測定可能な「呼吸」「脈拍」「体温」「血圧」を一般的に指しますが，病院内などの治療場面ではこれに「意識」「尿量」「SpO₂」「静脈圧」が入手しやすい情報として**活用されています**. 　🔍 エビデンス1

### 著者プロフィール（浅香えみ子）
東京医科歯科大学医学部附属看護学校卒業，法政大学経済学部卒業，東京女子医科大学看護学研究科博士前期課程修了．救急看護認定看護師，認定看護管理者．榊原記念病院，日本看護協会，獨協医科大学埼玉医療センターに勤務，看護副部長．
急変は予測できれば急変ではなくなります．急変につながる変化には一定のパターンがあります．難しく考える必要はありません．

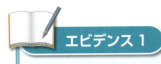

## エビデンス 1

### 急変は「呼吸」「循環」「意識」のいずれかの障害から始まる

急激な変化として現れる状態の変化（=急変）に対応するためには，項目によらず，まず「呼吸」「循環」「意識」状態を表すサインとしてこれらのバイタルサインを活用するべきでしょう[1]．人の命は「呼吸」「循環」「意識」の3つが維持されて存在します．このいずれかが障害されることで急変が始まる[2]ことを知っておく必要があります 図1 [3]．

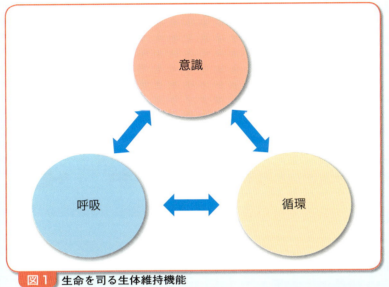

**図1　生命を司る生体維持機能**
呼吸障害は循環・意識障害をひき起こし，循環障害は呼吸・意識障害を，意識障害は呼吸・循環障害をひき起こす．

- 「呼吸」「循環」「意識」の生体維持機能は，相互に影響しあう機能です．よって，呼吸の異常を示すバイタルサインが「循環」や「意識」の急変前のサインであるように，相互に関連要因になっていることを知っておきましょう．

### 「呼吸」「循環」「意識」のバイタルサイン

呼吸：呼吸状態を表すバイタルサインは，「呼吸」「$SpO_2$」
循環：循環状態を表すバイタルサインは，「脈拍」「血圧」「尿量」「静脈圧」
意識：意識状態を表すバイタルサインは，「意識」

- 「体温」は呼吸・循環・意識を直接的に反映していていませんが，すべての機能に強く影響するバイタルサインです．
- バイタルサインが表す身体状態は，以下のとおりです．

---

[1] 徳田安春："アセスメント力を高めるバイタルサイン"．医学書院，pp3-4，2011

[2] Franklin C et al：Developing strategies to prevent in hospital cardiac arrest：analyzing responses of physicians and nurses in the hours before the event. Crit Care Med 22（2）：244-7, 1994

[3] 池上敬一 他編："患者急変対応コース"．中山書店，2008

| | |
|---|---|
| 「呼吸」： | 呼吸の回数・リズム・深さで外呼吸（換気機能）状態 |
| 「SpO₂」： | 呼吸状態の内呼吸の状態，組織の酸素化状態 |
| 「脈拍」： | 心臓の周期的な収縮状態，おおよその血圧，心臓からの駆出量，動脈硬化の程度，通過障害の有無 |
| 「血圧」： | 組織の循環状態 |
| 「尿量」： | 循環血液量 |
| 「静脈圧」： | 血管内容量 |
| 「意識」： | 脳の機能障害の有無・程度 |
| 「体温」： | 熱産生に関わる機能の状態（脳機能，運動機能，代謝機能） |

## 蘇生術開始のバイタルサイン

● 図1に示した「呼吸」「循環」「意識」のいずれであっても，その機能が停止すると生命機能は停止していきます．バイタルサインとして"呼吸がない！""脈がない！""意識がない！"ときは，迅速に蘇生術を始めます．この対応は一次救命処置のガイドラインを参照してください．バイタルサインは数値として表示されますが，"ない"は数値でいうとゼロです．**「呼吸」「循環」「意識」が"ゼロ"であれば，一次救命処置を開始します**．　　🔍 臨床知1

臨床知 1

### 1つでも"ゼロ"なら蘇生術開始！

「呼吸なし！」の場合に「循環あり」「意識あり」のことがあります．しかし，この後に循環停止，意識消失になります．すみやかに蘇生術を開始します．
「意識なし！」の場合に「呼吸あり」「循環あり」のことがあります．しかし，この後に呼吸停止，循環停止になります．すみやかに蘇生術を開始します．
「呼吸」「循環」「意識」停止の発見が早い場合に，他の生命維持機能が確認できることがあります．体内の残存酸素が機能している間だけの反応ですので，すみやかに蘇生術を開始します．

## バイタルサインで急変予測

● 「呼吸」「循環」「意識」を表すバイタルサインが正常値を逸脱することは，図1の生命維持機能のサイクルを障害することを意味します．この変化が予測を超えて突然に起こった場合を『急変』とよんでいます．この**状態悪化の変化が少しずつ起こる場合があります**．　　🔍 エビデンス2

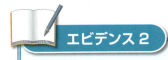

### エビデンス2

#### 急変は急に始まるわけではない

急変後の死亡例の検討において，急変前の6～8時間前から生命維持機能の変調を表す所見が約70％の確率で確認できていると報告されています[2][4]．

[4] Schein RM et al：Clinical antecedents to in-hospital cardiopulmonary arrest. Chest 98：1388-92, 1990

- つまり，**変調（すなわち，バイタルサインの変化）を急変する前にキャッチ🔍**し，アセスメントから対応を導くことで，急変を回避するというワンランク上の対応ができるということです．

🔍 臨床知2

### 臨床知2　ささいな変化をバイタルサインの変化としてとらえる

急変してICUに搬送された患者さん，「そういえば……朝から息苦しいって言ってた……」，「尿量が昨日より減少傾向だった……正常範囲だったから……」「話したときの返答がつじつまが合っていなかった……歳のせいだと思っていた」などの経験があります．生命維持機能の変調の初期は，ごく軽度な変化です．これらを「呼吸」「循環」「意識」の変化として観察・判断ができていれば，急変する前に対応ができた可能性があります．
見逃してしまいそうになるこれらの徴候をバイタルサインとして認識することが，急変対応のワンランクアップスキルです．

- 個々のバイタルサインから判断できることが多くあるとともに，複数のバイタルサインを統合的にアセスメントすることによって，判断の精度を高めることができます．
- このときの判断は，"正常か異常か" **"変化は，慢性変化か急性変化であるのか🔍"** です．その判断にバイタルサインを活用します．

🔍 臨床知3

### 臨床知3　2時点間の変化率に注目する

バイタルサインの急激な悪化が急変です．徐々に悪化の傾向を示す状態の場合も病態自体は同じです．急変時は対応の迅速性が求められるため，バイタルサインの判断で変化を予測する必要があります．変化の速さは，時間軸でバイタルサインを判断します．10 mmHgの血圧低下が1日で生じるのと3分で生じるのでは，変化率（変化した量/時間）が異なります．2時点間の変化率が高いほど，急変に近いといえます（図2）．対応が遅れるほど対応が急がれることになり，急変対応は緊張感が高く，難しいものと感じられる原因はここにあります．早く気づいて早く対応することで，少ない対応を計画的に実行することが可能になります．

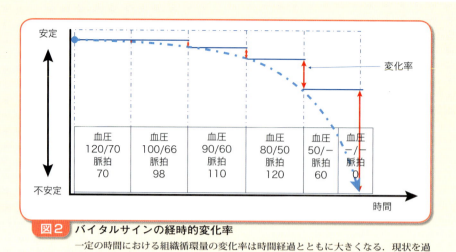

**図2** バイタルサインの経時的変化率
一定の時間における組織循環量の変化率は時間経過とともに大きくなる．現状を過去との比較の推移から，今後の変化を予測する．

- バイタルサインの<mark>正常値から逸脱</mark>していれば，異常です．個々のバイタルサインに異常を発見したら，必ず患者の全身状態を評価します 表1 ．急変時に<mark>バイタルサインのすべてが異常を示すわけではありません</mark>．1項目でも異常があるということは，<mark>生命維持機能の変調の始まり</mark>と考えます．

臨床知4／臨床知5

### 臨床知 4　安定していても正常値を逸脱していれば要注意

バイタルサインが正常値を逸脱している状態で「低め安定……」という言葉を聞くことがあります．$SpO_2$ 93％が朝から続いていて，それ以下にはならないという意味で使われていることがあります．「安定」とは変化率が少ないことを示しますが，酸素化状態は悪い状態であり，一気に急変する状態であることを意識しておく必要があります．

**表1** バイタルサインの正常値（成人）

| | |
|---|---|
| 呼吸数 | 毎分12〜19回 |
| 脈拍数 | 毎分60〜100回 |
| 体温 | 35〜37℃ |
| 血圧 | 収縮期血圧 90〜139 mmHg　拡張期血圧 40〜89 mmHg |
| 静脈圧 | 3〜10 cmH$_2$O |
| 意識 | 清明 |
| 尿量 | 1,000〜2,000 mL |
| $SpO_2$ | 94％以上 |

バイタルサインの正常値の表し方は資料によって変動がある．正常値という表現ではなく基準値と表す場合もある．厳密には個々の体格に応じた基準をもとに判断することが望ましいが，咄嗟の場合には一般的な正常値をもとに判断する．

（文献1より引用）

**臨床知 5**

### ショックにつながる徴候を早期に見つける

急変への対応の多くは，ショック状態への対応です．ショックを回避することが重要です．ショックは主要臓器の循環障害の総称です．循環障害とは，組織に必要な酸素と栄養が届かない状態です．循環障害といっても必ず血圧や脈拍が低下するとはかぎりません．ショックにつながる徴候を早期に発見するためには，臓器の正常な循環が維持されているかをバイタルサインから読み取ることになります．たとえば脈拍は正常値であっても尿量が正常値以下であれば腎臓の循環障害と判断されます．また，血圧，脈拍は正常でも $SpO_2$ が正常値以下であれば，組織に十分な酸素が届かないので循環障害になります．

**表2 ショックとバイタルサイン**

| | | CVP | CO | SVR | |
|---|---|---|---|---|---|
| 循環血液量減少性ショック | 出血をはじめとした循環血液量の減少によって前負荷が減少し，心拍出量が維持できない状態 | ↓ | ↓ | ↑ | ●静脈圧が低下し血圧が低下する<br>●末梢冷感出現する |
| 血液分布不均衡性ショック | 抵抗血管の拡張によって心拍出量は初期には増大しているが，前負荷が相対的に低下している | ↓ | ↑ | ↓ | ●静脈圧が低下し，血圧も低下する<br>●末梢は温暖 |
| 心原性ショック | 心嚢内や胸腔内圧の上昇，あるいは肺動脈の閉塞などによって，心拍出量が得られない状態．静脈の怒張をみとめる | ↑ | ↓ | ↑ | ●静脈圧が上昇し，血圧が低下する<br>●末梢冷感出現する |
| 心外閉塞性ショック | 左室収縮能の低下によって心拍出量が減少し，前負荷が増大した状態 | ↑ | ↓ | ↑ | ●静脈圧が上昇し，血圧低下する<br>●末梢冷感出現する |

CVP：central venous pressure（中心静脈圧），CO：cardiac output（心拍出量），SVR：systemic vascular resistance（全身血管抵抗）

（文献5を参照して作成）

### ¶ 交感神経系興奮によって変化するバイタルサインを見逃さない

急変予測としてバイタルサインの変化を読み解くポイントは，呼吸・循環・意識の変化としての判断とともに，この変化の過程に生じる恒常性維持の反応です．呼吸・循環・意識の変化が起きると，体内でそのストレスに対し交感神経が興奮します．組織循環が維持されるように体内で生じる反応は，体内の変化の始まりを示しています．この変化に気づき対応することは，身体の恒常性が機能している間の対応であり，有効な対応につながりますので，交感神経系の興奮による反応を示すバイタルサインを見逃さないことが重要です 図3 [6]．

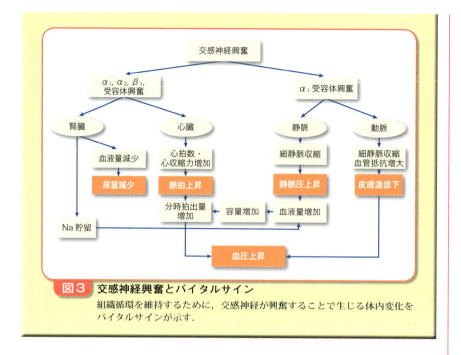

**図3 交感神経興奮とバイタルサイン**
組織循環を維持するために，交感神経が興奮することで生じる体内変化をバイタルサインが示す．

- このバイタルサインの見方の一つとして『バイタルの逆転』[1]があります．
- 脈拍＞収縮期血圧の状態をいい，たとえば脈拍120回/分，血圧90/50mmHgの状態です．組織循環を維持するために，脈拍が異常な働きをしなければならない状態であることが瞬時にわかります．そして，このような反応は長く維持することはできません．脈拍が有効な拍出量を維持していくらでも上昇できるものではありません．ショック状態の前駆症状を示すバイタルサインとして注意します．

## おわりに

- バイタルサインから現在と未来の状態を変化率とともに予測し，対応の内容と優先順位を設定していきます．

# II. 一般病棟でもよく遭遇する急変への対応（症状別）

- **意識レベルの変調**
  〜適切な評価と対処で危機的状況を回避せよ！〜　　45

- **けいれん発作**
  〜けいれんが起きたときの観察と原因検索，対応をチーム連携ですばやく行おう〜　　51

- **窒　息**
  〜気道閉塞サインを見逃すな！〜　　57

- **頭痛・めまい**
  〜重症化を防ぐカギは緊急性の判断〜　　64

- **不　穏**
  〜患者の訴えを見逃さない！〜　　70

- **嘔　吐**
  〜あなたの嘔吐患者への見方が変わるかも!?〜　　76

- **吐　血**
  〜患者さんもあなたも真っ蒼になる前に〜　　85

- **腹　痛**
  〜内臓の叫びを聞いてみよう〜　　92

- **転倒・転落**
  〜観察ポイントを押さえた迅速な対応ができる！〜　　98

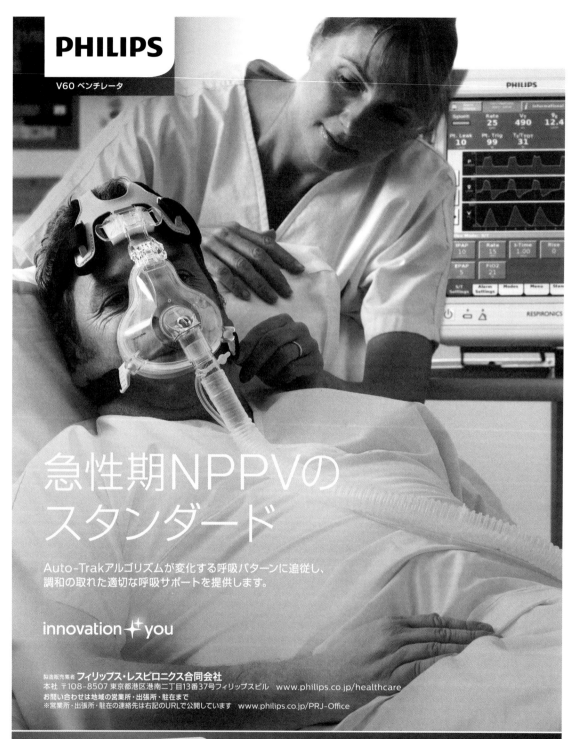

Ⅱ．一般病棟でもよく遭遇する急変への対応（症状別）

# 意識レベルの変調
～適切な評価と対処で危機的状況を回避せよ！～

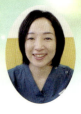

杏林大学医学部付属病院
（集中ケア認定看護師）
露木　菜緒（つゆき　なお）

## エビデンス & 臨床知

### エビデンス
- ☑ 意識レベルは開眼の有無，とくに瞬きが重要である．
- ☑ SpO₂測定で低酸素症は判断できない．
- ☑ 片方の腕（または足）の麻痺や，構音障害，顔面の弛緩のいずれかをみとめたら脳卒中を疑う．

### 臨床知
- ☑ 脳ヘルニア徴候があった場合には，頭部を30°挙上させ頭蓋内圧の低下を図る．
- ☑ 慢性呼吸不全患者をみわけるためには，視診で体型変化を観察することが重要．
- ☑ 不穏状態をみたら，まずは低酸素を疑う．

## はじめに

● 急変というと，突然の意識障害，呼吸停止，心停止，つまりCPA（cardio-pulmonary arrest：心肺停止）ととらえることが多いと思いますが，意識障害は心肺停止でなくても起こります．意識障害の程度や原因はさまざまありますが，生命の危機的状況ととらえ，すみやかな対応が求められます．

## 意識障害患者の初期対応

● 意識障害の患者に遭遇したら，まずは，意識・呼吸・循環の確認です①．CPA状態であれば意識障害の原因にかかわらず，すみやかに蘇生を開始します．CPA状態でなくても，酸素投与，静脈路の確保など，呼吸・循環の安定を優先に行います．呼吸・循環が安定したあと，意識レベルの評価を行います 図1 ▪．

① p7「BLS」参照．

▪ 丹下大祐：脳卒中初期診療アルゴリズム．"ISLSコースガイドブック"（日本救急医学会，日本神経救急学会 監）．へるす出版，pp19-22, 2006

● 意識レベルの評価方法には，代表的なものにJCS（Japan Coma Scale）表1 とGCS（Glasgow Coma Scale）表2 があります．
● **JCSは開眼の有無で意識レベルを3段階にわけ**，刺激しなくても開眼している状態をⅠ桁，刺激すると開眼する状態をⅡ桁，刺激しても開眼し

エビデンス1

**著者プロフィール**（露木菜緒）
浜松医科大学医学部付属病院にてICU・救急部他勤務．同院副看護師長を経て，現在杏林大学医学部付属病院に勤務．2004年集中ケア認定看護師の資格を取得．

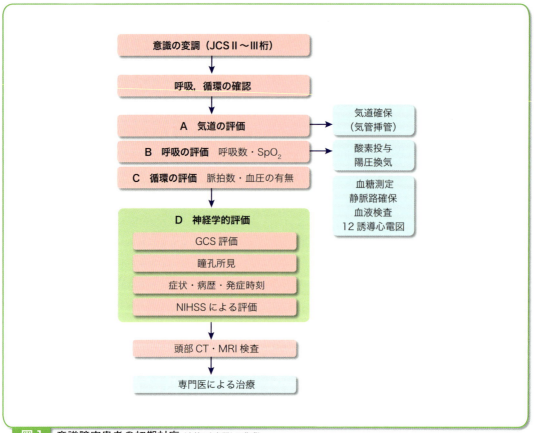

図1 意識障害患者の初期対応（文献1を参照して作成）

### 表1 Japan Coma Scale（JCS）

| Ⅰ桁 刺激しなくても開眼している状態 | |
|---|---|
| だいたい意識清明だが、今ひとつはっきりしない | 1 |
| 時・人・場所がわからない（見当識障害） | 2 |
| 自分の名前、生年月日が言えない | 3 |
| **Ⅱ桁 刺激すると開眼する状態** | |
| 普通の呼びかけで容易に開眼する | 10 |
| 大きな声または体を揺さぶることにより開眼する | 20 |
| 痛み・刺激を加えつつ呼びかけを繰り返すとかろうじて開眼 | 30 |
| **Ⅲ桁 刺激しても開眼しない状態** | |
| 痛み・刺激に対して、はらいのけるような動作をする | 100 |
| 痛み・刺激で少し手足を動かしたり顔をしかめる | 200 |
| 痛み・刺激に全く反応しない | 300 |

### 表2 Glasgow Coma Scale（GCS）

| 観察項目 | 反応 | スコア |
|---|---|---|
| 開眼（E）<br>（覚醒度） | 自発的に開眼する | 4 |
| | 呼びかけにて開眼する | 3 |
| | 痛み刺激にて開眼する | 2 |
| | まったく開眼しない | 1 |
| 最良言語反応（V）*<br>（高次脳機能） | 見当識あり | 5 |
| | 混乱した会話 | 4 |
| | 混乱した言葉 | 3 |
| | 理解不能な音声 | 2 |
| | まったくなし | 1 |
| 最良運動反応（M）<br>（運動反応） | 命令に従う | 6 |
| | 疼痛部へ | 5 |
| | 逃避する | 4 |
| | 異常屈曲 | 3 |
| | 異常伸展 | 2 |
| | まったくなし | 1 |

*挿管などで発声できない場合は「T」と表記．扱いは「1点」と同等．

ない状態をⅢ桁とします．一般的に，意識障害患者に遭遇したときに，重症度をトリアージする場合にJCSを用います．自発的に開眼がみられないⅡ桁またはⅢ桁に低下していれば，急いで対応しなければならないと判断します．

### エビデンス 1

**瞬きが重要**

意識レベルの評価では，開眼を重要視しています．正確には開眼ではなく，瞬きが重要です．瞬きの存在は意識の中枢である脳幹網様体の機能が正常であることを意味しています．つまり，開眼していても自発的に瞬きがなければ覚醒しているとはいえません．逆に開眼していなくても自発的に瞬きがあれば覚醒していると判断します[2][3]．たとえば，見当識はきちんと答えられるけれど，開眼すると嘔気が出現し開眼できない状態のときなどJCS Ⅲ桁か迷います．このような状態のとき，瞬きができればJCS 0点となります．

[2] 高橋千晶 他：Emergency Coma Scaleの有用性の検証，日神救急会誌 27：17-22, 2015

[3] 若杉雅浩：睫毛反射の重要性．"ISLSガイドブック2013─脳卒中初期診療のために"（日本救急医学会，日本神経救急医学会，日本臨床救急医学会 監）．へるす出版，p36, 2013

- GCSは開眼・言語・運動の3項目で点数を付け，もっとも悪い状態はすべてのスコアが1点／合計3点となります．GCSは，呼吸・循環動態安定のための処置をした後，きちんと意識レベルを評価する場合に用います．GCSが8点以下やGCSの合計点が2点以上低下する急激な意識レベルの低下，瞳孔不同・片麻痺・クッシング現象（高血圧をともなう徐脈）など**脳ヘルニア徴候**をともなう意識障害の場合は，すみやかに頭部CTを行います．

🔍 臨床知 1

### 脳ヘルニア徴候がみられたら

脳ヘルニア徴候があった場合は，体位は頭部を30°挙上させ静脈還流を促進させ，頭蓋内圧の低下を図ります．また，十分な酸素投与と気道確保をし，グリセリンなどの浸透圧利尿薬を使用します．さらに，頭蓋内圧が高いと嘔吐のリスクもあるため，横向きにさせ誤嚥予防の体位をとります．そのほか，吸引などの刺激を避け，呼吸や痛みの管理を厳重に行います．脳ヘルニアが解除できなければ，外科的治療や脳室ドレナージなどを行います．脳ヘルニアは生命危機の状態ですから，脳ヘルニア徴候には十分な注意が必要です．

## 意識障害の原因

- 意識障害というと，まずは脳卒中を疑うと思いますが，脳卒中はたくさんある原因の一つにすぎません．意識障害の原因はAIUEOTIPS（表3）に代表されるように，さまざまあります[3]．私たちはこれを一つずつ疑っていくのではなく，緊急度や頻度が高いもの，かつすぐに治療が可能で害が少ないものから対応していきます．

[3] 山谷立大 他：意識障害．臨床と研究 92(10)：1240-4, 2015

表3 AIUEOTIPS

| A | Alcohol | 急性アルコール中毒 |
|---|---|---|
| I | Insulin | インスリン |
| U | Uremia | 尿毒症 |
| E | Endocrine | 内分泌（甲状腺機能・障害電解質異常） |
| O | Oxygen / Opiate | 低酸素血症／薬物中毒 |
| T | Trauma / Temperature | 外傷／体温異常 |
| I | Infection | 感染症 |
| P | Psychogenic | 精神疾患 |
| S | Stroke / Shock / Syncope | 脳卒中／ショック／失神 |

## 血糖値

- まずは血糖です．血糖の異常は意識障害の鑑別で最初に診断し，除外できる項目です．初期対応時のライン確保時には，簡易血糖測定器での血糖測定を実施し，低血糖がみとめられたら，すみやかに50％ブドウ糖を静注します．低血糖が遷延すると低血糖性脳症に陥り，生命危機となることもあります．また，高血糖による高浸透圧性昏睡を診断することもできます．

## 低酸素

- 次に低酸素血症です．これはSpO₂を測定すればすぐに判断できます．低酸素血症はさまざまな疾患できたしますが，呼吸器疾患や循環器疾患でとくに多くみとめます．低酸素血症をみとめたらすぐに酸素投与を行いますが，注意すべきことは，$CO_2$ナルコーシスです．$CO_2$ナルコーシスは慢性呼吸不全患者に高濃度酸素を投与することで起こし，意識障害，呼吸停止をまねきます．したがって，SpO₂が低いときは血液ガス分析を行い，二酸化炭素の値を確認する必要があります．そして慢性呼吸不全患者であった場合は，$CO_2$ナルコーシスを起こさない程度の低濃度酸素を慎重に投与し，NPPVなどの導入を検討します．

臨床知2,3

### SpO₂測定のピットフォール

SpO₂測定は低酸素を診断するために重要ですが，SpO₂では低酸素血症はわかっても低酸素症は判断できません．低酸素血症とは血液中の酸素が少ないことで，低酸素症とは重要臓器に酸素の供給が少ないことを意味します[4]．いい例が貧血です．貧血は血中の酸素がたくさんあってもそれを運ぶヘモグロビンが少ないため，臓器の酸素供給が減り低酸素症となるのです．したがって，貧血の患者はSpO₂が高いのに「苦しい」と呼吸困難感を訴えます．意識レベルの変調をきたした患者にSpO₂を測定するときは，採血でのヘモグロビン，さらにはチアノーゼや顔色などの所見も合わせて観察することが重要です．

[4] 日本救急医学会ホームページ「低酸素症」
http://www.jaam.jp/html/dictionary/dictionary/word/0214.htm
（2017.9.30参照）

**臨床知 2**

### 慢性呼吸不全患者の体型の特徴

慢性呼吸不全患者は長年にわたって少しずつ形成されていくため、自分が慢性呼吸不全とは自覚していない患者もいます．そこで、慢性呼吸不全患者を見分けるためには、問診だけでなく、視診で体型変化も観察することが重要です．痩せているのに樽状胸郭で胸鎖乳突筋が発達しているなどは特徴的ですから、このような体型の場合、酸素投与は慎重に行います．ただし、呼吸停止している場合には、高濃度酸素でバッグバルブマスクを用いて換気を行います．慢性呼吸不全患者だからと低酸素状態を長引かせることがないようにします．

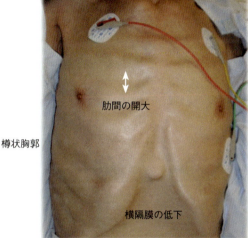

胸鎖乳突筋の発達
肋間の開大
樽状胸郭
横隔膜の低下

**臨床知 3**

### 不穏状態をみたら SpO₂ を測定しよう

意識消失はしていなくても、いつもとおかしい、不穏状態の場合は意識の変調ととらえ、まず SpO₂ を測定します．低酸素血症は脳も酸素欠乏となるため、不穏様症状が出現します．普段の臨床でもまずは低酸素を疑ってみましょう．

## 脳卒中

- **片方の腕（または足）の麻痺や構音障害、顔面の弛緩のいずれかが見られたら脳卒中を疑います**．前述したように GCS での意識レベルの評価とともに瞳孔不同、瞳孔の偏位を確認します．脳卒中が疑われたら神経学的重症度の評価スケールである NIHSS（NIH Stroke Scale）でスコアリングすることが望ましいですが、慣れていないと難しいため、すみやかに専門医に連絡を取っていく必要があります．

 エビデンス2

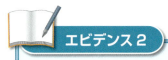

### 急性脳梗塞に対する治療

急性脳梗塞に対する t-PA 投与による血栓溶解療法の適応は、発症から 4.5 時間以内、血栓回収療法は 8 時間以内と決まっているため、適応症例はすみやかに診断、治療を開始しなくてはいけません。専門医がいない病院などは治療可能な病院へすみやかに搬送を検討します。

また、シンシナティ病院前脳卒中スケールでは、脳卒中を疑う症状として、「顔面の弛緩」「上肢の麻痺」「言語障害」のうち 1 つでも新たにみとめれば 72％、すべてみとめられれば 85％以上の確率で脳卒中と診断可能とされています[5]。

[5] Kothari RU et al: Cincinnati Prehospital Stroke Scale: reproducibility and validity. Ann Emerg Med 33 (4): 373-8, 1999

## 最近のトピックス：敗血症と意識障害

● 2016 年、敗血症の定義が改定され、敗血症とは「感染症が疑われ、重篤な臓器障害が引き起こされている状態」となりました。診断基準は、臓器障害をスコアリングできる SOFA スコアが用いられていますが、ICU 外の一般病棟では qSOFA（quick SOFA）スコアが考案されました。表4 に示す 3 項目中 2 項目以上あれば敗血症を疑いますが、この項目のなかに「意識の変容」が含まれています。

**表4　qSOFA（quick SOFA）**
- 意識変容
- 呼吸数 ≧ 22 回/分
- 収縮期血圧 ≦ 100 mmHg

感染が疑われ 2 項目以上該当するとき

● 敗血症にともなう意識障害の頻度は多く、敗血症性脳症の一つとされています。髄膜炎や脳炎のように中枢神経系への直接の感染ではなく、感染因子に対する全身反応により、意識障害を中心とした全般的な脳機能障害を生じる状態です[6]。敗血症において意識障害の程度が重症度の指標に有用とも考えられており、感染を疑う意識の変調をきたした患者に遭遇したら、qSOFA に当てはめ、敗血症を疑っていく必要があります。

[6] 中村丈洋 他：敗血症に伴う意識障害. 日神救急会誌 28 (2)：39-44, 2016

## おわりに

● 意識の変調をきたす原因はさまざまありますが、まずは呼吸・循環の安定を図り、すみやかに原因検索し対応していくことが求められます。

II. 一般病棟でもよく遭遇する急変への対応（症状別）

# けいれん発作
~けいれんが起きたときの観察と原因検索，対応をチーム連携ですばやく行おう~

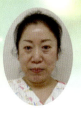

杏林大学医学部付属病院看護部
（救急認定看護師，師長補佐）
髙橋ひとみ

## エビデンス & 臨床知

### エビデンス
- ☑ けいれん発作が重積している場合，すみやかにけいれんを止める．
- ☑ けいれん発作の原因が不明な場合は，硫酸チアミン（ビタミン$B_1$）を投与する．
- ☑ けいれんの原因には，脳の器質的障害のほかに全身性疾患のことがある．

### 臨床知
- ☑ けいれん発作の第一発見者は，応援のスタッフが来るまで患者のそばを離れず，患者の安全確保に努める．
- ☑ 抗けいれん薬の投与では，アレルギーや副作用に注意する．

## はじめに

- けいれん発作は，身体の一部もしくは全身の筋肉が不随意に収縮しガクガクと震える発作のことです．以前は，けいれんは症状であり，てんかんは複数回の発作と定義されていました．現在の定義では，単独の発作でもてんかんと診断されてきています①．

- けいれん発作を目の当たりにしたときに，慌て焦っては十分な観察や対応ができません．まずはできるだけ落ち着き，患者のそばを離れずに応援を要請し，患者の安全確保に努めることが最優先です．🔍 臨床知1

① 次ページMEMO参照．

### 臨床知 1
### 患者の安全確保と観察

発見時に，身体の一部や小さな発作でも，徐々に全身に広がったり大発作に至ったりすることがあります．大発作は手足や頭をベッド柵にぶつけたり，ベッド転落を起こしたりすることがあります．また発作の種類や程度によって，医師の指示がでます．そのため，患者の安全確保と観察が必要です．

**著者プロフィール**（髙橋ひとみ）
1999年に救急看護認定看護師を取得．現在は，長年勤務してきた高度救命救急センターを飛び出して，部署の壁を超えて奮闘中です．

## けいれん発作時の初期対応

- けいれんが重積（後述）したり呼吸抑制を起こしたりする強い発作では，脳が低酸素状態に陥り脳に障害をきたしたり，生命の危険があることがあります🔍．そのため，けいれん発作をみとめたら，すみやかにけいれんを止めることが必要です．しかし，けいれん発作の多くは，通常数秒から2～3分以内に自然に止まることが多いです．そのため，けいれんを止めることよりも，患者の安全を第一に考え行動しましょう．
- また，患者の安全確保や治療・検査の介助，記録など一人では対応ができません 図1 ．チームワークよく行動することが大切です．
- けいれん発作の第一発見者は，応援のスタッフが来るまでそばを離れず，患者の安全確保と観察に努め，すみやかに応援要請をします．発見時に，小さな発作だとしても，そばを離れている間に大発作へと移行し，身体の自由が利かなくなった患者は，手足や頭をベッド柵に打ち付けたり，ベッドから転落したりと怪我をする可能性があるため，それを防ぐ必要があります．
- また，けいれん発作のために，口から泡を吹いたり，嘔吐したりすることがあります．このときに，慌てて吸引したり，開口させようとしたりする場面が見受けられます．この行為は，私たちの手を怪我したり，分泌物や吐物を押し込んだりすることになります．
- 先にも述べたとおり，けいれん発作は，数秒から2～3分で消失することが多いです．患者自身が二次的に怪我を負うことがないように，安全確保

🔍 **エビデンス1**

MEMO「てんかんの定義の変遷」
2014年のILAE（International League Against Epilepsy）の定義は以下の3条件のいずれかに該当する状態．
①24時間以上の間隔を空けて2回以上の非誘導性発作が生じる．
②1回の非誘導性発作が生じ，その後の10年間における発作再発率が非誘導性発作が2回生じた患者での一般的な再発リスク（60％以上とされる）と同等以上であると予測される．
③てんかん症候群と診断されている．

しかし，1回の発作でも治療を必要とする群（たとえば，明らかな脳波異常があるなど）が存在するために変更の気運が高まっていた[1]．

[1] 白石 淳：てんかん発作の初期マネージメント．INTENSIVIST 8（4）：779-85, 2016

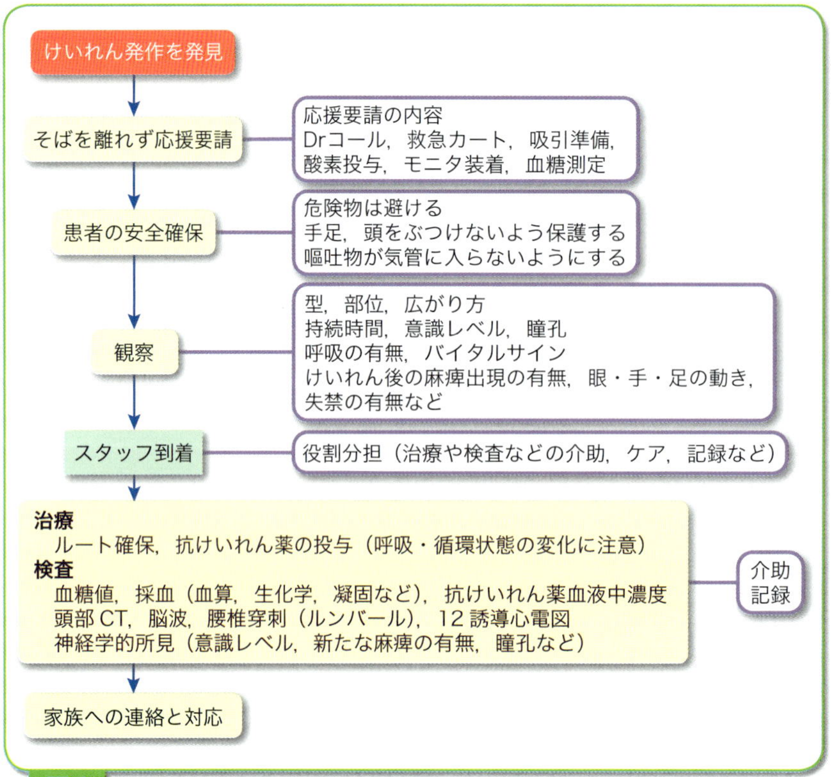

**図1 けいれん発作時の初期対応と流れ**

けいれん発作を発見
↓
そばを離れず応援要請 ─ 応援要請の内容
　　　　　　　　　　　Drコール，救急カート，吸引準備，
　　　　　　　　　　　酸素投与，モニタ装着，血糖測定
↓
患者の安全確保 ─ 危険物は避ける
　　　　　　　　手足，頭をぶつけないよう保護する
　　　　　　　　嘔吐物が気管に入らないようにする
↓
観察 ─ 型，部位，広がり方
　　　　持続時間，意識レベル，瞳孔
　　　　呼吸の有無，バイタルサイン
　　　　けいれん後の麻痺出現の有無，眼・手・足の動き，
　　　　失禁の有無など
↓
スタッフ到着 ─ 役割分担（治療や検査などの介助，ケア，記録など）
↓
治療
　ルート確保，抗けいれん薬の投与（呼吸・循環状態の変化に注意）
検査
　血糖値，採血（血算，生化学，凝固など），抗けいれん薬血液中濃度
　頭部CT，脳波，腰椎穿刺（ルンバール），12誘導心電図
　神経学的所見（意識レベル，新たな麻痺の有無，瞳孔など）
　　　　　　　　　　　　　　　　　　　　　　　　　─ 介助・記録
↓
家族への連絡と対応

### 表1 けいれんのタイプ

| 大発作 | 強直性けいれん | 急激な意識消失後に持続的な筋収縮のために突っぱったような感じ |
|---|---|---|
| | 間代性けいれん | 筋肉の収縮・弛緩を反復 |
| | 強直性間代性けいれん | 強直性と間代性を合併 |
| 小発作 | | 短時間の意識消失 |
| 部分発作 | 単純部分発作 | 大脳半球の局所に発生し、意識消失をともなわない |
| | 複雑部分発作 | 局所または単純部分発作で始まり、全身性に移行するものもある。精神運動発作（意識障害）をともなう |
| ジャクソン型 | | 部分発作（手指、口角）から始まり、顔面、上肢、全般発作へと拡大 |
| ミオクロニー発作 | | 急激かつ電撃的な1つまたは数個の筋肉の短い不随意攣縮 |

（文献[2]を参照して作成）

に努めます。
- これと並行して、患者の呼吸・循環の観察と、患者のけいれん発作のタイプの観察もします。
- けいれんのタイプの観察をします。けいれんのタイプには、表1[2]のようにさまざまなタイプがあります。けいれん発作時に、タイプ別に判断することは困難です。「手足が突っぱっていた」「手足をバタつかせていた」「急に手がピクピクした」などの視覚でとらえた動きでよいので、医師に報告をします。

[2] 中里信和 監："「てんかん」のことがよくわかる本". 講談社, pp9-26, 2015

## けいれん重積発作の対応

- けいれん発作は、数分以内に消失することが多いです。しかし、なかには5分以上けいれん発作が続いたり、短時間のうちに小さい発作でもくり返したりする場合があります。これを、けいれん重積発作といいます。このような場合は、すみやかに治療を開始します 図2 [3]。

[3] 日本神経学会：てんかん治療ガイドライン2010（追補版は2012年度と2014年度）：
https://www.neurology-jp.org/guidelinem/tenkan.html
https://www.neurology-jp.org/guidelinem/epgl/sinkei_epgl_2010_cq8-2_01.pdf
（2018.1 参照）

### エビデンス1

#### ジアゼパムの使用

けいれんが長く続くと脳に損傷が起きるため、すみやかにけいれん発作を止める必要があります。その際によく使用される薬剤は、ジアゼパム（セルシン®、ホリゾン®）10mgです[3]。Leppikらによると、ジアゼパム10mgの静注で76％の発作が抑制されたとのことです[4]。しかし、この薬剤は、呼吸抑制を起こすことがあります。呼吸回数や呼吸の深さ、$SpO_2$測定とともに、酸素投与や気道確保の用意をしましょう。

[4] Leppik IE et al：Double-blind study of lorazepam and diazepam in status epilepticus. JAMA 249 (11): 1452-4, 1983

- けいれんは、代表的なてんかん発作の一型ですが、「症候」であり、「けいれん＝てんかん」ではありません。けいれん重積状態は、けいれんが継続

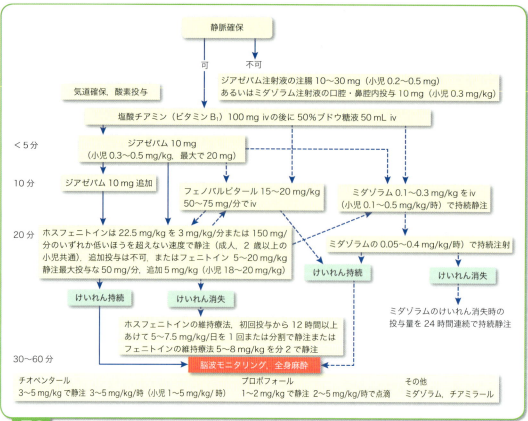

**図2** てんかん重積状態時の治療フローチャート（文献3より引用）

する状態ですので，厳密にはてんかん重積状態とは異なりますが，対応としてはてんかん重積状態のフローチャートに従って対応をします．てんかん重積発作（status epilepticus：SE）とは，「発作がある程度の長さ以上に続くか，または短い発作でも反復し，その間の意識の回復がないもの」と定義されています．最近では，発作が5分[5]以上続けばSEと診断し，治療を始めることが多いです[3]．

● けいれん発作の原因にウェルニッケ脳症がある場合，ブドウ糖を投与することでけいれんを増強させることがあります🔍．ビタミン$B_1$（チアミン）は，脳のエネルギー代謝に重要な補酵素となり，**欠乏状態では中枢神経障害を起こします**[6]．そのため，けいれんの原因にビタミン$B_1$の欠乏症が示唆される場合に，不足している栄養素を補給します．

### エビデンス 2

#### 塩酸チアミンの使用

病歴が不明な場合のけいれん発作に対して，塩酸チアミン100 mgをブドウ糖投与の前に投与します[3][7]．

● フェニトインのアレルギーがある患者にホスフェニトインを投与したために，**中毒疹などのアレルギー症状が出現します**🔍．アレルギーの程度によっ

[5] Alldredge BK et al: A comparison of lorazepam, diazepam, and placebo for the treatment of out-of-hospital status epilepticus. N Engl J Med 345 (9): 631-7, 2001

🔍 エビデンス 2

[6] 野寺裕之：意識障害への診断アプローチ．INTENSIVIST 8 (4): 741-53, 2016

[7] Recommendation of the Epilepsy Foundation of America's working gourp on status epilepticus. Working Group on Status Epilepticus. JAMA 270 (7): 854-9, 1993

🔍 臨床知 2

ては，喉頭浮腫による気道閉塞や息苦しさ，血圧低下などが起こります．アレルギー情報は皆で共有する必要があります．

> **臨床知2　フェニトイン（アレビアチン®）とホスフェニトイン（ホストイン®）**
>
> 抗けいれん薬のホスフェニトイン（ホストイン®）は，フェニトイン（アレビアチン®）を改良した薬剤で，体内で代謝されてフェニトインになります．そのため，フェニトインにアレルギーがある患者にホスフェニトインの投与は禁忌です．
> また，カルバペネム系抗生物質は，バルプロ酸の血中濃度を下げたり，抗てんかん薬は皮膚症状（薬疹）が出現することが多いことが知られています．

- 抗けいれん薬としてジアゼパムが第一選択薬として投与されます．ジアゼパムの副作用には，呼吸抑制を起こしたり，血圧低下などがあります．けいれんが止まったあとの呼吸・循環状態の観察と，意識レベルがけいれん前の状態に回復するかを，観察する必要があります．
- 加えて，あらたな麻痺の出現がないかを観察します．理由は，けいれんを起こした四肢などに一過性に麻痺を起こすことがあります．これはTodd麻痺とよばれるものです．一過性の麻痺ではありますが，この麻痺がなかなか回復しない場合は，脳に新たな障害がないか医師に報告し検査をする必要があります．
- 抗けいれん薬の使用後は，意識・呼吸・循環・麻痺の観察を行います．

## けいれんの原因

- けいれんをひき起こした急性期疾患の1/3は中枢疾患ではありません．けいれんの原因が，脳（中枢性）か，脳以外（非中枢性）にあるかで，け

**表2　脳疾患以外のけいれん発作の原因**

| | |
|---|---|
| 電解質異常 | 低カルシウム血症，高カリウム血症，低ナトリウム血症，低マグネシウム血症，水中毒など |
| 代謝異常 | 低血糖，糖尿病ケトアシドーシス，非ケトン性高浸透圧性糖尿病性昏睡，アミノ酸代謝異常，アルカローシス，低酸素血症，尿毒症，髄膜炎など |
| 循環異常 | 虚血性心疾患，VT・VF，アダムス・ストークス発作，高血圧性脳症など |
| 薬物 | 気管支拡張薬，リドカイン，アトロピン，抗ヒスタミン薬，抗精神薬，抗コリン薬，リチウムなど |
| 内因性 | 腎不全，肝不全，副甲状腺機能低下など |
| 外因性（中毒） | 一酸化炭素，カフェイン，アルコール中毒，破傷風，ニコチン，ボツリヌス，アセトアミノフェンなど |
| 物理的因子 | 熱性けいれん，熱中症など |
| 心因性 | ヒステリー，過換気症候群など |
| 妊娠 | 妊娠中毒症などの子癇 |
| 遺伝・家族性 | 結節硬化症，Sturge-Weber症候群，ミオクローヌス |

（文献8を参照して作成）

8 望月仁志 他：痙攣．（増刊）レジデントノート 18（17）：3073-8, 2017

- いれん発作後の治療が異なります．脳に器質的障害があり，それが原因であれば，脳疾患の治療が行われます．脳以外が原因であれば，その原因に対しての治療が行われます．
- そのため，けいれん発作が消失した後に，けいれんの原因検索が行われます．しかし，脳以外が原因 表2 の場合でも，けいれん重積発作が長引くと，脳の低酸素状態となり脳に二次的障害をひき起こします．
- けいれん発作は，**脳の器質的な異常・変化**[2]により起こるだけではありません．脳以外の全身性の疾患で二次的障害を起こし，けいれん発作を起こすことがあります．
- てんかん治療のガイドライン2010には，「急性症候性とは，急性全身性疾患，急性代謝性疾患，急性中毒性疾患，急性中枢性疾患（感染症，脳卒中，頭部外傷，急性アルコール中毒，急性アルコール離脱など）と時間的に密接に関連して起こる発作である（グレードB）」とあります．
- そのため，けいれん発作の誘引となる疾患や病態がないかを，現病歴や既往歴，検査データなどとともに原因検索をします．脳以外が原因であれば，その原因に対しての治療が行われます．治療が行われれば，その原因が解決され，けいれんは起こりにくくなります．

[2] 器質的な異常・変化とは，脳そのものの疾患で，脳梗塞や脳出血，脳腫瘍，頭部外傷などのこと．

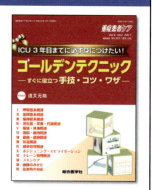

**好評発売中**

重症患者ケア 6巻2号特集

ICU 3年目までに必ず身につけたい！

# ゴールデンテクニック
―すぐに役立つ手技・コツ・ワザ―

特集編集　道又元裕

B5判／4色刷　228頁
定価(本体3,400円＋税)

より深く学びたいナース，スタッフのために実践と根拠を解説！

- エビデンスに基づいたスタンダードな方法がわかる！　より確実に安全に，そして効率よくできる方法を理解できる！
- エキスパートナースならではの「コツ」や「ワザ」を活かした方法を知る方法ができる！

**総合医学社**　〒101-0061　東京都千代田区神田三崎町1-1-4
TEL 03(3219)2920　FAX 03(3219)0410　http://www.sogo-igaku.co.jp

Ⅱ. 一般病棟でもよく遭遇する急変への対応（症状別）

# 窒　息
## ～気道閉塞サインを見逃すな！～

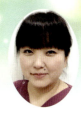

帝京大学医学部附属病院
（救急看護認定看護師）　平山 幸枝（ひらやま ゆきえ）

## エビデンス＆臨床知

**エビデンス**
- ☑ 気道の完全閉塞は，何も処置をしなければ数分で心肺停止となる．
- ☑ Universal choke sign は，異物による窒息のサインである．
- ☑ アナフィラキシー患者の50～60％に窒息の原因となる喉頭浮腫が出現する．

**臨床知**
- ☑ 認知症患者の症状，とくに「異食」の把握は窒息の予防につながる．
- ☑ 急性喉頭蓋炎は，激しい痛みの訴えに惑わされず評価することが重要．
- ☑ 急性発症の窒息では「3つの変」が緊急性の判断に役立つ．

## はじめに

● 窒息とは，上気道（咽頭・喉頭）や下気道（気管）の閉塞や狭窄により，ガス交換に障害をきたした状態です．気道の閉塞は，完全閉塞と不完全閉塞に分類され，**完全閉塞では，適切に対処しなければ数分間で呼吸は停止し，心停止となります**．不完全閉塞では，病態の進行にともない完全閉塞に至ることがあります．窒息患者の生命危機を回避するためには，「早期発見」と「迅速対応」が鍵となります．

エビデンス1

### エビデンス 1

#### 気道の完全閉塞

窒息の経過は症状がほとんどない第1期，呼吸困難やけいれんなどをひき起こす第2期，呼吸停止や血圧低下などが起こる第3期，死戦期呼吸から完全に呼吸が停止する第4期に分類され，その後数分で心拍動が停止し，心停止となります．窒息開始から呼吸の完全停止まで（第1～4期）の全経過時間は4～5分と考えられています[1][2]．心停止に

[1] 高津光洋：窒息．"標準法医学・医事法（第6版）" 石津日出雄 他編．医学書院，pp181-206，2006

[2] 宮石 智：窒息．"標準法医学 第7版" 石津日出雄 他監．医学書院，pp97-115，2013

**著者プロフィール**（平山幸枝）
帝京大学医学部附属病院 救命救急センター勤務を経て，現在 総合診療ERセンターに勤務
2006年 救急看護認定看護師の資格取得
患者さんの何気ない言葉が急変の徴候かもしれません．その徴候を見逃さないようにするためには，患者さんは「いつでも急変する可能性がある」という視点をもつようにしましょう！

より脳への酸素供給が途絶えます．酸素供給時間が3～5分以上途絶えると，自己心拍が再開しても脳に障害を生じ，患者本来の姿を取り戻すことができない可能性があります．発見者はこの最悪な状態を回避するために，適切な行動を取る必要があります[2][3]．

[3] 日本救急医学会ホームページ「低酸素脳症」http://www.jaam.jp/html/dictionary/word/0115.htm（2017.1.4参照）

## 要因と発症様式

● 窒息（気道閉塞）の要因として真っ先に連想するのは，餅や肉塊などの食物だと思いますが，食物のほかに，吐物，血液，腫瘍，浮腫など，さまざまな要因があります．要因により発症様式にも違いがあり，突発発症，急性発症，亜急性から慢性の経過での発症に分類することができます．たとえば，食物など異物による窒息は突発発症で，異物の大きさや形状によっては，気道が完全に閉塞する場合があるため，緊急性がより高くなります．要因と発症様式の関係性を認識しておくことが重要です 表1 [4]．

[4] 金子正博：窒息，その他の上気道閉塞．"内科救急診療指針2016" 一般社団法人日本内科学会認定医制度審議会 救急委員会 編．一般社団法人内科学会，pp47-51，2017

### 表1 窒息の要因と発症様式

| 要因 | 要因となる疾患 | 発症様式 |
|---|---|---|
| ● 異物（食物，オモチャなど）<br>● 吐物，血液，気道分泌物 | 誤飲，外傷，肺炎など | 突発発症：<br>成人は食事中，小児はオモチャやゼリーなどを誤飲して起こすことが多い |
| ● 咽喉頭浮腫<br>● 気管けいれん，浮腫，粘液栓 | 急性喉頭蓋炎<br>扁桃周囲膿瘍<br>アナフィラキシー<br>喘息 | 急性発症：<br>病態の進行とともに気道の狭窄が進行し閉塞を起こす |
| ● 腫瘍 | 喉頭腫瘍<br>気管腫瘍など | 亜急性から慢性の経過で発症：<br>腫瘍の進行にともない発症 |

（文献[4]を参照して作成）

## 窒息患者の対応

● 要因や発症様式に関係なく，まずは初期評価を行います．初期評価はA：Airway（気道），B：Breathing（呼吸），C：Circulation（循環），D：Disability（意識），E：Exposure（全身観察）の評価を数秒間で行い，緊急性を判断します．窒息（気道閉塞）はA（気道）の異常です．A（気道）に異常をみとめた場合は，気道の評価，気道確保を最優先に行い，合わせて呼吸・循環・意識の詳細な評価を行います．患者の状態によっては輪状甲状靭帯切開などの外科的気道確保が必要になる場合もあるため，応援を要請し，救急カート，生体監視モニタ，酸素，薬剤などの準備を迅速に行います．

### 突発発症の窒息

● 異物による窒息は突然発症します．とくに完全閉塞は緊急性が高く，適切

な処置を施す必要があります．

## 1．異物（食物やオモチャなど）による窒息患者の対応

- 飲食中に，突然患者が呼吸困難や意識を消失した場合は，食物による窒息が考えられます．成人では食事中に起こることが多く，とくに嚥下機能が低下している高齢者や認知症患者は要注意です．小児（とくに小学生以下）は食物やオモチャなど，口に入るサイズの物は何でも口に入れてしまう傾向にあります．そのため，あらゆる物が窒息の要因となり，いつでもどこでも窒息を起こす可能性があります．

- 異物による窒息患者を発見したら，まずは「喉に何か詰まっていますか？」と患者に確認すると同時に気道の評価を行います．患者が良好な換気，力強い咳ができる場合は，患者の呼吸や咳を妨げず，状態を観察します．「換気ができない」「弱々しい咳」「話ができない」「Universal choke sign 図1」などの症状をみとめる場合は，重度の気道閉塞サイン（完全閉塞）と判断し，閉塞解除（腹部突き上げ法）図2 を開始します．処置中に患者の意識がなくなった場合は，一次救命処置を胸骨圧迫から開始し，二次救命処置が開始されるまで続けます 図3 [5]．

[5] American Heart Association：成人/小児/乳児における窒息の解除．"BLS プロバイダーマニュアル AHA ガイドライン 2015 準拠"．シナジー，pp71-6, 2016

### 認知症患者の「異食」は要注意！

認知症患者の症状は多様です．とくに注意が必要な症状の一つに「異食」があります．「ラウンド時に患者がティッシュを食べていた」という経験はありませんか？ 食物以外のあらゆる物を口に入れてしまう症状が異食です．異食は何でも口に入れてしまうことから，窒息のリスクがあります．室内の環境整備やボタン付きの寝衣をマジックテープのものに変更するなどの工夫を行い，窒息を予防する必要があります．

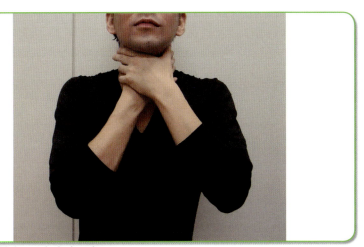

図1　Universal choke sign
万国共通のサイン．自分の喉を親指と人差し指でつかむしぐさ．

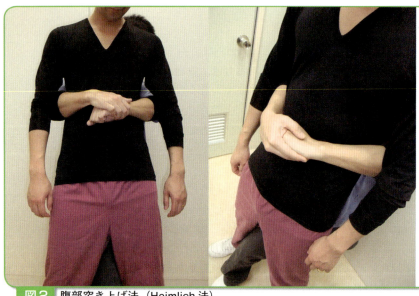

①患者の背後に立ち，患者の腹部に手を回す．
②片方の手で拳を作り，拳の親指側を臍よりやや上の腹部中央に当てる．
③もう一方の手で拳を握り，力を込めて素早く突き上げる．
④異物が出るまで，もしくは，患者の意識がなくなるまで，くり返し実施する．
注：腹部突き上げ法は，致死的合併症の報告があるため，実施後は必ず医師の診察を受ける必要がある．

**図2** 腹部突き上げ法（Heimlich法）

```
            異物による窒息（成人・1歳以上の小児）
                        │
                        ▼
            初期評価
            成人・言語が発達している小児に確認
            「喉に何か詰まっていますか？」
            気道閉塞サインの確認
                        │
                        ▼
            応援要請（院内救急システムの稼動，もしくは，担当医師へ報告）
                        │
        ┌───────────────┴───────────────┐
        ▼                               ▼
   軽度閉塞サイン                    重度閉塞サイン
   不完全閉塞                        完全閉塞

                                   話ができない
   良好な換気                      換気が不良，または，換気できない
   力強い咳                        弱々しい咳
   咳の合間に喘鳴が出現することがある  吸気性喘鳴（stridor）
                                   増悪する呼吸困難感
                                   Universal choke sign（図1）

注：口腔に指を入れて盲目的に異物を掻き出さない → 異物が気道の奥に入ってしまう可能性がある
   安易に口腔に指を入れて異物を掻き出さない   → 指を咬まれる可能性がある

● 換気が維持できている間は自発的な呼吸や咳嗽を    ● 腹部突き上げ法を意識がなくなるまで実施
  妨げず，状態を観察する                          ＊乳児は背部叩打法と胸部突き上げ法を組
● はげます                                        み合わせて実施
● 応援が到着する前に，重度の閉塞サイン徴候をみ    ＊妊婦や肥満患者は胸部突き上げ法を実施
  とめた場合は，重度閉塞サインの対応に準じる
                                                意識がなくなったら
                                                ● 心肺蘇生法を胸骨圧迫から（脈は確認しない）開始する
                                                ● 補助呼吸を実施するごとに口腔を確認する
                                                  ＊二次救命処置が開始されるまで続ける
```

**図3** 異物による窒息対応フロー院内編（文献4を参照して作成）

> **Universal choke sign**
>
> Universal choke sign（図1）とは，重度の気道閉塞サインであり，窒息を起こしていることを周囲に知らせるための「万国共通のサイン」です．このサインを示す患者を発見したら，迅速に対応する必要があります[5]．

### 2. 吐物，血液，気道分泌物による窒息患者の対応

- 内因・外因性疾患では，吐物や血液，気道分泌液が要因となり窒息を起こす可能性があります．これらが要因の窒息は気道が完全，もしくは，不完全に閉塞されるため，迅速な対応が求められます．
- 嘔吐や吐血している患者は，初期評価と同時に患者を側臥位にします．側臥位後は，徒手的に気道確保を行い，応援要請，吐物や血液の吸引，バイタルサインの評価を行います．気道の開通が得られない場合や，意識レベル低下，ショック状態の患者は，適切な処置を施さなければ心肺停止となる可能性があるため，救急カート，生体監視モニタ，酸素，薬剤，外科的気道確保などの準備も迅速に行う必要があります．
- 気道分泌物による窒息患者の対応は，嘔吐や吐血患者の対応と同様ですが，何より大切なことは予防です．術前・術後の呼吸訓練，早期離床に向けてのリハビリ，排痰介助など，患者の状態に合わせた介入を行うことが重要です．

## 急性発症の窒息

- 急性発症の窒息は，病態の進行とともに気道が狭窄，もしくは，閉塞して起こります．急激に病態が進行する疾患もあるため，早期の認識と迅速な対応が求められます．急性発症に代表される疾患には，急性喉頭蓋炎や扁桃周囲膿瘍や，アナフィラキシー，喘息などがあります．

### 1. 急性喉頭蓋炎

- 細菌（B型インフルエンザ菌など）感染による喉頭蓋の炎症により，浮腫が起こります．**発熱，激しい嚥下痛，開口障害，含み声（muffled voice）などの症状**をみとめます．発症後，数時間から24時間で急激に浮腫が進行し，窒息に至ることがあります． 　　　🔍 臨床知2

> **臨床知2　痛みにとらわれず正しい判断を！**
>
> 急性喉頭蓋炎は激しい咽頭痛を訴える反面，目視で確認できる所見に乏しいという特徴があります．そのため，患者が大げさに言っているのでは？ と軽視してしまいがちです．急変の徴候をとらえるためには，痛みにとらわれず，まずは初期評価を行い緊急性の判断を行うことが大切です．

## 2. 扁桃周囲膿瘍

- 膿瘍形成の原因はいくつかありますが，大部分は急性口蓋扁桃炎の合併症として発症します．発熱，嚥下痛，開口障害，含み声（muffled voice），軟口蓋腫脹，口蓋垂偏位などの症状をみとめます．炎症の波及や膿瘍の拡大により声門浮腫や膿瘍の自潰により，窒息に至ることがあります．

## 3. アナフィラキシー

- 医薬品（抗菌薬，局所麻酔薬，造影剤），輸血，食物，昆虫などが誘因となり，蕁麻疹，血管性浮腫，呼吸困難，喉頭浮腫，腹痛，血圧低下など，さまざまな症状が出現します．重症例では急激に病態が進行し，喉頭浮腫による窒息，ショック，心肺停止となる可能性があります．

### アナフィラキシー患者の症状と対応法

アナフィラキシー患者の最大70％に気道症状が出現[5][6]し，なかでも窒息の原因となる喉頭浮腫は50〜60％の頻度で出現します．その他の症状は血管性浮腫90％，喘鳴40〜60％，血圧低下30〜35％の頻度で出現します[7]．重症例ではこれらの症状の軽減と進行を防止するために，アドレナリン（0.01 mg/kg　最大量：成人0.5 mg，小児0.3 mg）を第一選択薬として筋肉注射します．投与方法や投与量を誤ると心室性不整脈や高血圧などをひき起こすため，投与方法や投与量の確認を確実に行うようにしましょう．

[5] Simons FE：Anaphylaxis. J Allergy Clin Immunol 125：S161-81, 2010

[6] 海老澤元宏 他：アナフィラキシーの症状．"アナフィラキシーガイドライン" Anaphylaxis対策特別委員会．一般社団法人日本アレルギー学会, p11, 2014

[7] 粒来崇博：アナフィラキシー．"内科救急診療指針2016" 一般社団法人日本内科学会認定医制度審議会 救急委員会．一般社団法人内科学会, pp257-61, 2017

## 4. 喘息

- 気道壁の肥厚や，炎症細胞から放出されるヒスタミンやプロスタグランジンなどの作用により血管透過性が亢進し，気道の浮腫が起こります．さらに，気道分泌も亢進するため，重症例では粘液栓により気道が閉塞し，心肺停止に至る場合があります．

## 5. 窒息時の対応

- 咽頭痛を訴える患者や，急性喉頭蓋炎，扁桃周囲膿瘍の診断が確定した患者は，常に窒息の可能性を考え，観察する必要があります．初期評価で，発声ができない，話しにくい，吸気性喘鳴（stridor）など，A（気道）の異常をみとめる場合は，緊急性が高く，迅速な対応が求められます．アナフィラキシーや喘息発作を起こしている患者も同様です．いずれの場合でも，病態の進行にともないショックや心肺停止，外科的気道確保が必要となる可能性があるため，応援を要請し，詳細な観察と救急カート，生体監視モニタ，酸素，薬剤，などの準備を行う必要があります．

**臨床知 3**

### 3つの「変」

急性発症の咽頭痛患者の初期評価を行う際は，以下に示す「3つの変」を意識して観察すると，窒息の可能性や病態の進行を判断する材料になります．

1. 声（音）が「変」：
   声がでない，出しづらい，吸気性喘鳴（stridor），流涎
2. 呼吸が「変」：
   呼吸困難感，努力呼吸，チアノーゼ
3. 姿勢が「変」：
   tripod position，sniffing position（呼吸をしやすくするためにとる坐位姿勢で急性喉頭蓋炎や扁桃周囲膿瘍の重症例でみられる），起坐呼吸（喘息患者にみられる）

## 亜急性から慢性の経過で起こる気道狭窄

- 突発発症や急性発症のように，急激に進行するわけではありませんが，腫瘍の拡大にともない，気道の狭窄が起こり吸気性喘鳴や呼吸困難などA（気道）やB（呼吸）に異常が出現します．A（気道）の異常をみとめる場合は，緊急性が高いため応援要請，気道確保の準備など，迅速な対応が必要です．患者接触（ラウンドなど）時は，必ず初期評価を行い，自覚・他覚症状の変化を見逃さないようにしましょう．

## おわりに

- 窒息は緊急性が高く，対応の遅れは患者の生命や機能予後に影響を及ぼす可能性があります．窒息患者の早期発見，迅速対応を行うためには，初期評価の判断が鍵となります．

Ⅱ. 一般病棟でもよく遭遇する急変への対応（症状別）

# 頭痛・めまい
## ～重症化を防ぐカギは緊急性の判断～

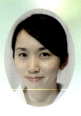

岐阜市民病院集中治療部
（集中ケア認定看護師） 新田 南（にった みなみ）

## エビデンス＆臨床知

### エビデンス
- ☑ 突然の激しい頭痛と神経症状をみとめた場合は、二次性頭痛を疑う．
- ☑ くも膜下出血の再破裂を予防するために、血圧コントロールと十分な鎮痛・鎮静を行う．
- ☑ 疼痛コントロールはスケールを用いて経時的に評価する．
- ☑ 神経症状をともなうめまいは、中枢性めまいを疑う．

### 臨床知
- ☑ 軽い頭痛がくも膜下出血の警報頭痛である可能性を考える．
- ☑ くも膜下出血の再出血予防には、光や音を遮断し環境を整える．
- ☑ 心疾患の既往や徐脈をみとめるめまいは、アダムス・ストークス症候群を疑う．

## 頭 痛

● 頭痛とは、顔面を含む頭部の痛みです．人口の4人に1人は頭痛を患っているといわれるほど身近な疾患です．頭痛は患者自身の自覚症状で、さまざまな表現や性質を訴えられます．頭痛の原因には心因性のものから致死的な脳疾患まであり、緊急性を判断することが最初に求められます．

### 急変を示す可能性のある頭痛

● 頭痛には「一次性（機能性）頭痛」と「二次性（症候性）頭痛」、「頭部神経痛、中枢性・一次性顔面痛」の3つがあります 表1 ．

#### 一次性頭痛
一次性頭痛はそれ自体が疾患となります．患者の日常生活への支障は大きいですが、緊急性はありません．バイタルサインの変化が起こ

---

**著者プロフィール（新田 南）**
岐阜市立看護専門学校卒業，岐阜市民病院ICU勤務
2012年3学会合同呼吸療法認定士の資格取得，2014年集中ケア認定看護師の資格取得
頭痛やめまいは臨床でも私生活でもよくある身近な症状です．私自身も資料づくりなどでパソコン操作が増えるとすぐに肩が凝り、ひどくなると頭痛を感じます．食事と水分が十分に摂れていない時や汗をかきすぎた時にめまいを感じることもあります．今回、頭痛とめまいを勉強しながら、「緊張性頭痛だな」「脱水が原因のめまいだな」と考えながら過ごしました．

### 表1　国際頭痛分類（ICHD-Ⅱ）

**第1部　一次性頭痛**
1. 片頭痛
2. 緊張型頭痛
3. 群発頭痛およびその他の三叉神経・自律神経性頭痛
4. その他の一次性頭痛

**第2部　二次性頭痛**
5. 頭頸部外傷による頭痛
6. 頭頸部血管障害による頭痛
7. 非血管性頭蓋内疾患による頭痛
8. 物質またはその離脱による頭痛
9. 感染症による頭痛
10. ホメオスターシスの障害による頭痛
11. 頭蓋骨，頸，眼，耳，鼻，副鼻腔，歯，口あるいはその他の顔面・頭蓋の構成組織の障害に起因する頭痛あるいは顔面痛
12. 精神疾患による頭痛

**第3部　頭部神経痛，中枢性・一次性顔面痛およびその他の頭痛**
13. 頭部神経痛および中枢性顔面痛
14. その他の頭痛，頭部神経痛，中枢性あるいは原発性顔面痛

### 表2　二次性頭痛を疑う症状

1. 突然の頭痛
2. 今まで経験したことがない頭痛
3. いつもと様子の異なる頭痛
4. 頻度と程度が増していく頭痛
5. 50歳以降に初発の頭痛
6. 神経脱落症状を有する頭痛
7. 癌や免疫不全の病態を有する患者の頭痛
8. 精神症状を有する患者の頭痛
9. 発熱・項部硬直・髄膜刺激症状を有する頭痛

（文献1より引用）

---

ことは稀です．

**二次性頭痛**
　二次性頭痛は症状としての頭痛で，緊急度の高い頭痛を含みます．

● 患者が頭痛を訴えた場合，一次性頭痛なのか緊急性のある二次性頭痛なのかを鑑別する必要があります．病歴，頭痛の発生状況，部位，痛みの性質，増悪・寛解因子などを聴取します．また同時に，頭痛以外に麻痺や失語・構音障害などの神経症状や意識障害，項部硬直などの髄膜刺激症状，瞳孔や眼球運動，発熱を確認していきます．**突然の激しい頭痛などの訴えや神経症状をみとめた場合は，二次性頭痛を疑います** 表2．

#### エビデンス1

**二次性頭痛を疑う**
二次性頭痛は，頭蓋内外になんらかの疾患があり発生するため，「突然，今までに経験したことがない頭痛」として表現されることが多くあります[1]．問診として過去に同じような頭痛の経験があるかを尋ねることが有用となります[2]．

● とくにくも膜下出血は見逃してはいけない重要な疾患です．「今まで経験したことのない突然の激しい頭痛」を特徴とします．動脈瘤が破裂し，大量の血液が脳主幹動脈周囲に急激に流れ込みます．痛覚刺激のある血管を直接刺激し圧排するため，破裂直後または短時間で頭痛が最高度に達するといわれます．急激な頭蓋内圧の亢進や，髄膜刺激でも，頭痛をひき起こします．ただし，**くも膜下出血でも軽い頭痛と訴えられることがある**ため注意が必要です．

エビデンス1

[1] Dowson AJ et al：Establishing principles for migraine management in primary care. Int J Clin Pract 57(6)：493-507, 2003

[2] 日本神経学会・日本頭痛学会 慢性頭痛の診療ガイドライン作成委員会編：CQI-4 救命救急室（ER）での頭痛診療の手順はいかにあるべきか．"慢性頭痛の診療ガイドライン2013"．医学書院, pp 12-5, 2013

臨床知1

> **臨床知 1　軽い頭痛を軽視しない**
>
> 早期のくも膜下出血では，典型的な頭痛を示さない場合があります．minor leak という小さい出血が起こり，片頭痛や肩こりと診断されてしまうことがあります．突然の頭痛という症状以外に，悪心・嘔吐，めまい，せん妄，動眼神経麻痺などをともなうなどの症状に注目します．少量の出血で症状も軽かったはずが，再破裂をきたすと一気に死亡率が増加するため，軽視しないよう注意が必要です．

## 緊急性のある頭痛患者への対応

- 二次性頭痛を疑った場合，すみやかに医師へ報告し，頭部 CT や MRI などの緊急検査の搬送準備をします．意識障害の出現やバイタルサインの変化に注意し観察します．
- くも膜下出血の場合，発症 24 時間以内に再出血を起こす可能性が高く，死亡率が上昇するため再出血の予防がカギとなります．脳動脈瘤クリッピング術または動脈瘤コイル塞栓術が実施されるまでは，**再出血を予防するために血圧コントロールと十分な鎮痛と鎮静を行い**，**患者の安静・安全を保てる環境を整えます**．

> **エビデンス 2　鎮痛・鎮静は十分に**
>
> 痛みはストレス反応をひき起こします．痛みによって増加したカテコラミンは，血管を収縮させ末梢の循環を障害します．組織の酸素が不足すると同時に，発痛物質の産生を誘導するため，痛みをさらに助長するという悪循環が起こります．くも膜下出血発症直後で安静を保つ必要がある患者に，それ以上のストレスをかけないよう十分な鎮痛・鎮静を行います[3][4]．

[3] 日本脳卒中学会 脳卒中ガイドライン委員会 編："脳卒中治療ガイドライン 2015"．協和企画，2015

[4] 日本集中治療医学会 J-PAD ガイドライン作成委員会："日本版・集中治療室における成人重症患者に対する痛み・不穏・せん妄管理のための臨床ガイドライン"．総合医学社，pp5-42, 2015

> **臨床知 2　環境の調整**
>
> 部屋の遮光，安楽な体位，音を遮断するなど環境を調整します．くも膜下出血では，悪心・嘔吐，めまい，複視・視力障害，せん妄をともなう場合があります．嘔吐をみとめる場合は，体位をヘッドアップ 30 度とし，顔を横に向け誤嚥や窒息を予防します．必要があれば気道確保を行います．めまいやせん妄によるベッドからの転落や安静が守れないなどのリスクがある場合は，積極的な鎮痛と鎮静を行います．また，患者・家族は突然のことに不安を感じているため，看護師の精神的介入を必要としています．

## その他の頭痛の原因

- くも膜下出血，脳出血，脳梗塞，脳動脈解離，髄膜炎，脳炎，脳静脈洞血栓症，緑内障などの疾患も二次性頭痛となります．頭蓋内圧亢進，硬膜下血腫などの頭頸部外傷でも起こります．

### 1. 脳出血・脳梗塞

- 神経症状は出血・梗塞部位により異なります．脳出血の場合，血腫の部位と大きさによって頭痛は強くなり，頭蓋内圧も亢進します．

### 2. 解離性動脈瘤

- 内頸動脈の解離では同側の頭痛を訴えられます．Horner 徴候を同側にみとめることが多く，その後，虚血症状をきたします．虚血症状が起こる前に早期発見，治療をする必要があります．椎骨動脈の解離では，強い後頭部の頭痛を訴え，脳幹部や小脳の虚血症状またはくも膜下出血の症状を示します．

### 3. 髄膜炎・脳炎・脳膿瘍

- 発熱をともなう髄膜刺激症状をみとめ，くも膜下出血がない場合に疑います．髄膜炎，脳炎などの頭蓋内感染症では，頭痛がよくみられます．脳浮腫による牽引痛や炎症にともなう発痛物質による髄膜刺激などで起こるとされています．髄膜炎や脳炎，脳膿瘍は緊急性の高い疾患です．

### 4. 急性緑内障

- 眼圧が急激に上昇し，視神経を圧迫して起こります．一側性の激しい眼痛や頭痛が生じます．結膜充血などをみとめた際に疑い，頭痛でも脳以外の症候性頭痛があることを知っておく必要があります．病側の瞳孔散大をみとめ，短時間で失明する危険性があります．

## 頭痛の評価

- 疼痛コントロールを行うためには，適切な疼痛評価が大切です．NRS

エビデンス 3

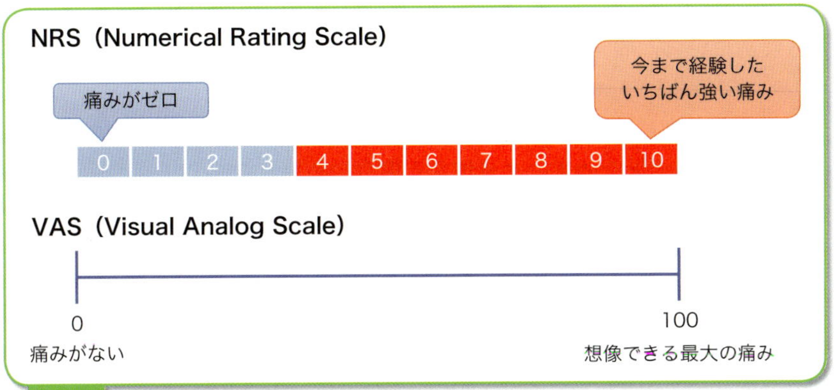

**NRS（Numerical Rating Scale）**

痛みがゼロ　0 1 2 3 4 5 6 7 8 9 10　今まで経験したいちばん強い痛み

**VAS（Visual Analog Scale）**

0　100
痛みがない　想像できる最大の痛み

**図1** NRS と VAS

（Numerical Rating Scale 図1）や VAS（Visual Analog Scale）などを使用します．NRS は 0〜10 の 11 段階で患者自身に問いかけ，答えてもらいます．実施方法が簡単で，必要物品がないというメリットがあります．NRS＞3 もしくは VAS＞3 で鎮痛薬の使用を検討します．

> **エビデンス3**
>
> **痛みの評価**
>
> 頭痛は主観的なものであり，本人以外にはその痛みの強さや苦痛を直接計り知ることはできません．そのため，スケールを用いて評価することで患者の主観的な痛みを客観的に評価し，スタッフと患者が痛みを共通認識することができます．経時的に評価し，鎮痛薬の効果を観察することが大切です[4][5]．

[5] 日本ペインクリニック学会ホームページ「痛みの基礎知識」https://www.jspc.gr.jp/igakusei/igakusei_hyouka.html（2018.1.29 参照）

## めまい

### めまいの原因

- めまいには「中枢性めまい」と「末梢性めまい」があります．めまいは緊急性のあるものから精神疾患など，さまざまな要因で起こります．そのほとんどは末梢前庭（内耳）障害によるめまいですが，中枢神経系のめまいは重症度や緊急度が高いため注意が必要です．**中枢性めまいは，めまい以外の神経症状をともなっていることが多いという特徴があります**．鑑別には頭部 CT や MRI が有用です．

> **めまい以外の神経症状に注目する**
>
> 末梢前庭（内耳）は聴覚の受容器が近接しており，中枢は平衡維持に関する神経機構や眼球運動，構音，四肢の運動，感覚の神経機構が存在しています．そのため，中枢性めまいは，以下のような神経症状をともなっていることがほとんどです[6]．
>
> 　　脳幹障害：麻痺，感覚障害，構音障害，眼球運動障害
> 　　小脳：構音障害，四肢の運動失調，体幹失調

[6] 平田幸一：めまい．"今日の治療指針 2016 年度版" 福井次矢 他編．医学書院，pp1000-2, 2016

- そのほか，失神しそうなめまいは，脱水や不整脈，起立性低血圧，過換気症候群，出血（貧血）などの原因で起こります．胸痛をともなう場合は，急性冠症候群や胸部大血管疾患などによる失神性めまいの可能性があります．患者によっては，軽度の意識消失をめまいと表現する場合があります．**心臓に原因があるめまいや意識消失をアダムス・ストークス症候群といいます**．　臨床知3

**臨床知 3** **アダムス・ストークス症候群**

高度の徐脈や不整脈では脳血流が不十分となるため，めまいや意識消失をみとめることがあります．不整脈に対しては抗不整脈薬の投与を行い，高度の徐脈ではペーシングが必要となる場合があります．経静脈ペーシングが使用できるまで，必要があれば除細動器の経皮ペーシングを使用します．高カリウムなど電解質異常による徐脈や心室性不整脈では，GI療法や緊急透析など電解質の補正を行います．

## めまいの初期対応

- めまいの性質を確認すると同時に，バイタルサインを測定しその他の症状を確認します　表3．中枢性が疑われる場合は，すみやかに医師へ報告し，視覚や聴覚刺激，体動を可能な限り避け，安静を保持します．血圧や心電図，呼吸のモニタリングも行います．

**表3　中枢性めまいの原因と観察項目**

| 循　環 | ● 高血圧，低血圧，起立性低血圧の有無<br>● 徐脈，頻脈<br>● 不整脈の有無（洞機能不全症候群，MobitzⅡ型房室ブロック，Ⅲ度房室ブロック，心室頻拍，心室細動など）<br>● 心疾患・急性冠症候群<br>● 脱水：IN・OUTバランス，下痢，嘔吐 |
|---|---|
| 神経症状 | ● 脳血管障害（脳幹・小脳），脳炎：麻痺，感覚障害，構音障害，眼球運動障害，四肢の運動失調の有無 |
| 採　血 | ● 低血糖 |
| 呼　吸 | ● 頻呼吸の有無 |

**参考文献**

1）児玉南海雄 他監："標準脳神経外科，第13版"．医学書院，2014
4）医療情報科学研究所 編："病気がみえる vol.7 脳・神経"．メディックメディア，2011
3）峰松一夫 監："新版　国循SCU・NCU看護マニュアル，第2版"．メディカ出版，2014
2）三上剛人 編："気づいて見抜いてすぐ動く　急変対応と蘇生の技術"．南江堂，2016

Ⅱ．一般病棟でもよく遭遇する急変への対応（症状別）

# 不　穏
～患者の訴えを見逃さない！～

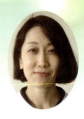

三重県立看護大学
（集中ケア認定看護師）　岡根 利津（おかね　りつ）

## エビデンス&臨床知

**エビデンス**
- ☑ 不穏の原因として，頻度の高いものはせん妄である．
- ☑ せん妄は，早期発見と予防介入が重要．

**臨床知**
- ☑ 患者や周囲の安全確保と同時に，ABCDを評価する．
- ☑ 患者の不穏・興奮を助長しない対応が重要．
- ☑ 患者の訴えをアセスメントすることが重要．

## 不穏とは

● 日本において，集中治療領域におけるいくつかのガイドラインでは，「agitation＝不穏・興奮」と訳されています．不穏とは，非特異的な症状であり，原因 表1 や程度もさまざまです．入院患者においてみられる不穏の原因の多くは，せん妄です．しかし，頻度は低くても，治療を必要とする原因を見逃してしまうと患者の生命にかかわる場合もあります．不穏＝せん妄ではないため，不穏の患者を発見したら，その原因をアセスメン

エビデンス1

**表1　アジテーションの原因**

1) 疼痛
2) せん妄（ICUにおけるアジテーションの原因としてもっとも多い）
3) 強度の不安
4) 鎮静薬に対する耐性，離脱（禁断）症状
5) 低酸素血症，高炭酸ガス血症，アシドーシス
6) 頭蓋内損傷
7) 電解質異常，低血糖，尿毒症，感染
8) 気胸，気管チューブの位置異常
9) 精神疾患，薬物中毒

（文献1より引用）

[1] 行岡秀和：ICUでの鎮静・鎮痛のオーバービュ：鎮静・鎮痛の評価法. ICUとCCU 30（11）：903-10, 2006

**著者プロフィール**（岡根利津）
三重県立看護大学卒業後，2004年より鈴鹿中央総合病院に勤務．循環器内科病棟，ICUに勤務し現任教育に携わる
2014年 集中ケア認定看護師取得．現在 三重県立看護大学大学院在籍

トしていくことが重要となります．

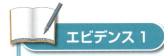

### せん妄の危険因子

ICUだけでなく，一般病棟においても，不穏・興奮の原因としてもっとも多いのがせん妄です[1~3]．せん妄の危険因子として，患者要因（年齢，高血圧の既往，既存の認知障害，喫煙など），急性疾患（重症疾患，呼吸器疾患，内科系疾患など），医原性または環境要因（日光の欠如，隔離）があります[4~6]．入院中の高齢者は多くの危険因子を保有しており，せん妄を発症するリスクが高いことがわかります．入院期間中にせん妄が発生するのは，一般病院入院患者の6〜56％と推測されており，集中治療中の患者では70〜87％にみられると報告されています[7]．高齢化が進む医療現場において，せん妄に対応する頻度が高くなることは明らかです．

[2] Michaud L et al：Delirium：guidelines for general hospitals. J Psychosom Res 62（3）：371-83, 2007

[3] 八田耕太郎：リエゾン精神医学．"ナースの精神医学第4版"上島国利他編．中外医学社, pp178-85, 2015

[4] Brummel NE et al：Preventing delirium in the intensive care unit. Crit Care Clin 29（1）：51-65, 2013

[5] 鶴田良介：ICUにおけるせん妄・鎮静・鎮痛．"集中治療専門医テキスト"．日本集中治療医学会, pp684-94, 2013

## 不穏患者を発見したら

- 不穏状態の患者を発見したら，ふだんどのように対処していますか？ルート抜去や転倒・転落のリスクなど患者に危害が及ぶ可能性がある場合には，患者の安全を確保することを優先するでしょう．抑制帯の使用や，不穏時の指示薬を使用することも考えるのではないかと思います．不穏状態の患者の安全を確保することは重要です．しかし，このような対処は，患者の行動に対する対処であることを心にとどめておく必要があります．不穏状態を落ちつかせることと，原因への対処は区別して認識しておくことが必要です．

[6] 藤澤美智子 他：譫妄の発症メカニズム．INTENSIVIST 6（1）：65-72, 2014

[7] 高橋三郎 他監訳：せん妄．"DSM-5 精神疾患の診断・統計マニュアル"．医学書院, pp588-94, 2014

### 安全の確保と同時に「A：気道」「B：呼吸」「C：循環」を評価する

- 不穏も意識の変調です．状態変化が生じた際には，まず緊急度や重症度を把握することが必要となります．不穏の場合も同様に，呼吸や循環など生命維持に影響する異常を見逃さないために，患者や周囲の安全を確保しながら同時にABCを評価します．

臨床知1

- 不穏の際には，器具を用いたバイタルサインの測定は困難なことがあります．そのような場合には，五感をフルに活用してフィジカルアセスメントを行います．A，Bの評価であれば，患者との会話を通して，気道の確保，呼吸パターンや回数を確認できます．また，患者との接触を通して，動脈触知やCRT（毛細血管再充満時間），冷感，湿潤，チアノーゼの有無などを確認しCを評価することができます．

- 血中酸素飽和度の低下とせん妄との関連は，多くの研究でも明らかになっています．低酸素状態は，脳に送る血液量を減少させ，意識障害をひき起こします．呼吸器疾患，循環器疾患，高齢者，術後患者など，呼吸状態の

変化が予測される患者の場合は，優先してSpO$_2$を確認することがポイントです．
- ABCの評価を通して，表1の低酸素血症や気胸，さらにショックなどをアセスメントすることができます．ABCに異常をみとめた場合には，ただちに治療が必要なため，すみやかに医師に状態を報告する必要があります．また，その原因をさらにアセスメントしていくことも必要です．目の前の患者の状態だけでなく，疾患や患者の基本情報，経過などの情報を統合しながら起こりうることを予測し，客観的にアセスメントしていきます．
- 不穏の原因を的確にアセスメントするためには，まず呼吸，循環の安定を確認し，生命の危機状態に至る原因を除外しておくことが重要です．

**臨床知1　安全確保とABCD評価は同時に行おう**

患者の安全確保と同時にABCDを評価することは，不穏患者を発見してから数分でできる対応です．頻度が低くても，不穏の後ろに隠れている生命を脅かす原因を見逃さないために，客観的なアセスメントを継続していくことが重要です．AIUEOTIPSやアジテーションの原因（表1），せん妄の発生要因などの基礎知識を整理し，アセスメントの精度を上げることがワンランクアップした対応につながります．

## ABCに異常がなければ，「D：中枢神経障害」を評価する

- ABCに異常がなければ，次にDを評価していきます．ここでは，見当識障害の有無や神経学的所見，背景にある基礎疾患などからアセスメントしていきます．評価することを優先して，**患者の言動を無理に遮断したりせず，興奮を助長させないよう対応する**ことがポイントです．　🔍臨床知2
- 脳出血や脳梗塞後の脳浮腫などの合併症は，発症2〜3日後より発症します．また，せん妄の発生時期も入院後数日であり，症状出現の時期が重なります．そのため，とくに脳血管疾患患者の場合には，原疾患の悪化や合併症の出現，せん妄の見きわめが困難なことがあります．Dの評価では，器質的疾患を見逃さないことが重要であり，診断することが目的ではありません．器質的疾患が疑われる場合には，原因を特定し，早期に対処することが重要です．そのため，病態や経過などの情報を含めてアセスメントし，器質的な変化が考えられる場合には，検査などを提案していくことも必要です．
- 不穏の原因として，呼吸や循環，中枢神経系の異常などが疑われる場合には，状態を的確にアセスメントし，原因に対してすみやかに対処することが優先されます．鎮静薬を使用してしまうと，適切な評価ができず異常の発見が遅れる可能性があります．そのため，不穏状態の患者に鎮静薬を使用する際には，ABCDを迅速に評価し，異常がないことを確認しておくことが重要です．

| 臨床知 2 | **不穏状態の患者への対応** |
|---|---|

私たち看護師にとって，不穏状態の患者対応はストレスの大きいものです．夜間など看護師が少ない状況では，業務や治療，看護などにも支障をきたすため，とくにストレスが増大します．しかし，入院によって環境が大きく変化し，多くの制限のなかで生活する患者は，日々ストレスを抱えながら過ごしています．また，身体的・精神的ストレスは，せん妄発生を促進する要因となります．不穏患者への対応では，安全確保やABCDの評価を迅速に行う一方で，患者目線で物事をとらえ，患者の思いを理解しようとする姿勢で落ちついて対応することが重要です．また，1人で抱えこまず，状況に応じて対応するスタッフを交代するなど，チームでうまく対処していくことが重要です．

## 「D：せん妄」を評価する

- せん妄が疑われる場合には，どのような要因が関連しているのかアセスメントすることが必要です．せん妄の発生要因には，直接因子（せん妄をひき起こす一般身体疾患や薬の副作用），準備因子（脳機能の脆弱性を表す因子），誘発・促進因子（せん妄発症の直接のきっかけやせん妄の遷延に関わる因子）があります 図1．

- 高齢者では，直接因子において，脱水，感染，薬剤が多いといわれます[8]．しかし，高齢者は心身の変化に早期に気づきにくい特徴があります．そのため，患者の訴えだけでなく，治療内容や検査結果，バイタルサインや食事に関する情報を含めて，客観的にアセスメントすることが必要です．不穏状態では，その行動に着目してしまいがちですが，その裏に隠れている患者の訴えを見逃さないよう，関連因子をアセスメントしていくことが重要です．

[8] 落合慈之 監：精神神経疾患ビジュアルブック．学研メディカル秀潤社，p146, 2015

臨床知 3

[9] 小林康孝：不穏・興奮が起きたら．J Clin Rehabil 20 (1)：78-81, 2011

[10] 粟生田友子：高齢者せん妄のケア．日老医誌 51：436-44, 2014

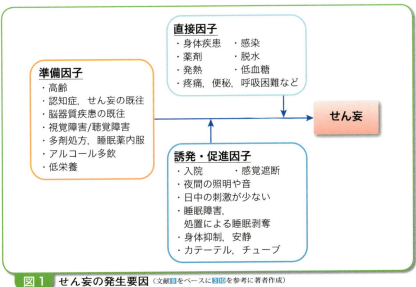

**図1** せん妄の発生要因（文献[9]をベースに[3][10]を参考に著者作成）

**臨床知 3** 　**不穏の原因**

身体的な状態変化以外の要因が，不穏の原因となっていることも多くあります．たとえば，排泄をしたいという患者の訴えが，看護師にとって不穏とアセスメントされるような行動として現れる場合です．そのような場合には，患者の訴えを理解し対処することで，スムーズに解決することもあります．図1や表2から，日常生活に関わるストレスはせん妄の要因となることがわかります．また，不安などの精神的ストレスや，家族との時間が減り，医療者や他の患者との関わりが増えるなど，日常生活とは異なる環境にともなうストレスも要因となります．患者が訴えたいことは何か，患者の生活背景を念頭において，患者目線でアセスメントすることが重要です．不穏行動にとらわれず，患者のサインを見逃さないことがポイントです．

[11]雪吹征司：せん妄／不穏のマニュアル⑤対応編：夜間に発生した場合. BRAIN NURSING 33(3)：243-9, 2017

**表2　せん妄発症の要因となる日常生活因子（環境要因）**

1) 睡眠障害
2) 排尿・排便トラブル
3) 絶飲食・脱水
4) 低酸素状態
5) ルート類の装着，可動範囲の制限，活動の制限
6) 視覚・聴覚の障害

（文献[11]より引用）

## 不穏・せん妄の管理

- ICU生存退院患者における長期精神的QOLの低下や死亡率に，せん妄が大きく関わっていることが近年明らかとなっています．さらに，入院中の65歳以上のせん妄患者は，退院後の施設入所のリスクや機能低下の程度が高くなることも明らかになっています[7]．

- せん妄の発生要因を減少させることは，せん妄予防につながります．せん妄を予防することは，患者の退院後のQOLの低下を予防するだけでなく，患者の予後にも影響します．そのため，**早期発見と介入によるせん妄の予防，せん妄期間の短縮は看護においても重要な課題です**．準備因子や直接因子などからせん妄の発症リスクを評価し，入院時よりせん妄予防の視点をもち介入していくことが求められます． 　🔍エビデンス2

- 高齢者の場合は，心身の状態変化に早期に気づくために，入院前の認知機能やADLなどの情報が重要となります．また，日常の生活サイクルや患者の価値観などに関する情報も，患者目線のストレスに気づく手がかりとなります．せん妄の早期発見，適切な介入には，生活者として患者の理解を深めることが重要です．

## エビデンス2

### せん妄の予防

せん妄は，前駆症状として，精神運動行動の変化（落ち着きがない，多弁など）や感情の変化（表情が暗い，異様に機嫌が良いなど）があり，その後明らかなせん妄症状へと移行します[10]．そのため前駆症状の段階で変化に気づくことが早期発見において重要となります．また，せん妄への介入は，薬物療法と非薬物療法に大別され，非薬物療法の介入の予防的効果は示されつつあります[12][13]．準備因子を基にリスクを評価し，リスクの高い患者には，早期から 表3 のような介入を行い，誘発・促進因子を減少していくことがせん妄予防につながります．

**表3　せん妄予防のための環境因子の調節**

- 日中は十分な照度を保つ
- 見当識を保つために，少なくとも3回/日の日時や場所などの声かけ
- 時計やカレンダーの配置
- 必要に応じて補聴器や眼鏡の着用
- 看護スタッフによる継続的なケア
- 早期離床の努力
- 騒音軽減の努力
- 家族面会
- 脱水防止
- 便秘予防
- $SpO_2$ 95%を保つ
- 夜間睡眠の促進
- 身体拘束不使用の推進
- 不要なルートの抜去検討

（文献3を参照して作成）

[12] Hshieh TT et al：Effectiveness of multi-component nonpharmacological delirium interventions：a meta-analysis. JAMA Intern Med 175（4）：512-20, 2015

[13] 小川朝生：非薬物療法によるせん妄の予防. Prog Med 36：1665-8, 2016

## おわりに

- 不穏の原因として，もっとも多いのはせん妄です．しかし，頻度は少なくても生命を脅かす原因を見逃さないことが重要です．とくに初回の不穏時の対応においては，安全確保とともにABCDを評価し，的確なアセスメントにつなげましょう．
- 不穏状態では，患者の行動にとらわれないことが重要です．不穏の後ろに隠れている患者のサインに気づけるよう，患者目線でアセスメントすることが求められます．

### 参考文献

1) 井上卓也 他：ICU内での急変の病態とその対応　不穏・興奮. ICUとCCU 31（2）：137-43, 2014
2) 布宮 伸 他：日本版・集中治療室における成人重症患者に対する痛み・不穏・せん妄管理のための臨床ガイドライン. 人工呼吸 33：150-7, 2016
3) 片岡 惇 他：集中治療における譫妄の疫学. INTENSIVIST 6（1）：73-82, 2014
4) 清水政孝：せん妄/不穏のマニュアル④対応編：過活動型. BRAIN NURSING 33（3）：237-42, 2017

Ⅱ. 一般病棟でもよく遭遇する急変への対応（症状別）

# 嘔吐
~あなたの嘔吐患者への見方が変わるかも!?~

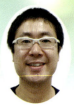

鳥取大学医学部附属病院 救命救急センター
（集中ケア認定看護師）
なかもと ゆうじ
中本 有史

## エビデンス＆臨床知

### エビデンス
- ☑ 嘔吐症状における評価尺度として，VASやNRSなどを用いることで，症状の定量的な評価を行う．
- ☑ 大量に嘔吐した際，脱力感・倦怠感・手足のしびれ・口渇感などみとめた場合には，脱水症状を疑い，水や電解質異常をアセスメントし重症化を回避する．

### 臨床知
- ☑ 消化器疾患が疑われる場合には，摂食時間との関係をアセスメントし，原因疾患をある程度推測することが大切である．
- ☑ とくに，乳児や高齢者は，吐き出す力が弱いため窒息のリスクが高いことから，誤嚥予防のため，適切な体位調整や吸引などを実施する．

## はじめに

- 嘔吐は，臨床において遭遇しやすい症状の一つです．とくに，消化器疾患に多くみとめられる症状ですが，一方で，種々の病態や疾患が原因となることもあります．

## 嘔吐は，嘔吐中枢への刺激からはじまり，さまざまな受容体を経て発生します

- 嘔吐は，延髄の網様体に存在する嘔吐中枢が刺激されることで起こります．その際，迷走神経，交感神経，体性運動神経などを介して起こります．
- 嘔吐中枢を刺激する経路には，アセチルコリン受容体，ドパミン受容体，ヒスタミン受容体，セロトニン受容体といった4種類の神経伝達物質の受容体が存在します 図1 [1~4]．
- 嘔吐中枢におけるメカニズムにおいては，第1～5経路が存在します（図1）．

[1] 小井戸薫雄 他：41 悪心・嘔吐．"緊急度・重症度からみた症状別看護過程＋病態関連図"．医学書院, pp700-16, 2014

[2] 橋本信也：悪心・嘔吐．"エキスパートナースMOOK32 カラー版 症状から見た病態生理学"．照林社, pp82-7, 1999

### 著者プロフィール（中本有史）
2005年 国立循環器病研究センター入職，2009年から鳥取大学医学部附属病院 救命救急センター配属，2013年から集中ケア認定看護師として現在に至る
"いまの一歩が何かを変える" をモットーに活動しています．

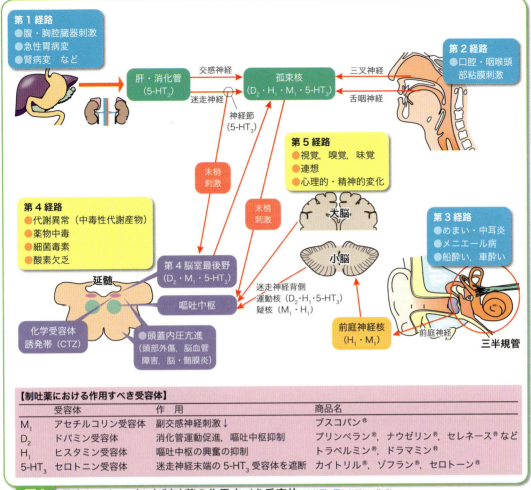

**図1** 嘔吐のメカニズムと制吐薬の作用すべき受容体 (文献1~4を参照して作成)

第1経路：消化管や肝など，腹腔内臓神経末端からの刺激（迷走神経と交感神経の求心路を経る）
第2経路：口腔・咽喉頭部粘膜刺激（舌咽神経と三叉神経の求心路を経る）
第3経路：前庭器官刺激（前庭神経の求心路を経る）
第4経路：頭蓋内圧亢進，血流障害，催吐物質などによる第4脳室近傍最後野の化学受容体誘発帯（CTZ）①の直接刺激
第5経路：大脳皮質からの情動的・精神的因子の刺激

- この第1~3経路は，反復性（末梢性）嘔吐，第4~5経路は，中枢性嘔吐に分類され，これらは嘔吐のおもな原因となります 表1 [1][2].

[3] 高橋章子：11 嘔気・嘔吐．"MEDICUS LIBRARY 13 救急患者の観察・アセスメント・対応"．メディカ出版, p88, 1998

[4] 浅野 拓 他：ヤバレジ 嘔気・嘔吐と制吐剤～オエオエ気持ち悪いんです！～．レジデント3 (6)：110-6, 2010

① 化学受容体誘発帯（CTZ）：
chemoreceptor trigger zone の略．
第4脳室底部にある神経細胞．血液脳関門によって，通常は血液中の物質は中枢神経組織に移行しにくくなっている．しかし，化学受容体誘発帯は，血液脳関門の外に存在するため，血中の物質の影響をそのまま受ける．化学受容体誘発帯は，ドーパミンを介し，隣接する嘔吐中枢を刺激する．乗り物酔いのような，前庭器官を介した刺激も，ここを通過して嘔吐中枢に作用する．

**表1** 嘔吐のおもな原因　＊赤字は，緊急性あり．

| 反射性（末梢性）嘔吐 | 中枢性嘔吐 |
|---|---|
| ①腹腔・胸腔内臓器からの刺激（第1経路）<br>○消化器疾患：急性・慢性胃炎，胃がん，急性腸炎，胃・十二指腸潰瘍，急性虫垂炎，急性肝炎，急性膵炎，胆嚢炎，急性腹膜炎，消化管通過障害（腸閉塞，胃幽門部狭窄，腸重積など），食中毒<br>○腹膜疾患：急性腹膜炎<br>○心疾患：狭心症，心筋梗塞，うっ血性心不全 など<br>○腎・泌尿器疾患：腎尿路結石，腎盂炎<br>○肺疾患：胸膜炎<br>○婦人科疾患：子宮付属器炎，卵巣嚢腫茎捻転 | ①嘔吐中枢への直接刺激（脳圧亢進，脳循環障害）<br>○髄膜炎，脳炎，脳出血，くも膜下出血，頭部外傷，脳水腫，脳腫瘍，脳梗塞，脳血栓，片頭痛，緑内障<br>②CTZ（化学受容器誘発帯）を介する刺激（第4経路）<br>○薬物：モルヒネ，ジギタリス，覚醒剤，アドレナリン，ニコチン，睡眠薬，抗がん剤，抗生物質 など<br>○内分泌疾患：肝性脳症，糖尿病性昏睡，尿毒症，妊娠悪阻<br>○代謝疾患：甲状腺機能亢進症，副腎不全 など<br>○中毒：重金属，有機物 など<br>○感染症（敗血症）<br>○酸素欠乏：高山病，貧血 など |
| ②口腔・咽喉頭部粘膜刺激（第2経路）<br>○舌根・咽頭を手指などで刺激したとき | ③大脳皮質を介する刺激（第5経路）<br>○情動的・精神的刺激：激しい感情の変化（怒り，不安，悲嘆など）視覚，嗅覚，味覚的刺激など，恐怖，ヒステリー，神経性食欲不振症 など |
| ③前庭神経（迷路）刺激（第3経路）<br>○メニエール病，乗り物酔い | |

（文献1 2を参照して作成）

## 嘔吐運動は，嘔吐直前と，嘔吐の瞬間の運動が連動して発生します

● 嘔吐運動は，消化管が肛門側から口側へ運動する**逆運動**②だけで生じることはありません．まず**悪心**③が現れ，同時に十二指腸から胃への逆運動が起こり，内容物は胃内に逆輸送されます．幽門括約部と胃体部は弛緩して内容物を受け入れます．

● 次いで，呼吸は停止し，胸郭の筋肉は緊張して固定されます．そこで，食道と下食道括約部（噴門部）は弛緩し，同時に腹壁筋は強く収縮し，腹圧が上昇します．

● さらに，腹圧上昇時は，幽門部が閉鎖するため，胃の内容物は噴門と食道を通過して，一気に押し出されます．その際，声門の閉鎖と，鼻腔からの喉頭間の遮断により吐物が喉頭へ流入することを防ぎます　図2 5～7．

② **逆運動**：
消化管で行われる，口側から肛門方向への正常な輸送運動を蠕動とよぶ．蠕動は，消化管が内容物によって伸展されると，壁内神経叢の働きで口側が収縮し，肛門側が弛緩する仕組みで起こる．この蠕動が逆方向に発動する腸管部位が存在する．それが，十二指腸と回盲部付近の回腸であり，この運動のことをいう．

③ **悪心**：
咽頭部から前胸部にかけて感じられ，嘔吐に先だって起きる不快な感覚．「ムカムカ」「吐き気がする」「気持ち悪い」「胃の辺りの違和感」などの表現をすることが多い．ただし，必ずしも嘔吐をともなうとは限らない．

5 當瀬規嗣：悪心・嘔吐の解剖と生理．レジデント 7（1），6-12，2014

6 看護roo! ナースなみんなのコミュニティ「悪心・嘔吐に関するQ&A」https://www.kango-roo.com/sn/k/view/3488（2018.1.9参照）

7 鈴木伸明：悪心・嘔吐．"臨牀看護セレクション1 病態生理Ⅰ 症候編"．へるす出版，pp1，1996

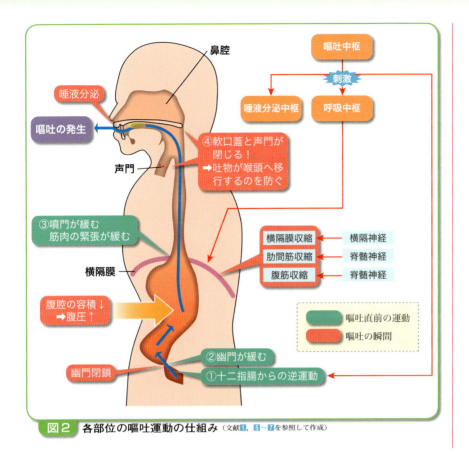

| 図2 | 各部位の嘔吐運動の仕組み (文献1, 5〜7を参照して作成) |

## 嘔吐患者への対応では，原因検索と同時に緊急性の判断が求められます

- もし，嘔吐患者に遭遇したら，まずは，症状の性状や程度，嘔吐物の量や内容などの十分な問診や，バイタルサインチェックを行います 図3 表2 [1][8].

[8] 島村勇人 他：消化器疾患 内科の立場から．レジデント 7 (1), 22-9, 2014

### 問診のポイント

**1. 悪心・嘔吐の有無，時間，回数，間隔，吐き方，前駆症状の有無**

- 発症は急激か，緩徐かどうか確認します．
- 悪心に続く嘔吐なのか，それとも突然の嘔吐なのかを確認します．たとえば，クモ膜下出血による頭蓋内圧亢進では，悪心をともなわずに突然嘔吐が起こることがあります．
- 患者によって，嘔吐の発生回数や量，嘔吐によって感じる苦痛が異なりますが，可能な限り定量的な評価を行う必要があります🔍．

🔍 エビデンス1

[9] 松尾直樹：嘔気・嘔吐の評価．"がん患者の消化器症状の緩和に関するガイドライン2011年版"．金原出版, pp19-24, 2011

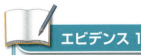

#### 嘔吐は定量的な評価ができる

嘔吐はある程度，多角的かつ定量的な評価が可能です．嘔吐により患者が感じる苦痛の程度と嘔吐の回数や量を他覚的に評価ができます[9]．

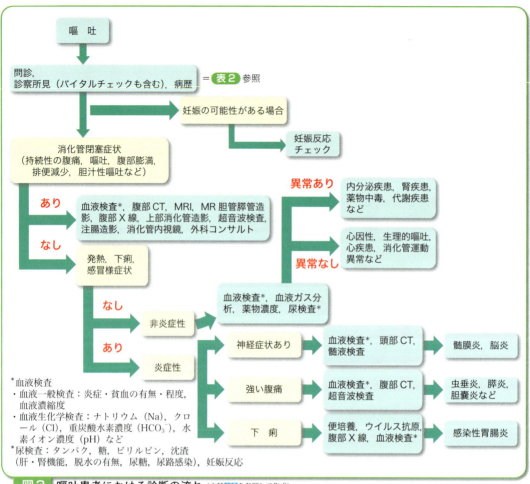

**図3** 嘔吐患者における診断の流れ (文献1 8を参照して作成)

### 表2 見逃してはならない病態

| 疾患名 | 注意点 |
| --- | --- |
| 脳疾患（脳出血・小脳病変・髄膜炎） | 頭痛，意識障害，突然嘔吐では頭蓋内病変に注意する |
| 急性心筋梗塞（とくに，下壁梗塞） | ・胸痛がない場合もある<br>・高齢者や糖尿病患者には，とくに注意する |
| 糖尿病性ケトアシドーシス | 糖尿病の既往を聴取する |
| 腎盂腎炎 | 尿路症状に注意する |
| 急性虫垂炎 | 安易な急性腸炎の診断は避ける |
| 絞扼性イレウス | 手術歴や腹部所見に注意が必要である |
| 妊娠（子宮外妊娠） | 妊娠可能な女性では，常に鑑別に挙げる |
| 急性緑内障 | 頭痛や眼痛などの随伴症状を聴く |
| 薬物中毒（ジゴキシン，テオフィリンなど） | 薬物服用歴を聴取する |

(文献1 8を参照して作成)

実際に，嘔吐の単独での評価尺度として，VAS[4]やNRS[5]を用いて，主観的な評価を行います．

VASは，痛みなど，主観的な症状における尺度として使用されます．直線で目盛りのついた尺度計に嘔気レベルの印を付けてもらい，0mmからの長さでレベルを判断します．

NRSは，0〜11段階で患者の嘔吐レベルの数字に印を付けてもらいます．たとえば，「0：嘔吐がない」から「10：最悪な嘔吐」のように表現します．VASと比較して，患者が使用しやすい特徴があり，嘔吐を日常的あるいは臨床研究を目的として使用します．

また，STAS-J[6]は，本来，ホスピス・緩和ケアで用いられる評価尺度ですが，主観的な評価が困難なときに用います．特徴としては，患者の負担が少ないことです．各項目は0〜4の5段階からなり，各段階につけられた説明文を読んでもっとも近似するものを選択します．

[4] VAS：
  Visual Analogue Scaleの略．

[5] NRS：
  Numerical Rating Scaleの略．

[6] STAS-J：
  Support Team Assessment Schedule 日本語版の略．

● さらに，嘔吐の持続性についても確認します．もし，頻繁に嘔吐する場合には，消化管の狭窄や腸閉塞，薬物，腹膜炎，肝疾患などによる原因も疑う必要があり，緊急対応を必要とすることが多いので注意します．

## 2. 吐物の量や性状（量・食物残渣・粘液，色調，血液・胆汁混入の有無，臭気など）

● 血液の混入：色調によって出血部位を推測できます．

> ● コーヒー残渣様（胃液の混入）➡ 胃が原因の可能性
> ● 鮮紅色 ➡ 食道が原因の可能性

● 胆汁の混入：ファーター乳頭下部の閉塞や長時間の嘔吐．
● 膿の混入：化膿性胃炎，胃周囲膿瘍．
● 吐物に便臭：腸閉塞．
● 吐物に尿臭：尿毒症．

## 3. 食後から嘔吐までの時間

● 飲食が嘔吐のきっかけとなる場合には，消化管の閉塞や食道・胃粘膜の異常などを考えます🔍．

🔍 臨床知1

**臨床知1**

### 摂食から嘔吐までの時間で原因が推測できる

嘔吐と摂食時間に何かしらの関係がないか確認をします．とくに消化器疾患が疑われる際には，摂食時間との関係をアセスメントすることで，原因疾患をある程度推測できます 表3．

## 4. バイタルサイン

● 発熱，血圧変動，脈拍・呼吸数や呼吸の性状，頭痛・腹痛・めまい・顔面蒼白・脱力感などの随伴症状の有無と程度．

**表3　嘔吐時間と原因疾患の関連**

| 早朝空腹時 | アルコール性胃炎，二日酔い，妊娠など |
|---|---|
| 食直後 | 胃機能性障害の可能性 |
| 食後1〜4時間 | 胃・十二指腸疾患や，がん，幽門狭窄，毒素性食中毒（例：ブドウ球菌などが原因） |
| 食後12〜48時間 | 小腸閉塞，感染型食中毒（サルモネラ菌などが原因で，食後半日以上たってから嘔吐が起これば腸管で菌が増殖することで起こる）の可能性 |
| 夜間空腹時 | 十二指腸潰瘍などの可能性 |

胃などの消化管における吸収・消化時間について，以下に示す．
- 胃の消化時間→固体は4時間，液体は5分
- 小腸の消化吸収時間→8時間前後
- 大腸通過（吸収）時間→10時間前後

このように，消化・吸収時間は器官によって異なる．たとえば，何らかの細菌感染を起こした場合，細菌の種類などにより潜伏期間が異なるため，消化・吸収時間に影響を与えることを理解しておく必要がある．

### 5．その他

- 食事摂取状況．
- 化学物質との接触の有無．
- 既往歴と生活歴．
- 過去に同様の症状，腹部手術，嘔吐の原因となりうる病態の既往．
- ストレスなどの心理的背景．
- 排便状態（下痢や便秘の有無と程度）．
- 水分出納バランス．
- 妊娠歴（女性の場合）．

＊　　＊　　＊

- 以上の情報をもとにして，反応性（末梢性）なのか，中枢性なのかを鑑別し原因検索をします（表1）．
- 嘔吐は，根本的な原因の改善が可能な場合があります．たとえば，原疾患に対する薬物療法中に，その副作用として嘔吐をともなう場合があります．その際，薬剤の中止により症状が改善する可能性があります．
- そして，基本的な治療は，対症療法となりますが，同時に原因検索を行います．この際，緊急性の判断も重要となるため，必要に応じてX線やCT検査などを行います．

## 緊急性を踏まえた看護ケアの実践を行います

- これまで，消化器疾患による原因だけでなく，中枢神経疾患，内分泌疾患などでも嘔吐が生じる可能性があること，また，症状の緊急性の判断の重要性について述べてきました．
- これより，悪心・嘔吐に対する一般的な治療の実際と，看護ケアについて説明します．

### 治　療

- まず，治療については，悪心そのものへの治療と，原因に対する治療の両

者で行われます．
- 悪心・嘔吐に対する治療には，おもに①補液（脱水があるとき），②電解質補正（採血データの結果），③制吐薬の投与（輸液，経口内服など）があります．
- また，悪心・嘔吐の原因に対する治療には，①頭蓋内圧亢進による悪心（➡マンニトール投与，血腫除去術など，脳圧を下げる），②抗がん剤治療による悪心（➡制吐薬と合わせて，抗がん剤投与量の減量の検討），③消化管の炎症による悪心（➡抗生物質治療，絶食・補液による消化管の安静），④イレウスによる悪心（➡絶食，抗生物質投与，必要に応じて胃管挿入，手術）などがあります．

## 看護ケア

- 次に，悪心や嘔吐に対する看護ケアについて説明します．

### 1. 安楽な体位の工夫
- 患者の希望を取り入れます．

### 2. 胃部の冷罨法
- 胃部への寒冷刺激によって，蠕動運動を低下させ，また胃粘膜に分布する末梢神経への刺激を軽減させます（胃の安静を図る）．ただし，長時間の使用は，循環障害や皮膚障害などをきたす可能性があり注意します．

### 3. 口腔ケア
- 口腔に残存する吐物などは不快になること，また，口臭によって大脳皮質が刺激されることで嘔吐を誘発する可能性があることから，口腔環境を整えることは大切です．

## 緊急性のある看護ケア

### ショック徴候をとらえる！
- 胸痛・腹痛や血圧低下，顔面蒼白などショック徴候を呈する場合には，心筋梗塞や急性大動脈解離，消化管穿孔などの重篤な病態の可能性があります．そのため，身体所見（皮膚湿潤・冷感など），心電図やパルスオキシメータの装着はもちろん，早く診断をつけることが必要です．

### 神経学的徴候を確認する！
- 意識レベル低下，激しい嘔吐に付随し，頭痛や血圧上昇，麻痺などをともなう場合には，くも膜下出血などの脳卒中や，脳腫瘍などにより脳ヘルニアをきたし，頭蓋内圧が亢進している可能性を考えます．
- よって，意識レベルや，対光反射，麻痺，血圧変動など全身状態のアセスメントや，同時に救命救急処置（気道確保や輸液，循環管理など）を優先

することで，脳ヘルニアの進行を回避する必要があります．

### ■ 気道閉塞の確認をする！

- とくに，吐物などを吐き出す力の弱い乳児や高齢者，意識障害患者の場合には，吐物を誤嚥して窒息する危険性があります🔍．　　🔍 臨床知2

**臨床知2　吐き出す力が弱い患者への対応**

嘔吐時の体位や角度によっては，吐物が気道に逆流して，むせたり，気道閉塞を生じる可能性があることを念頭に誤嚥予防を行う必要があります．とくに，乳児や高齢者は，吐き出す力が弱いため窒息のリスクが高いです．
適宜，臥床状態なら顔を横に向けるような体位や，坐位なら前傾姿勢にするなど，すみやかに体位調整を行います．
その他，自身の咳嗽が十分でない場合には適宜吸引を行います．
また，激しい嘔吐の場合には，胃管を挿入して胃内の減圧化などの対応が必要です．

### ■ 脱水症状を確認する！

- 嘔吐による脱水の有無を確認します．たとえば，皮膚のツルゴール低下，口渇感・口唇や口腔の乾燥の有無を確認します．
- もし，大量嘔吐にともなう脱水症の場合には，症状の増悪に注意が必要です．

**高度な脱水症への対応**

嘔吐により，水分とともに胃液・十二指腸液などを含む電解質も体外に排出されます．電解質（K・Na・Cl など）は，体内の水分量の調節，神経筋肉の興奮・伝達，体内の水分の正常バランス保持（酸性・アルカリ性に傾き過ぎないようにする）などの働きがあります．
そのため，電解質や水分の大量喪失で，低クロール性血症や代謝性アルカローシスを呈し，脱力感・倦怠感・手足のしびれなどの電解質異常症状や口渇感・皮膚の乾燥などの症状が出現します．さらに進行すると，意識障害などをひき起こします[10]．
よって，経口での水分摂取や，輸液管理での電解質バランスに配慮する必要があります．

[10] 国立がん研究センターがん情報サービス　ホームページ「吐き気・嘔吐（おうと）」https://ganjoho.jp/public/support/condition/nausea.html（2018.1.14 参照）

## 緊急性のない看護ケア

- 身体を締め付けるような衣服は緩めます．
- 嘔吐による衣服や寝具の汚れ・臭気は不快で，さらに悪心につながりやすいので，臭いの発生源から遠ざけたり，清潔の保持に努めます．
- 患者の心理的な不安などは軽減できるように声かけなどを行います．

Ⅱ. 一般病棟でもよく遭遇する急変への対応（症状別）

# 吐 血
～患者さんもあなたも真っ蒼になる前に～

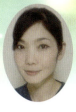

杏林大学医学部付属病院
（集中ケア認定看護師）　植木　玲（うえき　れい）

## エビデンス&臨床知

### エビデンス
- ☑ 吐血への対応をする前に，PPE（個人防護用具）の装着を徹底する．
- ☑ 吐血直後の血液検査でヘモグロビンが正常値でも，病態は軽症とは限らない．
- ☑ 患者の背景を把握することで，起こりうる合併症を早期発見・予防することができる．

### 臨床知
- ☑ 吐血をみとめた場合，患者を側臥位にして窒息・誤嚥を防ぐ．
- ☑ 急変のときこそ，患者・家族への精神的ケアを忘れない．

## はじめに

- 口から排出される出血には，喀血と吐血があります．喀血とは咽頭から肺に至る気道のどこかで出血したものが喀出されることです．一方，吐血とは消化管から出血したものが吐出されることです．
- 後の対応や処置が異なるため，喀血と吐血の鑑別が必要となります．
- 喀血の原因は，気管支拡張症・肺アスペルギルス症・肺結核・肺がんなどがあります．気道からの出血は鮮血色で泡沫状であるため，喀血であると推測できます．また，咳嗽，呼吸困難などの随伴症状があり，排出された血液はアルカリ性です．
- 消化管からの出血は鮮血色あるいは暗赤色，コーヒー残渣様です．吐血は，嘔気・腹痛・胃部不快などの消化器症状をともない，食物残渣が混じることもあります．排出された血液は酸性です．
- 吐血は上部消化管（食道・胃・十二指腸）からの出血であり，トライツ靱帯より上側での出血を指します　図1．
- 大量の吐血では出血性ショックに陥ることや窒息を起こす危険もあり，早急に対応する必要があります．

---

**著者プロフィール**（植木　玲）
2009年 大津市民病院に入職，集中治療部勤務．2015年 集中ケア認定看護師に認定．訪問看護師を経て2017年より現職
"その人らしく生きる"ことを大切に，患者さんやご家族に寄り添ったあたたかい看護ができるよう心がけています．

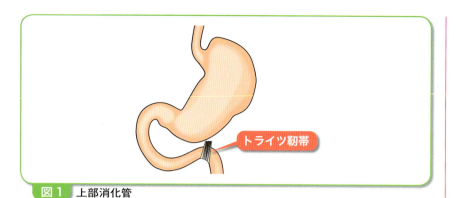

図1 上部消化管

## 吐血の原因

- 吐血の性状は，出血部位・量・時間経過によって変化します．鮮血色の吐血は食道からの出血や胃・十二指腸からの大量出血であることが多く，暗赤色やコーヒー残渣様の吐血は，胃からの緩やかな出血あるいは十二指腸からの出血が考えられます．血液が胃内に一定時間停滞すると，胃酸によってヘモグロビンが反応し，黒色や暗赤色に変化します．そのため，吐血の性状によって出血部位や疾患を推測することが可能となります．
- 食道からの出血の原因は，食道静脈瘤，食道がんやマロリー・ワイス症候群などが挙げられます．胃・十二指腸からの出血は，胃・十二指腸潰瘍，胃がん，AGML（acute gastric mucosal lesion；急性胃粘膜病変）などがあります 表1 ．
- **食道静脈瘤**：肝硬変などにより門脈圧が亢進して側副血行路を形成し，胃底部や食道粘膜下層に静脈瘤が生じます．この静脈瘤が破裂することにより，大量出血をきたします．
- **食道がん**：食道壁は，内側から粘膜・粘膜下層・固有筋層・外膜の4層構造になっています．粘膜下層には血管やリンパ管が豊富に存在します．腫瘍はそれ自体が出血しやすい傾向をもちますが，食道がんの進行にともない粘膜下層に悪性腫瘍が浸潤することで出血します．
- **マロリー・ワイス症候群**：嘔吐をくり返すことにより，食道胃接合部付近の粘膜下層までの裂創を生じます．前述したように，粘膜下層は血管が豊富に存在するため大量の出血につながります．
- **胃・十二指腸潰瘍**：胃液中の攻撃因子であるペプシンや塩酸と，防御因子である粘膜血流や粘膜分泌のバランスが崩れ，粘膜が欠損することで発生します．粘膜下層より深部の粘膜欠損を潰瘍といいます．進行すると穿孔

表1 吐血の原因となりうる上部消化管の疾患

| 食道からの出血 | 胃・十二指腸からの出血 |
|---|---|
| ●食道静脈瘤<br>●食道がん<br>●マロリー・ワイス症候群 など | ●胃潰瘍<br>●十二指腸潰瘍<br>●胃がん<br>●AGML（急性胃粘膜病変）など |

することもあります．

- **胃がん**：胃は内側から粘膜・粘膜下層・固有筋層・漿膜下層・漿膜の5層構造になっています．悪性腫瘍は胃の粘膜から発生します．腫瘍の表面が崩壊することで出血します．また，合併する胃潰瘍により出血することもあります．
- **AGML（急性胃粘膜病変）**：胃粘膜に多発性浮腫，発赤，びらんなどの障害が起こることで発生します．精神的・身体的（手術・外傷など）ストレスや薬物，アルコール摂取が原因とされています．出血が軽度の場合もありますが，潰瘍が深くなり動脈性の出血を起こすこともあります．

## 吐血時の対応

- 患者が目の前で吐血した，ベッドサイドへ行くと患者が吐血していた，このような場面に遭遇するとパニックに陥りやすくなります．しかし，そのようなときこそ冷静に患者の全身状態を把握し，緊急度を評価することが重要となります．

### 全身状態を把握するその前に〜感染防御〜

- 吐血した患者の対応をするときは，第一に感染防御が必要です．自分を守ることができなければ，患者を守ることができません．**必ずPPE（personal protective equipment；個人防護用具）の装着を行います**．　エビデンス1

### エビデンス1

#### 血液曝露の原因第1位はPPEの未装着

吐血している患者を目の前にしたときは，パニックになることが多くあります．意識レベルの低下やショックの徴候をみとめた場合は，早急な対応が求められます．慌てるあまりPPEを装着せずに対応してしまうことがあります．

皮膚・粘膜曝露サーベイランスの結果，曝露した体液の種類は血液が多く，部位は眼への曝露がもっとも多くなっています．曝露時の状況は必要なPPEを装着していなかったことが全体の約8割を占めています[1]．そのため，手袋，マスク，ガウン，ゴーグルなどの装着を第一に行います．自分だけではなく，周りのスタッフも意識できるよう声をかける必要があります．

[1] エピネット日本版サーベイ2011（JES2011）結果概要報告．「エピネット日本版B　皮膚粘膜曝露」http://jrgoicp.umin.ac.jp/jes/jes2011/JES2011doc5.pdf（2018.1.28参照）

### 全身状態の把握・緊急度の評価

- 基本どおりABCDの評価を行います．ABCDの評価をするとともに応援をよびます．
- 出血による誤嚥や気管閉塞で窒息を起こす危険性があるため，気道が確保できているか確認します．吐血による気道の閉塞を予防するため，患者を

側臥位へ体位変換します．
- 吐血により意識レベルが低下し，口腔に血液が残存している可能性もあります．**意識レベルが低下している場合は吸引を実施します**．　臨床知1
- 吐血により患者の循環動態が変化する可能性があるため，心拍数および血圧を確認します．心電図モニタを装着することにより，瞬時あるいは経時的に波形や心拍数を観察することができます．
- 手や体幹がじっとり湿っている（冷汗），冷たくなっている（冷感）などの所見も循環動態の指標となります．吐血によりショックに陥る危険性もあるため，ショックの5P 表2 を観察することも重要です．

**表2　ショックの5P**

| pallor | 顔面蒼白 |
|---|---|
| prostration | 虚脱 |
| perspiration | 冷汗 |
| pulselessness | 脈拍触知不能 |
| pulmonary deficiency | 呼吸不全 |

**臨床知1　窒息・誤嚥の予防**

ABCD評価をすると同時に，体位調整，吸引などを行います．吐血は窒息や誤嚥のリスクが高く，吐血をくり返す可能性もあります．側臥位にすることが望ましいですが，患者にとって安全・安楽な体位となるように調整します．側臥位が困難であれば，顔を横に向けます．凝血塊や食物残渣が口腔に残存することもあるため，吸引チューブは可能な範囲で太い物を用意します．

## 1. ショック＝血圧低下？　大量出血＝ヘモグロビンの低下？
### 〜出血とバイタルサインとショックの関係〜

- ショックとは，狭義では「心拍出量の低下と血管の虚脱によって急激な灌流不全が起こり，細胞レベルの代謝障害と機能不全に至る過程とその状態」[2]と定義づけられています．
- 吐血は，循環血液量が減少するため，適切に処置されなければショックへと移行します．
- しかし，循環血液量が減少したからといって，すぐにショックに陥るわけではありません．生体は恒常性を維持するために代償機能が働きます．その代償機能が破綻してしまった場合に血圧（収縮期血圧）が低下します．
- ショックに至る前に，まず目に見えるバイタルサインの変化は脈拍です．吐血により，循環血液量が減少するため，心臓から血液の拍出量が減少します．そのため，心拍数を増加させ恒常性を維持しようとします．それでも代償しきれない場合，生体は拡張期血圧を上昇させ心拍出量を増加させようとします．このとき，一般的に収縮期血圧は低下するため，脈圧①が低下します．つまり，"血圧が低下している"ときにはショックが進行し

[2] 道又元裕：" 見る・聞く・読むで楽に学べる道又元裕のショックと侵襲の講義実況中継"．学研メディカル秀潤社，p22，2016

① 脈圧＝収縮期血圧－拡張期血圧

ている可能性を考えなければいけません．その前の段階で緊急事態であると認識し対応する必要があります．

## 2. ヘモグロビン（Hb）とヘマトクリット（Ht）の変化

- ヘモグロビンは赤血球内に含まれる血色素の量を表します．血液 1dL 中の質量（g）で表すため Hb（g/dL）と表記されます．ヘマトクリットは血液中に占める赤血球の割合（％）を表すため Ht（％）と表記されます．急性出血のときには，血球・血漿成分ともに等しく失われます．そのため血液量は減少しますが血液濃度は変わりません．採血のタイミングによっては，ヘモグロビンやヘマトクリットを測定しても変化していないことがあります．
- 多量に出血したときに生体は細胞外液を血管内に移動させ，循環血液量を一定に保とうとします．この時期に血液量は増加し血液濃度は低下します．また大量輸液を投与した際も同様の現象が起きます．つまり，==ヘモグロビンやヘマトクリットの変化は，血液が希釈されたときにはじめてわかります==．

> **ヘモグロビンとヘマトクリットが正常でも軽症とはかぎらない**
>
> ヘモグロビンやヘマトクリットは，血液喪失後に血管内に間質液が移動し希釈されることで低下してくるため，急性の出血直後では低下していない場合も多く，これが正常であるからといって軽症と判断してはならない[3]とされています．
>
> 大量出血＝ヘモグロビンの低下と考えてしまいがちですが，先述したように，出血してからヘモグロビンが低下するまでにはタイムラグがあります．出血直後の検査データを見て"ヘモグロビンが下がっていないから大丈夫"ではなく，バイタルサインや症状の変化も併せて評価する必要があります．また，ヘモグロビンが低下していないのにバイタルサインが変化しているときは"ヘモグロビンの値に変化が現れる間もなく大量に出血しているかもしれない"と考える必要があります．

[3] 井上隆弘 他：吐血・下血（特集：内科救急のファーストタッチ）．診断と治療 102（増刊号）：79-86，2014

## ルートキープ

- 吐血は，大量輸液や輸血の投与が必要になる場合も多く，静脈ルートの確保が必要となります．大量出血時には急速輸液やポンピングが行われることもあるため，20 G 以上の留置針で静脈ルートを確保する必要があります．針の径が 2 倍になると投与する輸液の流量は 16 倍になります．さらに，2 本以上のルートが必要であるかも検討します．
- 低体温は出血を助長するため，可能なかぎり加温輸液を投与します．
- 静脈ルートの確保と同時に血液検査のための採血を行います．輸血を投与する際は血液型やクロスマッチの血液検査も必要となります．

## 患者背景と合併症

- 慌ただしい状況のなか，必ずしも医師や周囲の看護師が患者の背景を把握しているわけではありません．患者の既往歴，出血傾向や止血困難な状態が予測される因子がないか確認し，情報を共有します．治療や**予測できる合併症の予防・早期発見**のために上記の確認は重要になります　表3．

### 表3　吐血患者の確認すべき背景

| 既往歴 | 服薬歴 | 生活歴 |
|---|---|---|
| ●消化管出血・潰瘍<br>●胃・食道静脈瘤<br>●心疾患<br>●胸部・腹部大動脈瘤<br>●腎疾患<br>●肝疾患<br>●がん<br>●血友病などの出血性疾患<br>●手術歴など | ●抗凝固薬<br>●抗血小板薬<br>●NSAIDs<br>●ステロイド<br>●抗菌薬<br>●抗腫瘍薬<br>●免疫抑制剤<br>●制酸薬など | ●飲酒歴<br>●喫煙歴など |

### エビデンス2

#### 合併症の予防と早期発見

虚血性心疾患の既往があり消化管出血をきたした場合，心筋虚血が増悪する可能性があります．呼吸困難や胸部症状の出現，低血圧が遷延する場合は心電図を確認し，必要に応じてモニタリングします．

多量に吐血した場合，虚脱や意識障害をともなう場合は，誤嚥性肺炎のリスクがあります．その後の止血操作のためにも必要であれば気管挿管を考慮します．

肝硬変の既往があり消化管出血をきたした場合，20％で細菌感染をきたします．加えて50％が入院中に感染症を発症します．内視鏡前に予防的抗菌薬を投与します[4]．既往歴から起こりうる合併症を予測して観察，対応する必要があります．

[4] 佐藤朝之：吐血・下血."今日の救急治療指針 第2版" 前川和彦 他監，医学書院，pp108-11, 2012

## 精神的ケア

- 吐血している患者を発見したとき，前述したようにさまざまな対応が求められます．そのため身体的なことにとらわれがちですが，**吐血した患者はもちろん，居合わせた人（家族や同室者，面会者など）も衝撃を受け不安が募ります**．言動や行動に表れていなくても，私たちが考えている以上に精神的なダメージを受けています．

- 衝撃や不安が少しでも緩和できるように，患者や家族の立場にたった対応を心がけます．

**臨床知 2　患者・家族へのケアを忘れずに**

早急な対応が求められる急変時は，医師も看護師も患者の症状やバイタルサインの変化などに目がいきがちになります．重症であればあるほど，この傾向は強くなります．大きな声で医師からの指示が飛び，人が入れ替わり立ち替わり足早に動き回ります．患者を救命するための行動ですが，それを目の当たりにする患者や家族，居合わせた人は状況が理解できないうえに，説明や対応も後回しになると不安はいっそう強くなります．そのようなときこそ，言葉をかけたり，環境を調整したりするなどの配慮が必要です．

## おわりに

- パニックになりそうな吐血の対応ですが，深呼吸をして，冷静に，早急に対応します．患者や家族に寄り添った精神的ケアも大切です．

**参考文献**

1）富田高重：吐下血"主要徴候別　ER診療の実際　下巻　内科救急編"三宅康史 編．医学出版，pp186-98，2014

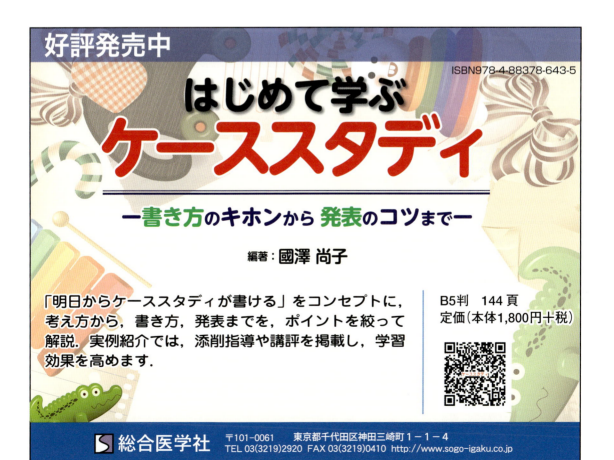

Ⅱ. 一般病棟でもよく遭遇する急変への対応（症状別）

# 腹痛
## ～内臓の叫びを聞いてみよう～

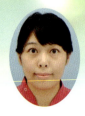

山形大学医学部附属病院高度集中治療センターICU
（集中ケア認定看護師）
佐藤　萌（さとう　もえ）

## エビデンス&臨床知

### エビデンス
- ☑ 腹痛出現時には初めにバイタルサインを確認し，生命を脅かす病態を除外する．
- ☑ バイタルサインに異常がないときには，病歴，腹部初見から緊急手術の必要性を判断する．

### 臨床知
- ☑ 緊急疾患の場合には，行える検査が限られることがある．
- ☑ 腹痛時には態勢を観察することが必要．
- ☑ 痛みにより不穏が生じていることがある．

## はじめに

- 腹痛というと，内臓の痛みととらえることが多いと思いますが，腹痛を生じる疾患には軽症のものから生命に直結する重症のものまでさまざまあります．腹痛の原因によっては生命の危機的状態のサインである場合もあるため，すみやかに観察を行い対応する必要があります．

## 腹痛患者の初期対応

- 腹痛を訴える患者に遭遇したら，まずバイタルサイン（A：気道，B：呼吸，C：循環，D：意識）の評価を行います．Aは発声していれば問題ありません．Bは呼吸数・呼吸様式を確認して，パルスオキシメータで動脈血酸素飽和度をモニタします．Cは脈拍と血圧を測定し，必要があれば心電図モニタを装着します．DはJapan Coma Scale（JCS）やGlasgow Coma Scale（GCS）で判断します．
- ABCDいずれかに異常がある場合，緊急処置が必要となります．具体的にはA，Bの異常に対しては，気道確保を行い呼吸に問題があれば酸素投与を行うか，状態改善されなければ人工呼吸管理を行います．Cの異常につ

---

**著者プロフィール**（佐藤　萌）
山形大学医学部附属病院高度集中治療センターICU 看護師として勤務
2015年 集中ケア認定看護師の資格を取得
患者さんの身体と心に優しい看護をモットーにしています．

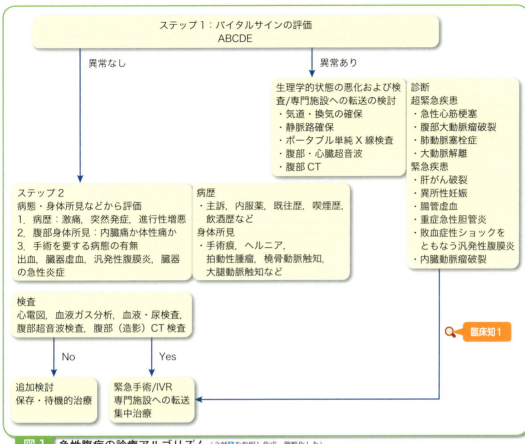

図1　急性腹症の診療アルゴリズム（文献1を参照し作成，簡略化した）

いては，静脈路を確保し輸液を行います．Dについては，意識レベル低下を生じる原因を検索します．

● これらは**急性腹症の診療アルゴリズムに沿って迅速に行う必要があります** 🔍 図1 [5]．

 エビデンス1, 2

### エビデンス1

#### ABCDに異常があった場合の対処

ABCDに異常があった場合には，生理学的状態の安定化および検査/専門施設への転院を検討します．気道・換気確保，静脈路からの急速輸液，ポータブル胸腹部単純X線検査，心電図，超音波検査を行います[1]．治療と並行して，病歴聴取，最小限の検査を行います．

[1] 急性腹症診療ガイドライン出版委員会 編：急性腹症のアルゴリズム，腹痛部位と疾患．"急性腹症ガイドライン2015"．医学書院，pp33-8, 2015

臨床知 1

#### 心電図や超音波検査が有効なことも

腹痛を訴えている患者がバイタルサイン異常を呈しているときに考えられる疾患は，急性心筋梗塞，大動脈瘤破裂，肺動脈塞栓症などを疑います．これらの

疾患は即時に治療を開始する必要があり，その場合には採血結果を待つ時間がなかったり，CT撮影に臨むこと自体が危険なこともあります．このようなときは，心電図，心臓・腹部超音波検査が診断に有効なことが多いです．

### エビデンス2

#### 体性痛は要注意

激痛，突然発症した腹痛，増悪する腹痛は緊急手術となることが多いです．加えて，痛みの種類を体性痛と内臓痛に分類して考える必要があります[2][3]．

内臓痛は腸管の伸展などにより生じる腹痛であり，急性胃腸炎などに特徴的なものです．内臓痛を呈しているものは手術の適応になることは多くありません．

対して，体性痛は腹腔の炎症所見であり，緊急手術が必要となることが多いです．

[2] 急性腹症診療ガイドライン出版委員会 編：CQ29 腹痛の性状は診断に役立つか？"急性腹症ガイドライン2015". 医学書院, pp 52-4, 2015

[3] Silen W : Cope's early diagnosis of the acute abdomen. 22nd ed Oxford University Press, New York, 2010

## 腹痛の評価方法については，部位や痛みの性質を確認します

- 腹痛の評価は位置確認をしておおむねの見当を付けて，その後，部位を特定するための検索をします．
- 位置については心窩部，右季肋部，右下腹部，左季肋部，左下腹部，臍部，下腹部中央との名称があります．
- 部位については，心窩部，右上腹部，右下腹部，左上腹部，左下腹部の区分があります 図2．それぞれの区分に位置する内臓は右上腹部には肝臓，胆嚢，十二指腸，膵頭部，右腎，結腸の肝弯曲部があります．右下腹部には盲腸，虫垂，右卵巣，右卵管があります．左上腹部には胃，脾臓，膵体部，膵尾部，左腎臓，結腸の脾弯曲部があります．左下腹部にはS状結腸，

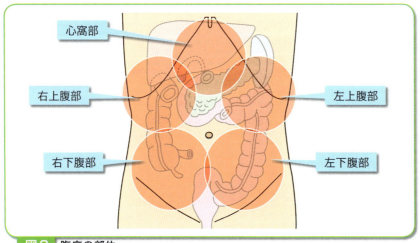

図2 腹痛の部位

**表1　部位により鑑別すべき疾患**

| 心窩部 | 心筋虚血，大動脈解離，腹部大動脈瘤破裂，急性心外膜炎，急性膵炎，胃潰瘍など |
|---|---|
| 左上腹部 | 急性膵炎，脾梗塞，脾膿瘍，胃潰瘍など |
| 左下腹部 | 憩室炎，虚血性腸炎，尿路結石，左鼠径ヘルニア，左腸骨動脈瘤など |
| 右上腹部 | 急性胆嚢炎，急性胆管炎，急性肝炎，肝膿瘍，急性膵炎，横隔膜下膿瘍，肺炎，胸膜炎，膿胸など |
| 右下腹部 | 急性虫垂炎，クローン病，憩室炎，尿路結石，右鼠径ヘルニア，右腸骨動脈瘤，腸間膜リンパ節炎など |
| 下腹部 | 骨盤内炎症性疾患，子宮内膜症，子宮外妊娠，卵巣捻転，S状結腸捻転，腸閉塞，大腸穿孔，虫垂炎，膀胱炎，腎結石，膀胱結石，尿路結石など |

左卵巣，左卵管があります．
- 部位により鑑別すべき疾患を 表1 にまとめました．

## 腹痛の分類としては，内臓痛と体性痛，関連痛があります

### 内臓痛とは

- 胃腸の平滑筋が強く収縮することや，内臓被膜の伸展や腸蠕動運動が原因で起こります．
- 原因となっている臓器の位置に関係なく，腹部正中線上に痛みを感じることがあります．
- 痛みの性質は間歇的な痛み（疝痛）で，発作的に痛みをくり返すことが多いです．

### 体性痛とは

- 臓側の腹膜刺激により，炎症のある領域に直接生じる痛みです．
- 痛みの部位が明らかで圧痛点があります．
- 持続的な痛みで労作や咳嗽，体位の変化により増強することが多いです．

### 関連痛とは

- 内臓から発生した痛みが，障害部位と異なる体表に生じる痛みです．
- 内臓からの知覚神経への刺激が，脊髄から支配される皮膚領域へと伝わります．
- 痛みは徐々に増強し，当初出現した部位から放射状に広がる放散痛を呈します．

### 腹膜刺激症状とは

- 腹膜刺激症状とは急性腹症，急性腹膜炎などでみとめられ，感染や外傷など腹膜への刺激が生じた場合に出現します．圧痛，反跳痛，筋性防御とし

て現れます．触診により観察することができます．触診のポイントとしては腹筋の緊張をとるため仰臥位・膝を屈曲させ，自発痛の部位から離れたところからはじめ，表情の変化をみながら痛みのある部位へと触診を行います．

## 現病歴の問診は「OPQRST」を意識して行います

- O（on set：発症）いつ，どのように発症したか：
  突発的な激痛：大動脈瘤破裂，大動脈解離，腸間膜動脈血栓，消化管穿孔など
- P（Provocation/Palliation：誘因・増悪/寛解）：
  食後の腹痛増強：胆石発作，膵炎，腸閉塞
  空腹時の腹痛増強：十二指腸潰瘍
  アルコール摂取時の腹痛増強：消化性潰瘍，膵炎など
- Q（Quality）：どのような痛みか：疝痛，鈍痛
- R（Region/Radiation：領域/放散）：
  胆石，尿路結石による放散痛，移動性の痛み（大動脈解離，尿路結石）など
- S（Severity：程度）：痛みの程度
- T（Time：時間経過）：持続性，間歇性など

## 視診による観察項目

- 皮膚が変色していないか，手術瘢痕がないか確認します．
- 輪郭が平坦か，陥没していないか，膨隆していないかの確認も大切です．また対称性が保たれているかもみます．
- 腹部隆起は腸管ガスの異常貯留，急性胃拡張，大量腹水で起きます．
- 静脈走行網を確認します．腹壁静脈の怒張・蛇行は上下大静脈や門脈の狭窄や閉塞，血液が側副血行路を介して心臓に戻ろうとするため生じます．また臍中心に放射状の血管拡張も重要な所見です．これは，肝硬変や肝がんからくる門脈閉鎖により，血液が臍静脈を通って放射状に腹壁を流れて心臓に戻ろうとするために生じます．

**臨床知 2**

### 患者の体位によって推察できる疾患もある

患者がとっている体位を確認します．
- 激しい腹痛で体位変換ができない：胃・十二指腸穿孔，急性腹膜炎
- 激痛のためじっとしていられない状態：胆石症，尿管結石などの疝痛発作
- 右腰をかがめる歩行姿勢：虫垂炎患者に特徴的．

**臨床知 3**

**不穏のウラに痛みや苦痛がないか観察しよう**

認知症や高齢の患者は，痛みを正確に訴えることが困難な場合も多くあります．不穏を呈している患者が痛みをともなっていることや，苦痛をともなった状態に陥っていることは臨床で多く遭遇します．不穏症状に遭遇したら，不穏を呈している原因に目を向け観察しましょう．

## おわりに

- 『急性腹症診療ガイドライン 2015』では心筋梗塞患者の 9.4〜17.5％，肺動脈塞栓症ではその 6.7％に腹痛がみられることがあると報告されており，生命を高度に脅かす病態を疑っていく必要があります．したがって，腹痛を呈している患者をみたら，すみやかに対応し原因を検索・治療していく必要があります．

Ⅱ．一般病棟でもよく遭遇する急変への対応（症状別）

# 転倒・転落
～観察ポイントを押さえた迅速な対応ができる！～

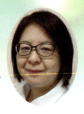

山形大学医学部附属病院
集中治療部（集中ケア認定看護師）　須賀 恭子（すが きょうこ）

## エビデンス&臨床知

### エビデンス
- ☑ 転倒・転落により骨折などを起こしている場合もあるため，むやみに動かさない．
- ☑ 頭部外傷は，受傷後すぐに症状は発症しない場合もあるため，意識レベルの評価を行う．
- ☑ 転倒・転落の前に何らかの発症機転がある場合がある．

### 臨床知
- ☑ 原因追究の前に，意識・呼吸・循環の確認を行う．
- ☑ 転倒・転落時の記憶が曖昧な場合は，意識レベルの変化に注意して観察する．
- ☑ 迷ったときはオーバートリアージを行い報告する．

## はじめに

- 医療事故の約40％が転倒・転落事故で占められています[1]．転倒・転落はさまざまな要因で起き，時間が経過してから症状が出現する場合もあります．転倒・転落したときの状況などを把握することは，検査や治療の優先順位を決めるうえで有効な情報となります．

[1] 国立病院機構における医療安全対策への取り組み［医療安全白書］平成22年版

## 転倒・転落患者の初期対応

- ベッドサイドや廊下，トイレなどで転倒・転落患者を発見した場合，まずは，意識・呼吸・循環の確認を行います．発見者は患者を動かさないようにし🔍，その場を離れず応援を要請します．意識レベルの評価を行い，バイタルサインの確認を行います．呼吸・循環が安定している場合は，転倒・転落時の記憶や頭部外傷の確認を行い，頭部以外の受傷部位の有無を確認していきます．　🔍 臨床知1

- 転倒・転落したときの（頭から落ちた，側面から落ちた，しりもちをついた，思わず手をついたなど）状況によって，骨折しやすい部位が違ってきます🔍 図1．　🔍 エビデンス1

著者プロフィール（須賀恭子）
山形大学医学部附属病院入職，一般病棟（整形外科，胸部外科，小児外科，産婦人科）を経験，2006年同院集中治療部（現 高度集中治療センターICU）に異動，2011年 集中ケア認定看護師の資格を取得 急性期の患者・家族に寄り添った看護を心がけています．

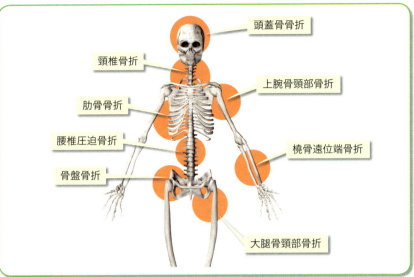

図1 骨折をしやすい部位

- 頭部外傷が疑われた場合は，意識レベルを評価することで重症度分類を行い，危険因子などの確認を行います．また，**意識レベルや麻痺の有無，言語障害の有無，瞳孔不同など経過観察**していくうえで，**初期対応時の情報は重要**となってきます．
- 意識レベルの評価方法にはJCS（Japan Coma Scale）とGCS（Glasgow Coma Scale）があります[1]．

臨床知2
エビデンス2

[1] p45「意識レベルの変調」参照．

## エビデンス1

### むやみに動かさない

高齢者は，骨量の減少や骨質低下により，軽微な外力でも骨折を起こしやすいです．
頸部は，「脊椎運動制限」として脊椎の保護を行うことで脊髄損傷の危険を最小限とする必要があります．また，骨盤骨折の触診は感度60％，特異度70％と不満足な結果[2]であり，さらに触診では出血を助長させてしまうため，自発痛を訴えたり視診で骨盤骨折を疑われる所見がある場合は，骨盤骨折として取り扱うこととなります[3]．
四肢の動きを確認したからと安心せず，受傷部位の確認と疼痛や打撲痕などを確認する必要があります．

[2] Grant PT：The diagnosis of pelvic fractures by 'springing'. Arch Emerg Med 7（3）：178-82, 1990

[3] 今 明秀："外傷病院前救護ガイドライン（JPTEC™）"．プラネット, pp86-93, 2005

### 臨床知1 意識・呼吸・循環の確認は重要

転倒・転落の場合，意識が清明であれば，咄嗟に身体を支えようと反射的に手を出したり，身体をひねったりして衝撃を緩衝しようとします．意識がない場

合においては，衝撃のダメージが直接加わることで，無理な体勢での受傷により脊椎骨折や骨盤骨折などをひき起こしている可能性があります．

脊椎骨折で脊髄損傷に至った場合は循環分布異常性ショック，骨盤骨折では出血性ショック，肋骨骨折では気胸などのリスクが含まれており，発生から発見までの経過時間によってはショックをひき起こしている可能性もありますので，意識・呼吸・循環の確認はとても重要です．

## エビデンス 2

### 意識レベルの評価

頭部外傷は，受傷後すぐに症状は発症しない場合もあるため，意識レベルの評価を行います．

頭部外傷の重症度分類について，GCS 合計 3～8 点を重症，9～13 点を中等症，14～15 点を軽症と定義しています．軽症であっても危険因子があれば早期に CT を施行する場合があります．重症化の危険因子を 表1 に示します[4]．

[4] 日本救急看護学会 監："改訂第 3 版 外傷初期看護ガイドライン（JNTEC）"．へるす出版, 2014

**表1 頭部外傷重症化の危険因子**

| | | |
|---|---|---|
| 高度危険因子 | 出血性素因，薬物・アルコール，脳外科手術の既往，外傷前けいれん，60 歳以上，頭蓋骨折，なんらかの神経学的異常 | 6～10％に手術が必要 |
| 中危険因子 | 受傷直後の意識消失，健忘，嘔吐，広範囲の頭痛 | 1～3％に手術が必要 |
| 低危険因子 | 上記因子がない | 要手術は 0.1％以下 |

（文献[3]を参照して作成）

## 臨床知 2

### 急性硬膜下血腫と急性硬膜外血腫

急性硬膜下血腫は，受傷直後より意識障害があり，神経症状の急速な増悪が出現します．

急性硬膜外血腫は，受傷直後は意識混濁がみられ，数分～数時間の意識清明な時期がある場合がありますが，再び神経症状が急激に悪化します．頭部を受傷し意識障害があった場合で神経症状が悪化したときは，手術を可及的すみやかに行う必要があります．

慢性硬膜下血腫は，数週間経過してから，頭痛や認知障害，歩行障害が出現し急激に悪化する場合がありますので，転倒歴を確認する際には，どのように転倒したかなどの情報収集を行っておきましょう．

軽度の頭部外傷でも，抗血小板薬・抗凝固療法を行っていたり，化学療法などの治療により血小板が低下している患者の場合は，意識レベルの経時的な観察が必要です．高齢者は急性硬膜外血腫より急性硬膜下血腫の割合が高く，会話が可能であったのに急速に意識障害が進むことがあります．

## 転倒・転落の原因

- 転倒・転落の要因は，つまずいたり滑ったりするだけでなく，環境の変化や高齢・術後の安静による筋力の低下など患者の要因によるものもありますが，睡眠薬・抗てんかん薬・抑うつ薬などの影響によるふらつきやめまいなどもあります．また，疾患により**脳出血，脳梗塞，不整脈，心筋梗塞，大動脈解離，失神**などによって意識障害やショック状態となって転倒・転落している可能性があります． 🔍 エビデンス3

- 受傷時の記憶があるのか確認が必要となります．転倒・転落の前に意識が低下したのか，転倒・転落した後で意識が低下したのか**情報収集を行い報告**🔍します． 🔍 臨床知3

- 意識が低下したのちに転倒・転落した場合は，何らかの原因疾患がある可能性があります．転倒・転落後の意識低下は，頭部受傷が疑われるからです．

### 📖 エビデンス3

#### 失神の分類

失神は，「意識消失があり，一過性で急激に発症し，短時間で自然に完全回復する」と定義されています．

失神の分類として，

① 起立性低血圧：出血，下痢，薬物性（降圧薬，血管拡張薬，利尿薬，抗うつ薬），自律神経症状（糖尿病，アミロイドーシスなど）

② 反射性：迷走神経反射（長時間の立位，疼痛，不安など），状況失神（くしゃみ，咳嗽，排尿，排便，食後），頸動脈洞刺激

③ 心原性：不整脈（徐脈性；洞機能不全，房室伝導障害，ペースメーカ機能不全／頻脈性；上室性，心室性），器質的疾患（弁膜症，心筋梗塞，心臓腫瘍など），その他（肺塞栓症，大動脈解離，肺高血圧など）

があります[4][5]．意識が低下したのちに転倒・転落が起きてしまった場合は，失神も視野に入れて評価していく必要があります．

[4] 日本循環器学会 他：循環器病の診断と治療に関するガイドライン「失神の診断・治療ガイドライン（2012年改訂版）」．p3

[5] Task Force for the Diagnosis and Management of Syncope；European Society of Cardiology (ESC)；European Heart Rhythm Association (EHRA)；Heart Failure Association (HFA)；Heart Rhythm Society (HRS). Guidelines for the diagnosis and management of syncope (version 2009). Eur Heart J 30：2631-71, 2009

### 臨床知3 オーバートリアージの勧め

廊下やベッドサイドで転倒・転落した患者を発見したとき，患者に声をかけると「ちょっとぶつけただけで大丈夫です」といわれる場合があります．転んでしまった恥ずかしさがあるようです．

自覚症状も含め確認を行い，生命の危険や予後への影響を及ぼす場合もあるためオーバートリアージを行い，医師への報告を行いましょう．

## 不整脈

- 徐脈や頻脈により，一過性の意識障害が生じている場合があります．脈拍を触診で確認します．
- 触診だけではわからない場合もありますので，モニタを装着し，余裕があれば12誘導心電図検査を行います．モニタを装着している場合は，履歴から徐脈が起きていないか確認します．可能であれば硫酸アトロピンを使用する場合がありますので，準備を行います．
- 既往に弁膜症がないかなども確認します．頻脈性であった場合でも，血行動態が維持できているかが重要ですので，血圧測定を行います．意識レベルの変調や麻痺などが出現している場合は，脳梗塞などの可能性も疑っていく必要があります．
- 徐脈・頻脈があった場合は，致死性不整脈に移行する可能性があるため，除細動を準備してBLS，ACLSに備えます．

## 低血圧

- 古典的起立性低血圧[2]は，仰臥位から立位に変換後に血圧が進行性に低下して立位不能となり，転倒などを起こす場合があります．たとえば，透析後の患者は透析後に低血圧となっている場合が多く，また，化学療法患者は下痢や嘔吐などの副作用により低血圧になることがあるため要注意です．高齢者では，食後に腸管への血流再分布が原因で循環血液量が減少し，低血圧がひき起こされる可能性があります．日常的に高血圧状態にある患者は，一般的基準値の血圧域に低下しても，相対的な低血圧状態になりえます．
- 糖尿病患者は，自律神経障害から血圧が不安定となりやすく，起立性低血圧を起こす可能性があります．
- 降圧薬内服治療の患者は，薬物性低血圧や不整脈による心拍出量の低下によって低血圧をきたしている場合があります．
- 橈骨動脈が微弱・触れないなどあれば，緊急度が高いと判断しましょう．膝の下に枕を入れて挙上させ，心臓への静脈還流を増大させます．BLS，ACLSの可能性や昇圧薬の使用なども念頭において行動していきます．

[2] 典型的（古典的）低血圧は立位後3分以内に血圧が進行的に低下して立位不能となる．

## トピックス

- 特発性正常圧水頭症の患者も転倒することが多いといわれています．70歳以上の高齢者に多く，くも膜下出血や髄膜炎などの先行疾患がなく，歩行障害として小刻み歩行，すり足歩行など，認知障害として注意機能の障害，反応の低下など，排尿障害として尿意切迫や尿失禁があります．
- シャント手術による症状の改善が報告されています．転倒歴があり，3つの特徴のある症状がみられた場合は，特発性正常圧水頭症の可能性も考えてみてよいのではないでしょうか．

## おわりに

- 高齢の入院患者が増えることにともない，さまざまな要因で転倒・転落してしまう患者は増えています．入院時にアセスメントを行い，日々予防策を講じていると思います．転倒・転落の患者を発見したら，受傷状況や原因検索を行い，迅速に対応していくことが求められます．

# 好評発売中！

▷ 初心者から中級者まで、知識の整理に役立つ好評書！
▷ オールカラー、各項目見開き2ページのQ&Aで、ぐんぐん理解できる！

## 全部わかる！心臓血管外科
―治療法と術後管理―

監修：荒井 裕国（東京医科歯科大学大学院心臓血管外科 教授）
編集：水野 友裕（東京医科歯科大学大学院心臓血管外科 准教授）

心臓血管外科は幅広い知識が必要とされる分野です。診断、治療、最新の術式はもちろん、知っておきたい術前術後の管理・ケアまで一冊で学ぶことができます。

ISBN978-4-88378-645-9
200ページ／AB判
定価（本体 2,800 円＋税）

## 徹底ガイド！高次脳機能障害
―ひと目でわかる基礎知識と患者対応―

監修：稲川 利光（NTT東日本関東病院リハビリテーション科 部長）
編集：新貝 尚子（NTT東日本関東病院リハビリテーション科）
　　　森田 将健（NTT東日本関東病院リハビリテーション科）

高次脳機能障害のほぼすべてを網羅し、それぞれの診断、治療、リハビリテーション、患者対応まで、この1冊で学べます。すべての医療従事者必携の書！

ISBN978-4-88378-644-2
184ページ／AB判
定価（本体 2,600 円＋税）

---

**総合医学社**　〒101-0061　東京都千代田区神田三崎町1-1-4
TEL 03(3219)2920　FAX 03(3219)0410　http://www.sogo-igaku.co.jp

# III. 急性・重症病態における急変対応

- 人工呼吸器装着中の患者の急変（PIP 上昇，TV 低下など）
  ～PIP に隠れている２つの圧，TV 低下に隠れている状態変化を考えよう！～　　107

- 出血によるショック時の対応
  ～出血を発見！ あなたならどうする!!～　　113

- ショック時の対応（敗血症）
  ～敗血症は早くみつけて，早く対応することがポイント～　　122

- ショック時の対応（心原性）ACS
  ～知って得する！ ACS ケアの考え方～　　127

- 心不全の急性増悪（左右）
  ～病態理解でいざというときに自分のすべきことが見えてくる～　　134

- 脳卒中対応
  ～見逃さないで！ 脳卒中の徴候をキャッチしてすみやかな対応を！～　　142

- II 型呼吸不全患者の急性増悪，対応
  ～急性増悪の徴候を早期にキャッチし，適切な酸素療法で急変を回避しよう～　　151

- 医原性の急変：人工呼吸器のスタンバイモード
  ～スタンバイモードの意味を知らずに使用してはいけない～　　157

- 気管切開チューブの予定外抜去
  ～冷静にどこから呼吸をしているか考える～　　162

- 脳室ドレーン予定外抜去
  ～ドレーンの目的を把握して，いざというときは慌てない対応をしよう～　　169

- 胸腔ドレーン予定外抜去
  ～胸腔への空気流入を防ぎ，呼吸・循環の観察を強化することにより急変を防ぐ～　　176

**好評発売中！**

問題解決にこの2冊！

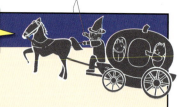

# マネジメントを始めるようになったら読む本

## 現場ナースの目線による超実践本

ISBN978-4-88378-652-7
B5判　158頁
定価（本体2,700円＋税）

編著　公立陶生病院 看護師長　**濱本 実也**

他執筆者
吹田奈津子
植村　佳絵
山本　明美
八木橋智子
卯野木　健
井上　博行

**日々の難題に途方にくれているあなたのためのスタートアップ＆トラブルシューティングマニュアル！**

執筆者は現役師長と社労士！座学だけでは学べない臨床に即した内容です

---

## 看護現場ですぐに役立つ ファシリテーションの秘訣
―カンファレンス，グループワーク，日常コミュニケーションの現状改善のために―

ISBN978-4-88378-655-8
B5判　122頁
定価（本体2,400円＋税）

著　國澤尚子
　　大塚眞理子

**ファシリテーションは看護の現場で起こる問題・課題を改善する切り札です！**

▶ 会議，カンファレンスの雰囲気が活性化されます！
▶ グループワークがよりスムーズに遂行されるようになります！
▶ 多職種との連携，患者・家族とのコミュニケーション力が向上します！

事例から具体的な場面を想像しながらファシリテーションを学べます！

---

**総合医学社**
〒101-0061　東京都千代田区神田三崎町1-1-4
TEL 03(3219)2920　FAX 03(3219)0410　http://www.sogo-igaku.co.jp

Ⅲ. 急性・重症病態における急変対応

# 人工呼吸器装着中の患者の急変（PIP上昇，TV低下など）
～PIPに隠れている2つの圧，TV低下に隠れている状態変化を考えよう！～

東京ベイ・浦安市川医療センター
（集中ケア認定看護師，米国呼吸療法士）戎　初代（えびす　はつよ）

## エビデンス＆臨床知

### エビデンス
- ☑ VCVでは一回換気量は一定で，PIPは患者の状態によって変化する．
- ☑ PIPの上昇時には，プラトー圧を確認する．
- ☑ PCV（圧で制御であるPSも）ではPIPは一定で，一回換気量は患者の状態によって変化する．
- ☑ PCVにおける一回換気量の低下は，患者の状態悪化（変化）が影響している．

### 臨床知
- ☑ 変化するパラメータをトレンドで観察する．PIPの上昇時には，気道の問題か，肺の問題か，両方の問題かをアセスメントする．
- ☑ PCVのときに患者の吸気努力が弱まるか，なくなれば，一回換気量は低下する．
- ☑ 見ているデータが一回吸気量なのか，一回呼気量なのか理解する．

## はじめに

● 人工呼吸器にはアラームが装備されています．生体モニタと同じで，どのような状況になったら知らせてほしいのかを考えて設定していれば，「これ以上（以下）はダメだよ！」と，患者の声の代わりに状態変化を知らせてくれるものです．できることであれば，アラームが鳴る前に何らかの対応をできると，患者にとっての最悪な状態や苦痛な変化を回避することができます．ふだん何気なく見ているデータを一歩踏み込んで考えてみましょう．

## PIP（最高気道内圧：Peak Inspiratory Pressure）が変化する理由

● PIPとは気道をガスが通過するときに発生する圧と，ガスが肺胞を膨らませたときに発生する圧の両方を口元付近で測定している圧です．したがってPIPは気道のガス通過に必要な圧と肺胞を膨らませる圧の2つの要素

著者プロフィール（戎　初代）
国立中津病院附属看護学校，聖徳大学 文学部 英米文化学科，Boise State University Department of Respiratory Care（米国 アイダホ州）
米国呼吸療法士（アメリカ国家資格）取得，集中ケア認定看護師2回目更新
2016年9月より東京ベイ・浦安市川医療センターへ勤務

を含んだ圧です．

- 通常，人工呼吸管理においてPIPが変化するのは，VCV（量規定換気）設定の場合です[1]🔍．ここ十数年前からVCVよりもPCVを用いている施設は増えていますので，最近はあまりPIPの変化を見ることが少なくなっているかもしれません．

### エビデンス1

#### VCVとPCVのどちらがいいの？

現在までの研究においてVCVとPCVのどちらが結果的によいのかというエビデンスはありません．人工呼吸管理をよく学習している人であれば，VCVもPCVも同じように管理できることを知っていますので，患者の状態にいちばんあったほうを選んで管理するでしょう．

🔍 エビデンス1

† Hess DR et al：Pressure and volume ventilation. "Essentials of Mechanical Ventilation, 3rd ed". McGrawHill, pp60-71, 2014

- 人工呼吸管理を行っている患者を受けもつことになった場合，ほとんどの施設は，看護記録にもPIPの値を記載していると思います．PIPの上限は，絶対値としては明らかなものはありません．肺胞にかかる圧は，**ある一定の圧を超えることで圧外傷を起こすリスクが増すため，多くの臨床では上限を設けて人工呼吸管理を行っています**．PIPは患者の気道と肺の状態によって変化する値であるため，その数値のみでピンポイントである数値を上限とすることが難しいのです．ここで頭のなかを整理していただきたいのは，VCV管理において，PIP＝プラトー圧[1]ではないということです．プラトー圧（肺胞にかかる圧：肺胞内圧，正確には肺胞内圧に近い圧）においては，これまでの研究によって**30 $cmH_2O$ 未満がよい（陽圧による肺への圧ダメージを与えないため）**といわれています．
- VCVにおいて，PIPとプラトー圧との関係性を考えてみましょう **図1**．
- PIP－プラトー圧の圧差が気道の状態（気道抵抗）を表していて，この圧差が開けば開くほど，気道抵抗が上昇していることを表しています．プラトー圧－PEEPの圧差が，肺胞の柔らかさ（膨らみやすさ，コンプライアンス）を表しています．この圧差が開けば開くほど肺は硬いことになります．VCVは入れる量が決まっていますから，高い圧差で500 mL入る状況と，少ない圧差で500 mLが入るというイメージをもったとき，高い圧が必要ということは肺が硬く，少ないほうが柔らかいというイメージができると思います．
- 私たちがふだん記録に残している，PIPという数字は，肺胞にかかっている圧と気道抵抗[2]によって構成されていることがわかります．ということは，PIPはこれら2つの要素を間接的に観察していることになるのです．
- PIP＝肺胞にかかっている圧（プラトー圧＝PEEP＋肺を膨らませる圧）＋気道抵抗（気道を通過するために必要な圧）であり，PIPの変化＝肺の変化もしくは気道の変化，もしくは両方の変化となるわけです．先ほども説明しましたが，PIPは危険だとする絶対値はありませんが，プラトー圧は超えてはならない値があります．プラトー圧を測定するには，一手間が必要になります．施設によってはプラトー圧を看護師が測定することを許可

[1] プラトー圧とは吸気の終末にガスの流れがない状態で肺胞にどれだけの圧が生じているかを表している（図1緑矢印）．

[2] 肺胞にかかっている圧と，気道を通過するために必要な圧の2つによって構成されていることがわかる．

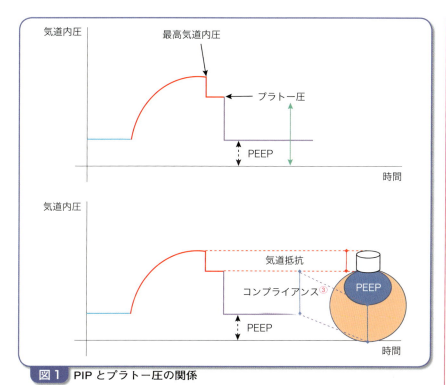

**図1** PIPとプラトー圧の関係

③ コンプライアンスとは肺の固さを表している．一回換気量÷（プラトー圧－PEEP）によって計算される．プラトー圧－PEEPの差が少なく一回換気量が多く入るほうがコンプライアンスがよいことになる．

例）一回換気量 500 mL のとき，
状態①
プラトー圧 25 cmH$_2$O
－PEEP 5 cmH$_2$O
＝20 cmH$_2$O
この場合 20 cmH$_2$O の圧で 500 mL が得られる．
状態②
プラトー圧 15 cmH$_2$O
－PEEP 5 cmH$_2$O
＝10 cmH$_2$O
この場合 10 cmH$_2$O の圧で 500 mL が得られる．
①のコンプライアンス 25 mL/cmH$_2$O
②のコンプライアンス 50 mL/cmH$_2$O
コンプライアンスは①＜②となる．

していないところもあるでしょう．PIPは，2つの圧要素を含んだ値ですが，考えようによってはプラトー圧を間接的にアセスメントできるものです．どんなデータも同じで，スポットデータとして対応することもありますが，トレンドで見ていくことが変化をみつけるために重要になります．

● **PIPが上昇したとき，そのPIPの上昇には気道の問題が生じているのか，肺の問題が生じているのか，はたまたそれら両方の問題が生じているのかを考える必要があります**．

臨床知1

### PIP上昇の原因を探る

PIPが上昇した場合，通常はプラトー圧を測定して，その値からどちらの問題なのかをアセスメント[2]します 図2．

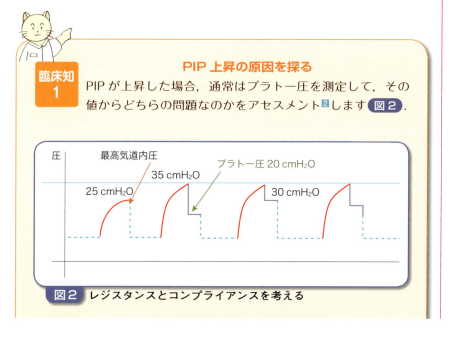

**図2** レジスタンスとコンプライアンスを考える

[2] Hess DR et al：Basic pulmonary mechanics during mechanical ventilation. "Essentials of Mechanical Ventilation, 3rd ed". McGrowHill, pp300-7, 2014

> たとえば，あるときのPIPが25 cmH₂Oでプラトー圧が20 cmH₂Oだったとします．その1時間後にPIPが35 cmH₂Oに上昇していました．このとき，プラトー圧が20 cmH₂Oであれば，肺にかかっている圧は変化していないことになり，PIP－プラトー圧の圧差が5から15 cmH₂Oに開いていることがわかり，気道の問題でPIPが上昇していることがわかります．これがわかれば，気道の問題を解除できるように対策を考えればよいことになるのです．

● プラトー圧を測れない場合でも，気道の問題である可能性は，別の観察によってアセスメントすることができます．気道が細くなる状況が患者に起こっていないか確認することです．視診では，チューブを噛んでいないか，人工呼吸器回路がつぶされていないか，奇異呼吸はないかを確認します．さらに聴診では，痰の貯留音やWheezeの出現や悪化がみられていないかを確認します．これらの確認によって，PIPの上昇が気道の問題であるか否かをアセスメントすることができます．確認できた種類によって気道の問題であれば，看護師で解決できる問題であれば直接対応し，医師でなくては対応できない原因であれば医師へ報告する必要があります．明らかな気道抵抗上昇の所見がない場合には，プラトー圧が上昇している可能性もあるため，医師へ報告が必要でしょう．

## TV（一回換気量：Tidal Volume）が低下する理由

● 通常，PCV（圧で制御であるPSも）ではPIPは一定で，一回換気量は患者の状態によって変化します．そのためPCVにおいて一回換気量の低下が起こる理由として，患者の状態変化があります[1]．

> **患者の状態変化**
>
> 患者の状態変化[1]には，気道抵抗の増加，コンプライアンスの低下，吸気努力の低下・消失があります．PCVは圧を制御していて，一定の圧を送り込むことで換気量を得ています．VCVのときのPIPが2つの要素を含んでいるということを思い出してみましょう．PCVにおいてPIPは一定であるため，気道抵抗が増加しても，コンプライアンスが低下しても，この2つが同時に起こってもPIPが上昇することはありません．PIPは一定で，この圧が気道抵抗の要素とコンプライアンスの要素から成り立っていることは同じであり，PCVでこれらの悪化があった場合には換気量が低下することになります．

● たとえば，PCVの吸気圧を15 cmH₂Oで換気していたとします．気道抵抗もコンプライアンスも問題がなかったときには，一回換気量が500 mL入っていましたが，2時間後，一回換気量が300 mLに減っていたとします．なぜ，同じ吸気圧で同じ換気量を得られなくなったのでしょうか．理

由は，VCV のときと同様に，気道抵抗が増加したかコンプライアンスが低下したか，もしくはその両方が起こったかになるわけですが，これに加え PCV の場合は患者の吸気努力が少なくなった可能性もあるのです．

- 1 つずつ一回換気量が低下する理由について紐解いてみましょう．気道抵抗が増加すると，その筒の中を通るだけのために高い圧が必要になります．たとえば，15 cmH$_2$O の吸気圧のうち 5 cmH$_2$O が気道を通過するために使用されていた圧とします．この場合，残りの 10 cmH$_2$O が肺胞へ届き肺を膨らます圧になるわけです．この圧によって 500 mL が得られていることになります．気道抵抗が増加し，ガスが肺胞に届くまでの間に使われる圧が 5 から 8 cmH$_2$O になった場合，残る圧は 15－8 で 7 cmH$_2$O になり，この圧力が換気量に影響する圧になります．500 mL を得るのに 10 cmH$_2$O だったわけですから，7 cmH$_2$O であれば換気量は減ってしまいます．

- では，コンプライアンスが低下した状態で考えてみましょう．これまで，10 cmH$_2$O の圧で広がる肺の柔らかさだったものが，肺が硬くなる（コンプライアンスの低下）と同じ圧力をかけても広がらなくなってしまいます．広がらないということは，換気量を得られないということになります．一枚の風船を広げるために使われる圧と，二重になっている風船を広げるために使われる圧の違いと表現するとイメージしやすいでしょうか．PCV だと圧が制御されていて，それ以上の圧を作り出すことはできませんので，硬くなった肺では同じ圧で同じ換気量を得ることはできません．

- 最後に，吸気努力の影響について考えてみましょう．先ほどの設定と同じ状態で，吸気圧 15 cmH$_2$O で気道抵抗とコンプライアンスは問題なく，患者の吸気努力がある状況で 500 mL の一回換気量が得られていたとします．吸気努力は陰圧です．また VCV と異なり PCV は，吸気努力によって吸気流量が変化します．そのため吸気努力がある場合は一回換気量が多く，吸気努力が少なくなるか消失すると<mark>一回換気量は低下する</mark>ことになります． 🔍 臨床知 2

### 臨床知 2
**モニタに表示されている数値が，一回吸気量なのか一回呼気量なのか確認しよう**

ここでは一回換気量が低下した場合ということで記載してきましたが，人工呼吸器のモニタデータのほとんどは一回呼気量を表示していることが多いです．人工呼吸器の種類によっては，吸気・呼気の両方を表示させることのできるものもあります．一回吸気量と一回呼気量はほぼ同等ですが，もし，表示されている数値が一回呼気量であった場合，何らかのリークが起こっている場合には，吸気量は変わらないのに呼気量だけ減少することがあります．この場合は，リークの問題によって呼気量が減ったことになりますので，アラームは設定状況によって発動しますが，一回換気量の低下とはいえません．

- PIP が急激に上昇し，一回換気量が急激に低下した場合，高度の気道閉塞ということもあります．もし人工気道が完全に閉塞するようなことがあれば，徒手換気に変更しても換気をすることができませんので，すぐに人工

気道を交換しなくてはなりません．本来であれば，人工気道が完全閉塞する前にその徴候を見つけ対応することが必要です．気道抵抗が増加していないかどうかを，患者の呼吸パターン，モニタデータの変化をトレンドで見ていくことが重要です．

- また，稀ではありますが，結露による呼気弁側のフィルタの目詰まりが起こることで，呼気抵抗が増加して，一回呼気量に影響することもあります．
- ほかにも筆者の経験では，アラームなどに関係なく突然人工呼吸器の画面が消失したこともあります．そのため，人工呼吸器自体の問題が影響している場合には，一時的に手動換気できるようにベッドサイドに物品を準備しておく必要があります．アラームが鳴ったときに，患者の呼吸を確認し，換気が行われていない場合で人工呼吸器自体の問題であれば，すぐに徒手換気を行いましょう．

Ⅲ. 急性・重症病態における急変対応

# 出血によるショック時の対応
## 〜出血を発見！あなたならどうする!!〜

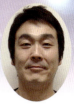

岐阜大学医学部附属病院 看護部
ICU（集中ケア認定看護師） 佐藤 尚徳（さとう なおのり）

## エビデンス＆臨床知

### エビデンス
- ☑ 出血による心拍出量低下に対して，循環調節機構が作動する．
- ☑ 緊急に大量の輸血を必要とし，かつ血液型が不明の場合には，交差適合試験を省略しO型の輸血を行う．
- ☑ 受動的下肢挙上は，心拍数や平均動脈圧，心係数，一回拍出量の改善効果の可能性がある．

### 臨床知
- ☑ 出血による循環血液量減少に対して，すぐに血圧低下は生じない．
- ☑ 出血性ショックにより電解質異常，酸塩基平衡異常により心機能に異常をきたす可能性がある．
- ☑ 受動的下肢挙上で脳浮腫の助長，横隔膜の挙上，心臓への負担が増加してしまう可能性がある．

## はじめに

- 出血により循環血液量が減少したことで，血圧の低下がすぐに生じると考えることが多いかと思います．しかし，生体の代償反応によりすぐに血圧は低下しないばかりか，低下をみとめたときにはすでに，ショックの状態が進行している可能性があります．また，出血によるショックに対し早期の対応をとることは，患者の生命予後にも大きな影響を与えます．そのため，患者の状態を適切に観察し，必要な対応を検討，実践しなければなりません．
- 出血性ショック時の対応を 図1 [1] に示します．

[1] 田草川正弘：出血性ショック．"どう見る！どうする！急変対応" 照林社編集部 編，pp42-5，照林社，2003

## 出血の原因を確認する

- 出血とは，血液の全成分が血管外に出ることをいいます．血液が血管外に出る原因は多くありますが，大きく内出血と外出血に分類することができます 表1．

**著者プロフィール**（佐藤尚徳）
2005年に西尾市立看護専門学校を卒業し，岐阜大学医学部附属病院脳神経外科眼科混合病棟勤務，2009年より集中治療室に勤務，2015年に集中ケア認定看護師の資格取得

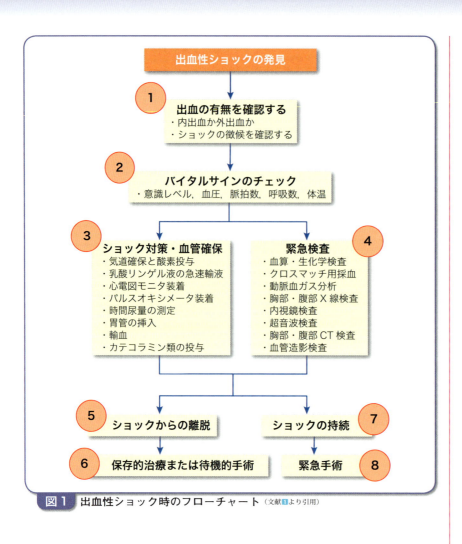

**図1** 出血性ショック時のフローチャート（文献1より引用）

| 表1 | 出血の原因 |
|---|---|
| 外出血 | 四肢切断，頭部外傷，開放骨折など |
| 内出血 | 大動脈瘤破裂，肺挫傷，子宮外妊娠，胃潰瘍による消化管出血，食道静脈瘤の破裂など |

- さまざまな原因により心拍出量を維持できなくなる過程と，心拍出量が減少したことで主要臓器が正常な機能を営むことができなくなったという結果を合わせてショックといい，表1に示した原因による出血によってひき起こされるショックを循環血液量減少性ショックといいます．

## ショックの症状を確認する

- ショック時には特徴的な症状があります．それを「ショックの5P」表2といいます．ショックの5Pは，循環が破綻したことで心拍出量が維持できず，組織灌流障害に陥ることにより生じます．

| 表2 ショックの5P | |
|---|---|
| 虚脱（Prostration） | 周囲に無関心で無欲状態 |
| 顔面蒼白（Pallor） | 皮膚が蒼白 |
| 冷汗（Perspiration） | 冷汗をかいている |
| 脈拍触知不能（Pulselessness） | 脈が弱くて速い |
| 呼吸不全（Pulmonary deficiency） | 過呼吸や低酸素血症 |

## バイタルサインの確認を行う

● 出血により循環血液量が減少したことで，まず著しく血圧が低下することをイメージする方が多いかと思います．しかし，一般的には**循環血液量の30％低下するまで血圧は低下しない**といわれています．

**臨床知1**

### 出血性ショックの臨床症状

出血性ショックの症状は，初期の段階は脈拍数が多くなることをはじめとして，発汗，皮膚が蒼白に変化し，冷感を感じます．その後に血圧低下が生じます 表3 [2]．

| 表3 出血性ショックの分類と臨床症状 | | | | |
|---|---|---|---|---|
| | クラスⅠ | クラスⅡ | クラスⅢ | クラスⅣ |
| 喪失血液（％） | <15% | 15〜30% | 30〜40% | ≧40% |
| 心拍数（bpm） | <100 | 100〜120 | 120〜140 | >140 |
| 血圧 | 正常 | 正常 | ↓ | ↓ |
| 脈圧 | 正常または↑ | ↓ | ↓ | ↓ |
| 尿量（mL/時間） | >30 | 15〜30 | 5〜15 | <5 |
| 呼吸数（回/分） | 14〜20 | 20〜30 | 30〜40 | >40 |
| 精神状態 | やや不安 | 軽度の不安 | 混乱 | 混乱/昏睡 |
| 毛細血管再充満 | <2秒 | >2秒 | >2秒 | 充満されない |
| 皮膚 | 冷たい/ピンク | 冷たい/蒼白 | 冷たい/湿潤 | チアノーゼ/斑紋 |

＊循環血液量（L）＝体重（kg）×約7%

（文献[2]を参考にして著者作成）

● これは，循環血液量の低下に対して，**循環調節機構**による代償反応により循環が維持されるためです．

[2] 村尾佳則 他：出血性ショックの病態と治療戦略とは？ 救急・集中治療 21：937-42, 2009

### 循環調節機構とは

循環調節機構とは，心拍出量が低下した状態を察知し，維持しようとするための身体に備わっている調節機構のことです．これには神経調節と液性調節があります．

## 神経性調節とは

- 神経性調節とは自律神経による循環調節システムです．
- 自律神経とは交感神経と副交感神経を指しますが，出血にともなうショックの場合，おもに交感神経が優位となり，次の順序で心拍出量が調節されていきます 図2．

①圧受容体（頸動脈小体，大動脈体）が血管の張りの低下を感知します．
②脳幹に血圧が低下した情報が伝えられます．
③交感神経中枢からの情報が心臓，血管，副腎髄質に伝えられます．
④交感神経中枢から伝わってきた情報により心臓では心拍数の増加と心収縮力の増加，血管では血管収縮が増強され血圧が上昇します．

## 液性調節とは

- 液性調節とは，内分泌からのホルモンの作用によって行われる循環調節システムのことです 図3．
- 神経性調節と同様に，圧受容体や化学受容体で循環血液量の減少を察知することにより，脳や副腎髄質よりホルモンが分泌され，心臓の収縮力・心拍数の増加，血管の収縮，尿量の減少が生じ循環血液量を維持することにより，血圧の上昇が生じます．

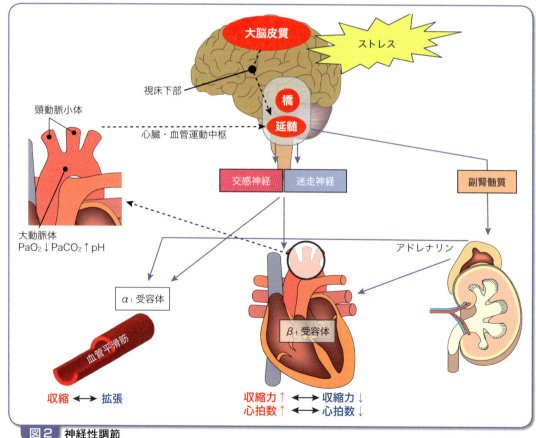

図2 神経性調節

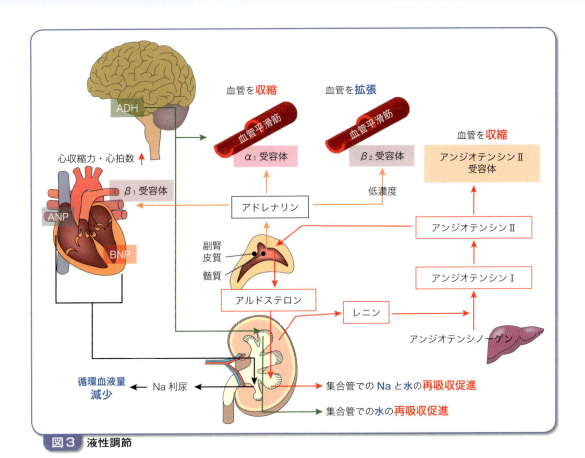

**図3** 液性調節

**図4** ショックの病態

| 段階 | 臨床所見 |
|---|---|
| 代償的段階<br>（代償性ショック） | ・血圧を維持するために代償機構が働く<br>・生体の緊急事態に対する交感神経の緊張<br>・末梢血管収縮，循環血液量の増加，心拍出量の増加により血圧を維持しようとする<br>・心拍出増加，脈圧減少，末梢血管収縮，水分・塩分の体内貯留 |
| 進行的段階<br>（非代償性ショック） | ・組織の微小循環の障害<br>・重要臓器の灌流障害<br>・体液量の損失，生理活性物質（サイトカイン）の産生増加，血管内凝固の亢進，血圧の低下 |
| 不可逆的段階<br>（不可逆性ショック） | ・組織の微小循環の重度の障害<br>・重要臓器の機能不全<br>・強い血管収縮と血管内凝固，消化管上皮の壊死による細菌の侵入，アシドーシスの進行，サイトカインの活性化などによる細胞死 |

早期からの治療開始が重要

## 毛細血管再充満（transcapillary refill）

- 出血により循環血液量が減少することにより最初にみられる反応として，間質液が毛細血管への移動が起こります．これを毛細血管再充満（transcapillary refill）といいます[3]．

- 毛細血管再充満，神経性調節，液性調節により，軽度の出血量（出血量30％程度）は血圧が低下することなく循環を維持することができるので

[3] ポール L. マリノ：出血と循環血液量減少."ICUブック第3版"稲田英一監訳．メディカル・サイエンス・インターナショナル, pp183-201, 2008

す．このように，循環動態が維持される段階での早期な対応が重要であるといわれています 図4 [4]．

## 気道確保と酸素投与

- 出血にともない循環血液量が低下することで，酸素の運搬能力も低下してしまいます．酸素の運搬能力は以下の式で表すことができます．

$$酸素運搬能力＝心拍出量×動脈血酸素含量$$

- このように循環血液量とともに，酸素供給が低下することなく十分に維持できるように酸素投与を行う必要があります．

[4] 片貝智恵：出血性ショックと心原性ショックの輸液・薬剤投与の違いとは？ 重症集中ケア 2014 年 12・1 月号：19-25, 2015

## 細胞外液の投与

- 出血性ショックは，循環血液量が減少したことで十分な酸素と栄養が末梢組織に送ることができず，かつ組織での代謝産物を回収することができない状態です．したがって，循環血液量を維持する必要があります．そのために第一選択として用いる輸液は，生体の細胞外液とおおむね同等に調整された，輸液を投与しなければなりません．ショック時に使用される細胞外液の種類には，乳酸リンゲル液，酢酸加リンゲル液，重炭酸加リンゲル液があります．
- 投与量を考えるにあたり，細胞外液の体内分布をイメージする必要があります．細胞外液は Na 濃度により細胞外である間質と血管内に分布することになります．投与量の分布は投与した細胞外液の 3/4 が間質，1/4 が血管内に移動します．そのため，出血量の 3～4 倍の補充が必要となります．
- 大量出血に対する輸液の反応を確認することで，出血量の推測と治療方法を考えることができます 表4 [4]．

**表4 出血に対する大量輸液による反応**

| | |
|---|---|
| responder<br>（反応群） | ● 初期輸液で血圧，脈拍などバイタルサイン，循環動態が安定する<br>● 出血量は比較的少量で，全血液量の 10～20％程度である<br>● 安定した後は通常の輸液のみで対処可能である |
| transient responder<br>（一過性に反応した群） | ● 初期輸液でいったんバイタルサインが安定するが，その後再度血圧が低下するもの<br>● 出血量は 20～40％程度で出血が持続していると予測される<br>● 再度急速輸液を行いながら，輸液の準備，出血源の検索，手術準備を並行して行う<br>● 輸血は輸液量が 3L を超える前に開始できるように準備する |
| non-responder<br>（無反応群） | ● 初期輸液でバイタルサインが安定しない，つまり，血圧，脈拍数が正常化しないもの<br>● 出血量は 40％以上と予測される<br>● 死が切迫されている状態であるため，緊急に輸血を行い，止血を目的とした緊急手術を行なわなければならない |

## 心電図モニタの装着

- 出血性ショックにより**心臓の収縮力やリズムに異常を生じる可能性が高い**ため，心電図モニタを装着し厳重な監視をする必要があります．

臨床知2

> **臨床知 2**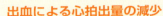
>
> **出血による心拍出量の減少**
>
> 出血による心拍出量が減少することで,酸素の運搬能力が低下します.その結果,末梢組織の酸素供給不足が生じることで代謝性アシドーシスが進行することになります.アシドーシスの進行は内因性のカテコラミンの作用が低下し,心機能への抑制作用も生じる可能性があります.また,循環血液量を保持し,主要臓器への血流を維持するために尿量が減少します.尿量が減少することで,尿中に排泄される電解質のK(カリウム)が体内に蓄積します.血清Kの上昇は不整脈を誘発させる可能性があります.

- また,心電図を装着し心拍数を確認することで,出血性ショックの重症度を表す「ショック指数」表5 を測定することができます.
- このショック指数を使用することにより,ショックの重症度とともに出血量も推定することができます 表6.

**表5 ショック指数(Shock Index:SI)**

$$\text{ショック指数} = \frac{\text{心拍数}}{\text{収縮期血圧}}$$

|  | 正常 | 軽度 | 中等度 | 重症 |
|---|---|---|---|---|
| Shock Index | 0.5 | 1.0 | 1.5 | 2.0 |

**表6 ショックの重症度と出血量の推定**

|  | Class I | Class II | Class III | Class IV |
|---|---|---|---|---|
| Shock Index | 0.5 | 1.0 | 1.5 | 2.0 |
| 推定出血量(mL) | 750未満 | 750〜1,500 | 1,500〜2,000 | 2,000以上 |
| 推定出血量(%) | 15未満 | 15〜30 | 30〜40 | 40以上 |
| 症状・所見 | なし 軽度の不安 | 頻脈,蒼白,冷汗 | 呼吸促迫,乏尿 | 意識障害,無尿 |

## 時間尿の測定

- 心拍出量の減少と血圧の低下により尿量が減少します.これは,腎前性腎不全の徴候であるとともに,循環血液量を維持しようとする生体の反応であるといえます.ショックにおける輸液療法の目標は組織灌流の最適化です.輸液投与による組織灌流が維持できているかの指標の一つが尿量の変化です.尿量が0.5〜1 mL/kgを超えることが目安となります.

## 輸 血

- 循環血液量不足が改善されたら,次には酸素運搬能力に注目する必要があ

ります．全身に酸素を運搬するためのおもな方法は，ヘモグロビンによる酸素の運搬です．そのため，輸血の必要性について検討する必要があります．

- 輸血の必要性について検討する方法については，ヘモグロビン濃度，ヘマトクリット値が使用されることが多いです．しかし，出血により必ずしもヘモグロビンが低下するとはかぎりません．その理由は，出血は赤血球と血漿量が同じ割合で減少するためです．そのため，必ずしもヘモグロビン濃度やヘマトクリット値が輸血の必要性を表す指標とはならない場合があります．

- では，何を指標に輸血の必要性を検討すればよいのでしょうか．輸血の必要性を検討する場合に適した指標の一つとなるのが，酸素摂取率（$O_2ER$）です．基準値は50％であり，それよりも増加している場合は，組織での酸素代謝失調が生じている指標となり，輸血が必要であると考えられます．

- 生命の維持のために**大量の輸血**が必要となる場合があります．

### エビデンス2

#### 緊急時の大量輸血

緊急に大量の輸血を必要とし，かつ血液型が不明の場合には，交差適合試験を省略しO型の輸血を行わなければなりません．このような場合においても，大量輸血にともなう副作用について十分に観察を継続していく必要があります[5]．

[5] 麻酔科学会ホームページ「危機的出血への対応ガイドライン」．http://www.anesth.or.jp/guide/pdf/kikitekiGL2.pdf（2018.1.10参照）

## ルート確保

- 出血にともない輸液補充療法が必要となります．心拍出量を維持するために，大量の輸液が急速に必要となる場合もあります．急速に多量の輸液を行うことに影響を与える要因として，輸液の粘度と留置される針の内径の太さがあります．留置される留置針の内径の太さを14〜16Gの太いものを選択する必要があります．

## 体　位

- ショックとなったときに，**受動的下肢挙上**（下肢を30°程度挙上）の体位をとることで，循環動態が改善しているように変化することがあります．

### エビデンス3

#### 下肢の挙上

下肢を挙上することで，およそ150mLから200mLの輸液負荷を行ったときと同様の効果があるといわれています．受動的下肢挙上の体位は，その効果により，心拍数や平均動脈圧，心係数，一回拍出量の改善効果の可能性があります[6]〜[10]．

[6] Wong DH et al: Changes in cardiac output after acute blood loss and position change in man. Crit Care Med 17 (10): 979-83, 1989

[7] Gaffney FA et al: Passive leg raising does not produce a significant or sustained auto-transfusion effect. J Trauma 22 (3): 190-3, 1982

- しかし，循環動態の改善効果は7分未満の短時間効果だけであるといわれており，臨床的意義が明確ではありません．
- また，**脳や肺，心臓への負担を増加**させる可能性があります．

### 臨床知3　下肢の挙上の悪影響

脳浮腫を助長させ，横隔膜が挙上することで，呼吸機能が低下する可能性が指摘されています．心機能が低下している患者に対しては，前負荷や後負荷が上昇することにより，心臓への負担が増加してしまう可能性もあります．

- 循環血液量の減少により，心拍出量が低下することで，脳への血流量も少なくなり，意識レベルが低下することがあります．意識レベルが低下することで舌根沈下を起こし，呼吸をさえぎる可能性があります．また，吐血や嘔吐がある場合には，誤嚥をする可能性もあります．そのため，気道を確保し，誤嚥の予防に注意した体位調整をする必要があります．
- よって，誤嚥とともに，処置をすぐに行うことができる頸部が後屈しすぎない仰臥位にする必要があると考えられます．

[8] Jabot J et al：Passive leg raising for predicting fluid responsiveness：importance of the postural change. Intensive Care Med 35（1）：85-90, 2009

[9] Boulain T et al：Changes in BP induced by passive leg raising predict response to fluid loading in critically ill patients. Chest 121（4）：1245-52, 2002

## おわりに

- 出血の場合，血圧はすぐには低下しません．しかし，心拍出量の低下はその他のバイタルサインや，意識の状態に現れてきます．それらの症状の変化に気づくことができ，早期の対応ができるように，症状について熟知し，観察を行うことが必要であると考えます．

[10] 日本蘇生協議会：ショックの傷病者に最適な体位. "JRC 蘇生ガイドライン2015". 医学書院, pp415-7, 2016

**参考文献**
1）道又元裕 監："イラストでわかる！ICUナースの生体侵襲ノート". 日総研出版, 2015

Ⅲ. 急性・重症病態における急変対応

# ショック時の対応（敗血症）
～敗血症は早くみつけて，早く対応することがポイント～

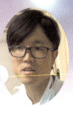

東海大学医学部付属八王子病院 看護部 ICU・CCU
（主任，集中ケア認定看護師）　劔持　雄二（けんもつ　ゆうじ）

## エビデンス＆臨床知

### エビデンス
- ☑ 敗血症は「臓器障害をともなった感染症」．
- ☑ qSOFAの3つの基準のうち，2つ以上を満たしたら敗血症を疑い，SOFAスコアで2点以上の急上昇があれば敗血症と診断する．
- ☑ 敗血症を疑ったら1時間以内に広域スペクトラムの抗菌薬を投与する．

### 臨床知
- ☑ ショックとは，酸素供給と酸素需要のバランスが崩れている状態を指す．

## はじめに

● 以前まで，敗血症は感染症によってひき起こされた SIRS（Systemic Inflammatory Response Syndrome）という概念が提唱されていました[1]．この SIRS では4つの項目（体温，呼吸数，心拍数，白血球数）が提案され，この2項目以上を満たすと SIRS と診断されていました．しかし現実的には，敗血症では SIRS の4項目以外の症状・所見もあるため，2016年に新しい敗血症のガイドラインとして，敗血症は「**感染に対して宿主生体反応の統御不全により臓器機能不全を呈している状態である**」，敗血症性ショックは「**敗血症のうち，循環不全と細胞機能や代謝の異常により，死亡率が高くなった状態である**[2]」とされました．

[1] America College of Chest Physicians/Society of Critical Care Medicine Consensus Conference. Definitions for sepsis and organ failure and guidelines for the use of innovative therapies in sepsis. Crit Care Med 20：864-74, 1992

🔍 エビデンス1

[2] Singer M et al：The Third International Consensus Definitions for Sepsis and Septic Shock. JAMA 315：801-10, 2016

### 📖 エビデンス1

#### 敗血症の新旧定義

「敗血症および敗血症性ショックの国際コンセンサス定義第3版」（Sepsis-3）によって"SIRS や Severe Sepsis（重症敗血症）"という言葉が消えました[2]．**図1**に従来の敗血症の定義と Sepsis-3 で定められた新しい定義の比較を示します．

**著者プロフィール**（劔持雄二）
1999年 北里大学看護専門学校卒業．東京女子医科大学救命救急センター ICU．2003年より現職．2010年 集中ケア認定看護師資格を取得．成人看護（急性期）臨床看護助教．日本クリティカルケア看護学会口腔ケア委員会委員，Global Sepsis Alliance 委員（Ad Hoc）．東海大学救急看護認定看護師教育課程非常勤講師

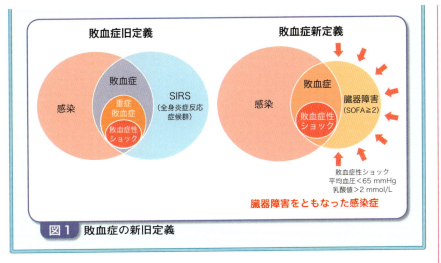

図1 敗血症の新旧定義

## 敗血症を疑うには（qSOFA）

- この敗血症を判断するために，簡便な指標として quick SOFA（qSOFA）表1 を用いることが提案されました．救急外来を受診した患者や一般病棟に入院している患者で，何らかの感染症が疑われたうえで qSOFA スコアの3項目中2項目を満たすと，敗血症の可能性が高いと判断します．この qSOFA スコアは，米国の大規模データを中心に評価され，qSOFA スコアが2点以上を呈した患者は，それ未満の患者に比べて，3〜14倍の死亡率を呈しうるとされました[3]．

- この qSOFA スコアは，呼吸数が入っていることが重要で，バイタルサインで体温や血圧・脈拍を計測しても呼吸数を計測しないということはないでしょうか．われわれ看護師の経過記録をみていてもよく経験することです．敗血症の際に呼吸数が増えるという機序は，身体が酸性に傾いた状態を頻呼吸で代償するというものです．

- 血圧や $SpO_2$ が正常値であっても，頻呼吸をみとめる患者には十分な注意が必要です．この qSOFA スコアを基準として設けることによって，呼吸数をカウントすることに主眼がおかれることに期待しています．

[3] Seymour CW et al：Assessment of Clinical Criteria for Sepsis：For the Third International Consensus Definitions for Sepsis and Septic Shock（Sepsis-3）. JAMA 315（8）：762-74, 2016

表1 quick SOFA（qSOFA）基準

- 呼吸数 22 回/分以上
- GCS 14 点以下（意識変容含む）　各1点（0〜3点）
- 収縮期血圧 100 mmHg 未満

感染症が疑われ，上記3つの基準のうち2項目以上を満たす場合に，敗血症を疑い，集中治療管理を考慮する．敗血症の確定診断は，合計 SOFA スコアの2点以上の急上昇による．

## 敗血症だと判断したら

- qSOFA で敗血症を疑ったら，次は SOFA スコア 表2 の採点に進みます．臓器障害の重症度を評価するものが SOFA スコアだからです．SOFA スコアが2点以上の急上昇があれば，敗血症と診断されます．

### 表2 SOFAスコア

| 項目 | 点数 | | | | |
|---|---|---|---|---|---|
| | 0点 | 1点 | 2点 | 3点 | 4点 |
| 呼吸器<br>PaO₂/FiO₂（mmHg） | ≧400 | <400 | <300 | <200<br>＋呼吸補助 | <100<br>＋呼吸補助 |
| 凝固能<br>血小板数（×10³/μL） | ≧150 | <150 | <100 | <50 | <20 |
| 肝機能<br>ビリルビン（mg/dL） | <1.2 | 1.2〜1.9 | 2.0〜5.9 | 6.0〜11.9 | >12.0 |
| 循環機能<br>平均動脈圧（MAP）<br>（mmHg） | MAP≧70 | MAP<70 | DOA<5γ<br>あるいは<br>DOB使用 | DOA 5.1〜15<br>あるいは<br>Ad≦0.1γ<br>あるいは<br>NOA≦0.1γ | DOA>15γ<br>あるいは<br>Ad<0.1γ<br>あるいは<br>NOA>0.1γ |
| 中枢神経系<br>GCS | 15 | 13〜14 | 10〜12 | 6〜9 | <6 |
| 腎機能<br>クレアチニン（mg/dL） | <1.2 | 1.2〜1.9 | 2.0〜3.4 | 3.5〜4.9 | >5.0 |
| 尿量（mL/日） | | | | <500 | <200 |

DOA：ドパミン，DOB：ドブタミン，Ad：アドレナリン，NOA：ノルアドレナリン
SOFAスコアのベースラインから2点以上の増加で，感染症が疑われるものは敗血症と診断される.
(文4 Vincent JL et al：The SOFA（Sepsis-related Organ Failure Assessment）score to describe organ dysfunction/failure. On behalf of the Working Group on Sepsis-Related Problems of the European Society of Intensive Care Medicine. Intensive Care Med 22(7)：707-10, 1996 より引用)

- 図2に，ここまでの流れと，さらに敗血症性ショックの診断までを含めたフローチャートを示します.
- 感染症の可能性があるばあい，ただちにqSOFAでスコアリングし，2点以上では臓器障害の評価として血液・生化学検査，動脈血ガス分析，血液培養検査，画像検査などを追加してSOFAスコアを評価し，2点以上の急上昇があれば敗血症と診断します．敗血症と評価できない状況においては，

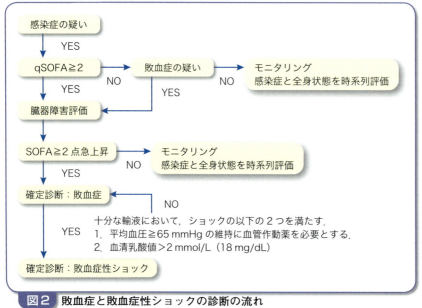

図2 敗血症と敗血症性ショックの診断の流れ

感染症と全身状態の評価をくり返し，qSOFAをモニタリングします．輸液や血管作動薬で平均血圧≧65 mmHgを維持し，血清乳酸値＜2 mmol/Lを目標とします．qSOFA≧2点では，集中治療し管理を念頭におきます．

## 敗血症性ショックになったら

- 『日本版敗血症診療ガイドライン2016』[5]において，敗血症性ショックは「敗血症で適切な輸液をしても平均血圧を65 mmHg以上に維持するために血管作動薬の使用が必要，かつ，血中乳酸値が2 mmol/Lを超えた状態」とされています．CVPをターゲットとしたEGDT（Early Goal-Directed Therapy）[6]の記載はなくなり，適切な輸液として，最初の3時間以内に晶質液を30 mL/kg/時以上投与することです．
- 血管作動薬は「敗血症初期の末梢が温暖なwarm shockでは，血管作動薬としてノルアドレナリン（0.05 µg/kg/分～）を第1選択とする」①としています．
- また，ノルアドレナリン反応性が低下している場合には，ノルアドレナリン（0.05 µg/kg/分～）に加えて，バゾプレシン（0.03単位/分）の併用を考慮します．
- もう一つの重要な点は，静的指標（CVPや血圧など）より動的指標（脈拍や一回拍出量の呼吸性変動〈SVV〉，受動的下肢挙上〈PLR〉 図3）を用いて，くり返し循環動態を評価します．

[5] 西田 修 他：「日本版敗血症診療ガイドライン2016」
http://www.jaam.jp/html/info/2016/pdf/J-SSCG2016_ver2.pdf
（2018.2 参照）

[6] Rivers E et al：Early goal-directed therapy in the treatment of severe sepsis and septic shock. N Engl J Med 345（19）：1368-77, 2001

① たとえば，体重50 kgの人にノルアドレナリン（1 mg/mL）5Aを生理食塩水50 mLで溶解した場合，シリンジポンプを使用して1.5 mL/時～を目安に開始する．

臨床知 1

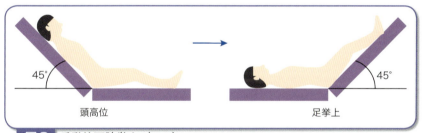

**図3 受動的下肢挙上〈PLR〉**
頭部を挙上させた状態から，頭部を下げて下肢を一気に上げる．下肢に貯留していた血液が心臓に戻るため，輸液を行ったのと同じような効果が得られる．

---

**臨床知 1**

**酸素飽和度，ヘモグロビン量，心拍出量が影響する**

ショックとは単に血圧が下がった状態のことをいいません．ショックは「組織への灌流が不十分なために起こる臨床的症候群」とされ，酸素供給と酸素需要のバランスが崩れている状態のことをいいます．酸素は肺で血液中のヘモグロビン（Hb）に結合し，心臓からの拍出によって体内を循環します．この酸素の供給を式で表すと以下のように示すことができます．

酸素供給量＝血中の酸素含有量×心拍出量
　　　　　＝13.5×酸素飽和度/100×Hb量×心拍出量

この式からも，酸素飽和度，Hb量，心拍出量の3つの要素で決まることがわかります．

## sepsis six～敗血症を疑ったら1時間以内に実施すべき6項目～

- 敗血症を疑ったら1時間以内にsepsis six[7]（表3）のうちできるものをすべて行って，必要に応じて専門医に治療を開始してもらいます．
- 敗血症で起こる，呼吸や意識・血圧の異常は感染によって起こっているわけなので，感染のコントロールをすばやく始めないことには何も解決になりません．したがって，敗血症を疑ったら，とくに重要なのは1時間以内に広域スペクトラムの抗菌薬を投与することです．抗菌薬の投与は，デ・エスカレーションといって，初めに抗菌スペクトラムが広い薬剤を使用し，その後，狭域の抗菌スペクトラムに段階的に変更していく方法にします．当然，同時に感染巣のコントロールをしていくことは必須です．
- 抗菌薬を投与する前にしなければいけないのは，sepsis sixの一つである血液培養検査です．血液培養検査をせずに抗菌薬を投与すると原因菌が特定できなくなります．血液培養は2セット採取が必要です．

[7] Robson WP et al：The Sepsis Six：helping patients to survive sepsis. Br J Nurs 17 (1)：16-21, 2008

**表3** sepsis six

① 高濃度酸素投与
② 血液培養
③ 抗菌薬の静脈内投与
④ 細胞外液による輸液蘇生
⑤ ヘモグロビンと乳酸値のチェック
⑥ 正確な時間尿量の測定

Ⅲ．急性・重症病態における急変対応

# ショック時の対応（心原性）ACS
## ～知って得する！ ACS ケアの考え方～

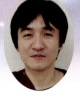

■ 榊原記念病院 ICU
（集中ケア認定看護師） 長尾 工（ながお たくみ）

## エビデンス&臨床知

### エビデンス
- ☑ ACS による心原性ショックでは，12 誘導心電図を測定する．
- ☑ 75 歳未満の患者に対しては，早期血行再建を行う．
- ☑ ACS に対する酸素療法は，梗塞サイズが大きくなりやすい．

### 臨床知
- ☑ 心電図測定は短時間で行うように慣れておく．
- ☑ 心原性ショック（ACS）の原因としては，血管内脱水が多い．
- ☑ 外科的治療の適応は定かではないが，救命のためには必要．

## はじめに

●心原性ショックは致死的疾患であり，その大半が ACS（acute coronary syndrome：急性冠症候群）が原因であることが多く，心肺停止となる前に介入する必要があります．ショックが遷延し多臓器不全に陥った場合は，救命できないことがあるため，生命の危機的状況としてとらえたら迅速な対応が求められます．

## 心原性ショック（ACS）患者の初期対応

●ACS 患者に遭遇したら，まず意識レベル，呼吸，循環の確認を行います．ショックにより CPA（cardiopulmonary arrest：心肺停止）状態であれば，すみやかに心肺蘇生法を開始します．CPA 状態でなければ，酸素投与，輸液投与など，呼吸と循環をまず安定させることを優先します．並行して原因検索のために検査を行います．
●心原性ショック（ACS）に対する検査としては，12 誘導心電図，生化学マーカ，心エコー，胸部 X 線検査，関連する血液検査があります 図1 [1]．
●12 誘導心電図は，STEMI（ST elevation myocardial infarction：ST 上昇型心筋梗塞）の早期診断を行ううえで，もっとも簡便で診断価値の高い検

[1] 日本蘇生協議会 監："JRC 蘇生ガイドライン 2015"．医学書院，2016

**著者プロフィール（長尾 工）**
2007 年 埼玉医科大学病院国際医療センター勤務，2009 年 榊原記念病院勤務，2015 年 集中ケア認定看護師取得，同年より ACCU 勤務．2017 年より現職

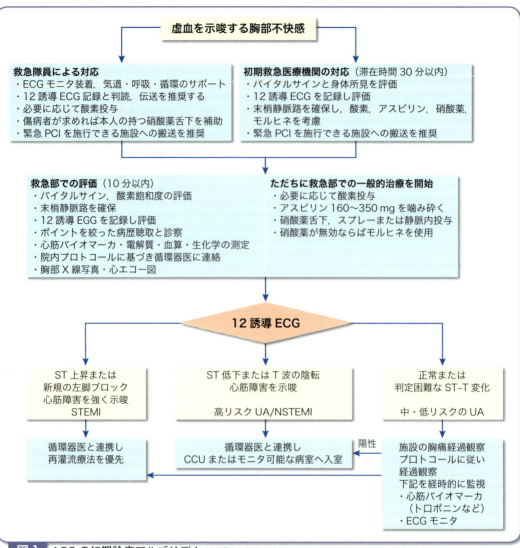

**図1** ACSの初期診療アルゴリズム（文献1より引用）
UA：unstable angina（不安定狭心症），NSTEMI：non-ST elevation myocardial infarction（非ST上昇型心筋梗塞）．

査です．しかし，医師以外の医療従事者による心電図の判断は，偽陽性診断となることもあるため，医師が必ず判読することが必要です．ショックにより初期心電図が遅れたとしても，血行再建が行われる前に行っておくことが推奨されます．急変時の対応においては，短時間での心電図測定が求められるため，日ごろより心電図を迅速にとれる練習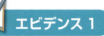をしておくことが大切です．

### エビデンス 1

#### 心電図のST上昇に注意する

心電図はACSの診断において，重要な検査となります．心筋バイオマーカがいまだ上昇していないACS超急性期においても，心電図ではT波の尖鋭，増高をみとめることがあり，診断のカギとなります．

医師以外のコメディカルが心電図判断をすることについては，賛否がありますが，典型的なST上昇の心電図変化は容易に判断できるため，心原性ショックの患者には必要です[2]．しかし，ACS発症早期や発症前から異常心電図を呈する場合は，心電図診断が困難になることが多く，注意が必要です．

[2] 日本蘇生協議会 監：病院前または救急部門でのSTEMIの12誘導ECGの判読．"JRC蘇生ガイドライン2015"．医学書院，pp296-9, 2016

**臨床知 1**

### 心電図測定は速く正確に

12誘導心電図は循環器領域では測定することが多い検査です．急変時の対応においては，短時間で測定することが，他の検査を並行して行ううえで重要となります．最近では，心電図の判読を重視する傾向にありますが，心電図の測定方法が誤っている場合が，臨床では時折あります．誤った測定方法で得られた結果は，治療の進行を妨げることがあるため，ふだんから正確な心電図測定を行うことを心がけておく必要があります．心電図測定には，右誘導，背側部誘導もあるため，特殊な誘導による心電図測定方法についても学習しておく必要があります．

- ACSによる心原性ショックの場合，心筋壊死を示す生化学マーカ（トロポニンやCK，CK-MBなど）の一過性上昇をみとめることは必須であり，これに加えて，遷延性の胸痛や心電図所見のいずれかが必要となります．しかし，発症早期には心筋バイオマーカはいまだ上昇していないことも多く，心電図や臨床所見を中心に診断，治療を進めていくことが求められています．

- 心エコーは，局所壁運動異常によるACSの診断，左室収縮機能・拡張機能の評価のみならず外科的合併症の適応となることが多い機械的合併症の診断，急性大動脈解離，急性肺血栓塞栓症との鑑別に有用な検査です．局所壁運動異常によるACSの診断率は90％を超えるといわれ，心電図診断が困難な場合にも有用となります．

- 胸部X線検査は鑑別疾患と重症度判定のために重要な検査です．心陰影の拡大，肺うっ血，肺水腫，胸水の有無などを客観的に評価できます．胸部X線検査だけでACSの診断はできないため，他の検査と合わせてアセスメントすることが大切です．

- 関連する血液検査としては，全血算，生化学検査，血液ガス分析などがあります．貧血や腎機能障害の存在，高度な白血球数増多や高血糖をみとめる場合は予後不良との報告もあります．血液ガス分析では，低酸素や酸塩基平衡の異常がないかを確認しておく必要があります．低酸素であれば，酸素投与を行い，多くの場合は気管挿管となることがあるため，$SpO_2$を経時的に測定しておきます．酸塩基平衡異常としては，ショックの場合はアシデミアとなることが多いため，適切な輸液を行い，カテコラミン類の点滴を検討します．

- 必要となる検査を行いながら，リスク評価 **表1** を行い，**早期血管内再建**を目指していきます．カテーテル治療スタッフを20分以内に招集し

エビデンス2

### 表1　TIMIリスクスコア

| 予測のための因子 | 点数 | 定　義 |
|---|---|---|
| 65歳以上 | 1 | |
| 冠動脈疾患のリスクファクターが3以上 | 1 | リスクファクター<br>●家族に冠動脈疾患のリスクファクター<br>●高血圧<br>●高コレステロール血症<br>●糖尿病<br>●喫煙者 |
| 7日以内にアスピリン使用 | 1 | |
| 最近，重症の胸痛 | 1 | 24時間以内に2回以上の胸痛発作 |
| 心臓マーカの上昇 | 1 | CK-MBまたは心臓特異的トロポニン |
| 0.5 mm以上のST変化 | 1 | 0.5 mm以上のST下降は該当，20分未満の一過性ST上昇（0.5 mm以上）はST下降と同等に扱い高リスク．20分以上持続する1 mm以上のST上昇があればSTEMIのtreatment categoryとみなされる． |
| 50%以上の冠動脈閉塞の既往 | 1 | この情報が不明であってもリスク予測は可能 |

| 上の表で計算されたTIMIリスクスコア | 1つ以上の初期の不良転帰*が14日以内にみられる率 | リスク評価（Risk Status） |
|---|---|---|
| 0または1 | 5% | 低（Low）リスク |
| 2 | 8% | 低（Low）リスク |
| 3 | 13% | 中（Intermediate）リスク |
| 4 | 20% | 中（Intermediate）リスク |
| 5 | 26% | 高（High）リスク |
| 6または7 | 41% | 高（High）リスク |

*初期の不良転帰（Primary end points）として「死亡」，「新しいまたは再発性の心筋梗塞」，および「緊急冠血管再建術の必要性」の3つが挙げられる．

ておくことも必要となります．Door-to-balloon時間が90分以内の目標を達成できている施設では，ACSの診療に関わる多職種の連携が治療システムの改善につながることも示唆されており，私たちが日常的にチーム医療を推進しておくことが，初期対応の迅速性を高めることになります．

### エビデンス2

#### 血行再建をめざす

発症後36時間以内に心原性ショックとなり，ショック発症18時間以内にPCIが実施可能な75歳未満の患者に対しては，治療を行うべきです[3]．また，心停止後の自己心拍再開患者においても，心拍再開後の心電図でST上昇もしくは左脚ブロックの所見をみとめた場合にも血行再建を考慮すべきだとガイドラインでは示されています[4]．薬剤治療だけではACSによる心原性ショックは改善しないことが多く，早期の血行再建が有効となります．そのため，治療の進行と同時に検査室への移送を考えた行動を行うことが重要となります．

[3] Hochman JS et al：Early revascularization in acute myocardial infarction complicated by cardiogenic shock. SHOCK Investigators. Should We Emergently Revascularize Occluded Coronaries for Cardiogenic Shock. N Engl J Med 341：625-34, 1999

[4] 日本循環器学会：循環器病の診断と治療に関するガイドライン（2012年合同研究班報告）「ST上昇型急性心筋梗塞の診療に関するガイドライン（2013年改訂版）」, 2013 http://www.j-circ.or.jp/guideline/pdf/JCS2013_kimura_h.pdf（2018.1参照）

# 心原性ショック（ACS）の合併症

- 心原性ショック（ACS）は，心臓自体のポンプ機能障害によるショックです．ACSに合併する病態は多数あり，初期対応を行いながら合併症の予防も考えておく必要があります．そのため，緊急度や頻度が高いもの，治療がすぐに可能なものから対応していきます．

## 不整脈

- まず，不整脈です．電気的機能障害はACS患者の90％以上にみとめられます．心拍出量を減少させて低下させるほどの速い頻拍，高度の徐脈，致死的不整脈などがあります．初期対応として血液検査を行うときに，電解質の異常がないかを確認します．とくに低カリウム血症をみとめたら，カリウム製剤による補正を行います．低カリウム血症が遷延すると心室頻拍stormに陥り，生命の危機となることもあります．また，高カリウム血症でも不整脈は起こるため，概ね血清カリウム値は4.0 mEq/Lになるように観察を行っておきます．

## 低心拍出量症候群（low output syndrome：LOS）

- 次に，低心拍出量症候群です．頻脈および終末器官の低灌流による尿量減少，精神錯乱，四肢冷感などをともなう低血圧となります．LOSに至る原因はさまざまですが，**血管内脱水が多く**，適切な前負荷を維持することが大切です．初期対応の際に，末梢動脈の触診，頸静脈波の確認を行うことで推測ができます．Nohria-Stevenson分類 図2 を用いて，心不全の合併を判断することも対応として求められます．また，低血圧是正のためカテコラミン類が開始されることが多く，必要とされる薬剤の準備や使用方法などに日常より慣れておくことが望まれます．ショック指数を用いて治療効果を把握しておくことも，対応としては大切となります．

臨床知2

### 臨床知2　血管内脱水

ACSによる心原性ショックの場合，血管内脱水となっていることが多くみられます．これは，虚血により冠血流量の低下が起こり，全身への血流が低下した結果，倦怠感や食思不良が顕著となるからです．そこで，脱水の有無を把握するためには，腋窩・口腔粘膜の乾燥，皮膚の緊張性低下，頸静脈の虚脱がないかを観察します．脱水により意識障害をみとめることもあるため，脱水の是正は欠かせません．

## 低酸素症

- SpO$_2$の測定により容易に判断できます．ACSによる心原性ショックの場合，気管挿管となることが多いですが，高濃度の酸素投与が必ず必要とは

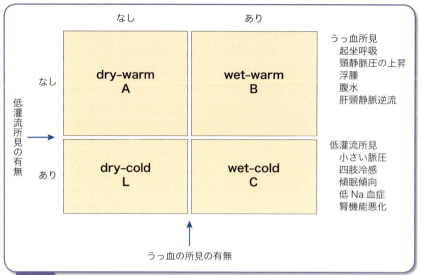

**図2** Nohria-Stevensonの分類

限りません．$CO_2$ナルコーシスや酸素中毒などに対しては，意識障害をまねくこともあるため，$CO_2$をモニタリングしながら，$SpO_2$ 90％以上を維持できる酸素量に調整します．酸素投与を開始した後は，既往歴に慢性呼吸器疾患がないかを確認し，酸素投与による効果を経時的に観察していきます．ACSでは酸素投与により**虚血心筋障害が軽減される可能性がありますが，高濃度酸素の長期吸入は避けるように調整**します．

> **エビデンス3**
> 
> **必要以上の高濃度酸素は避ける**
> 
> ACSが疑われる症例に対しては酸素投与がルーチンで行われており，ガイドラインでも推奨されてきましたが，再灌流障害の可能性も示されています．酸素療法群で梗塞サイズが大きかったという報告[5]もあり，今後はルーチンの酸素療法はなくなるのかもしれません．吸入気酸素濃度50％以上の高濃度酸素を長時間吸入することにより，気道粘膜や肺胞が傷害され，重篤な場合は呼吸不全に陥ることもあります．そのため，血液ガス分析で酸素化が良好であれば，すみやかに酸素濃度を減量することが求められます．

エビデンス3

[5] Stub D et al；AVOID Investigators：Air Versus Oxygen in ST-Segment-Elevation Myocardial Infarction. Circulation 131（24）：2143-50, 2015

## 機械的合併症

- 薬剤抵抗性の心原性ショックをみたら，心筋虚血・壊死にともなう機械的合併症（心破裂，心室中隔穿孔，乳頭筋断裂・不全など）を考えます．機械的合併を起こすと薬剤治療だけで完治しないため，**外科的治療が必要**となります．心エコーにより機械的合併症があれば，外科にコンサルトし，治療の可否を判断してもらう必要があります．初期対応の時に，心雑音の有無や薬剤抵抗性の血圧低下がないかなども観察しておきます．そ

臨床知3

のため，心原性ショック（ACS）患者に対しては，常に治療の選択・可否を念頭においた対応が必要となります．

**臨床知 3**

**外科的治療**

ACSによる心原性ショックに対する適切な手術時期や術式に関するエビデンスはありません．ショック状態であったため，緊急手術を要した場合の手術成績はきわめて不良です．しかし，患者の救命を行うためには，外科的治療もありうることを考慮しておくべきです．

## 最近のトピックス：心原性ショックの30日死亡率

- 2016年，心原性ショックの現況と転帰について検討された多施設合同研究JCS-Shockレジストリの結果が発表されました．これは院外で発生した心原性ショックの特徴と予後の把握を目的としたもので，ACSは原疾患として51％，30日死亡率は33.5％と高いものとなっていました．
- ACSによる心原性ショックは，発見から初期対応に向かうまでの時間が大切で，私たちはチームで対応をすることが求められます．心原性ショックの病態から回復する時間を短時間とすることが目標となりますが，生命予後を見据えた介入を早期から行っていくことも大切となります．

## おわりに

- 心原性ショック（ACS）に対する治療目標は，虚血時間を短くし救命することです．そのために，早期血行再建を考慮した対応を行い，合併症予防とチーム医療を推進していくことが大切となります．

**参考文献**

1）Babaev A et al：Trends in management and outcomes of patients with acute myocardial infarction complicated by cardiogenic shock. JAMA 294：448-54, 2005
2）Ueki Y et al：Characteristics and Predictors of Mortality in Patients With Cardiovascular Shock in Japan – Results From the Japanese Circulation Society Cardiovascular Shock Registry. Circ J 80：852-9, 2016

Ⅲ．急性・重症病態における急変対応

# 心不全の急性増悪（左右）
～病態理解でいざというときに自分のすべきことが見えてくる～

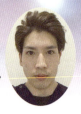

日本心臓血圧研究振興会附属
榊原記念病院 ACCU（看護師） 波多江 遵（写真）
同（集中ケア認定看護師） 山形 泰士

## エビデンス＆臨床知

### エビデンス
- ☑ 心拍出量は心拍数・前負荷・収縮能・後負荷の4つの因子で決まり，血圧は心拍出量と末梢血管抵抗で評価する．
- ☑ 酸素化は$SpO_2$・$PaO_2$で，換気は$PaCO_2$・呼吸回数で評価する．
- ☑ 血圧は収縮期血圧だけでなく，平均血圧も評価する．

### 臨床知
- ☑ 血管拡張薬を使用しているときは，こまめな血圧測定で急変を回避する．
- ☑ CS1心不全は，呼吸困難の評価と呼吸負荷の軽減が急変回避につながる．
- ☑ 患者の訴えや様子がおかしいならば，フィジカルイグザミネーションで急変を回避する．

## 心不全ってなんだろう？

- 心不全は，さまざまな疾患が原因の病態であり，心臓のポンプ機能が低下し，全身の各組織まで必要量の血液を供給できなくなる状態をいいます．急性心不全は全身に血液を十分に送ることができないために現れる低拍出量症候群（low output syndrome：LOS）と，肺から血液を吸い込んで全身臓器に送り出す左心系のうっ血（左心不全），全身から血液を吸い込んで肺に送り出す右心系のうっ血（右心不全）が組み合わさっています．つまり，うっ血と低心拍出量という2つの病態および左心・右心機能がどの程度まで低下しているか，それにともなうさまざまな症状を正確にアセスメントできるかが，急変対応のポイントになってきます．
- 急性心不全は，新規発症や慢性心不全の急性増悪により起こりますが，症状や徴候は軽症のものから致死的患者まできわめて多彩です．急性心不全は6病態に分けられますので，表1 [1]を参照してください．

[1] 日本循環器学会 他：循環器病の診断と治療に関するガイドライン（2010年度合同研究班報告）「急性心不全治療ガイドライン（2011年改訂版）」．p7

### 筆頭著者プロフィール（波多江遵）
2010年 東海大学健康科学部看護学科卒業後，東海大学医学部附属病院に入職し，総合内科・救命救急科へ配属．2015年4月より現職

**表1　急性心不全の6病態**

(1) 急性非代償性心不全：
心不全の徴候や症状が軽度で，心原性ショック，肺水腫や高血圧性急性心不全などの診断基準を満たさない新規急性心不全，または慢性心不全が急性増悪した場合

(2) 高血圧性急性心不全：
高血圧を原因として心不全の徴候や症状をともない，胸部X線で急性肺うっ血や肺水腫像をみとめる

(3) 急性心原性肺水腫：
呼吸困難や起坐呼吸をみとめ，水泡音を聴取する．胸部X線で肺水腫像をみとめ，治療前の酸素飽和度は90％未満であることが多い

(4) 心原性ショック：
心ポンプ失調により末梢および全身の主要臓器の微小循環が著しく障害され，組織低灌流に続発する重篤な病態

(5) 高拍出性心不全：
甲状腺中毒症，貧血，シャント疾患，脚気心，Paget病，医原性などを原因疾患とし，四肢は温かいにもかかわらず肺うっ血をみとめる．しばしば敗血症性ショックでみとめられる

(6) 急性右心不全：
静脈圧の上昇，肝腫大をともなった低血圧や低心拍出状態を呈している場合

（文献[1]を参照して作成）

## 心不全のなかでも誰もが経験する急性左心不全

- 急性心不全は発症時の収縮期血圧が高いほど死亡率が低く，予後規定因子になりうることがわかってきています[2]．複雑な病態をシンプルに分類する方法として，収縮期血圧に着目したクリニカルシナリオ（CS）**表2**があります．

[2] 佐藤幸人 他：急性心不全. J Cardiol Jpn Ed 1 (1)：3-16, 2008

- クリニカルシナリオで多く遭遇するのがCS1です．左室拡張末期圧や左房圧上昇にともなう肺静脈うっ血により，呼吸困難，息切れ，頻呼吸をみとめます．さらに進行すると，主要臓器への血流を維持するために==末梢血管を収縮させるという代償機構==が過剰に起こります．そして血液が身体の中心に集まることで肺水腫をきたし，夜間発作性呼吸困難や起坐呼吸，冷汗，チアノーゼもみとめるようになります．

- CS1心不全は動静脈血管の収縮が過剰に起こってしまっているので，治療の第一選択は血管拡張薬になります．降圧を図るとともに，酸素化の改善を目指します．血管拡張薬は患者によって効果がさまざまなので，==こまめに血圧測定をします==．　🔍 臨床知1

- 酸素療法を行うにあたっては，==95％以上の血中酸素飽和度，80 mmHg以上の血中酸素分圧をめざす==ように調整します．鼻カニューレやフェイスマスクを用いた酸素投与でも改善されない頻呼吸，努力呼吸，低酸素血症は非侵襲的陽圧換気療法（NPPV）を即座に開始できるように準備する必要があります．酸素化が改善してきても呼吸困難感がなくならない場合は，==塩酸モルヒネやアタラックス®-Pを使うなどして，呼吸負荷を軽減させます==．それらを行ったとしても効果がない場合もあり，気管内挿管の必要性も出てきます．　🔍 臨床知2

- 急変を回避するためには，行った治療に対するバイタルサインや患者の症状などの反応をタイムリーに評価をしていくことが重要です．急性期にお

### 表2 クリニカルシナリオ

| 分類 | 症状 | 特徴 | 治療 |
|---|---|---|---|
| CS1 | sBP＞140 mmHg<br>高血圧群 | ●突然発症<br>●びまん性肺うっ血がおもな所見<br>●全身浮腫はわずかで正常水分量，または脱水<br>●急激な左室充満圧の上昇でEFは保持されていることが多い<br>●血管機能の異常 | ●NPPVおよび血管拡張薬<br>●利尿薬はほとんど使用しない |
| CS2 | sBP<br>100～140 mmHg<br>通常血圧群 | ●症状はゆっくり出現し，しばしば体重増加をともなう<br>●全身浮腫がおもな所見<br>●肺水腫はわずか<br>●慢性的な左室充満圧上昇，静脈圧や肺動脈圧の上昇をともなう<br>●臓器障害（腎機能・肝機能低下，貧血，低アルブミン血症） | ●NPPVおよび血管拡張薬<br>●全身体液貯留がある場合は利尿薬 |
| CS3 | sBP＜100 mmHg<br>低血圧群 | ●発症は急激あるいはゆっくり<br>●末梢循環不全がおもな所見<br>●全身浮腫や肺うっ血はわずか<br>●左室充満圧は上昇<br>●2つのタイプ：①低還流，または心原性ショックがある，②明らかな低還流，心原性ショックがない | ●体液貯留所見がなければ容量負荷<br>●強心薬，血管収縮薬 |
| CS4 | 急性冠症候群 | ●急性心不全の徴候と症状<br>●トロポニン単独の上昇のみでは分類しない | ●NPPV，血管拡張薬<br>●心臓カテーテル検査，IABP |
| CS5 | 右心不全 | ●発症は急激あるいはゆっくり<br>●肺水腫はない<br>●右心機能低下<br>●全身性静脈うっ血の症状<br>●①sBP＞90 mmHg＋体液貯留所見，②sBP＜90 mmHgで治療が分かれる | ●容量負荷は避ける<br>●①利尿薬<br>　②強心薬，血管収縮薬 |

いていかに微細な変化に気づき，そのつど治療の評価をしていくことで次にやること・すべきことが見えてきます．それが患者によりよい治療を提供できることにつながります．

---

**心臓のポンプ機能**

心臓のポンプ機能はいかに全身に血液を送り出すかが重要です．つまり，心拍出量のことです．心拍出量は心拍数・前負荷・収縮能・後負荷の4つの因子で決まります．何かしらの原因で心拍出量が低下した場合，心臓は心拍出量を維持するために交感神経系やレニン・アンジオテンシン・アルドステロン（RAA）系などの代償機構が働きます．左心不全の場合，起坐呼吸は代償機構の働きによって生じている症状になります．この代償機構が破綻することで心不全は急激に悪化します．これらの規定因子を客観的に把握することが，心不全の病態を診断し，治療と看護を進めるうえで欠かせません．

**臨床知 1**

### 患者の適正血圧を見きわめよう

CS1 心不全では，とにかく血圧を下げることが重要です．しかし，血圧を下げすぎてしまうことで，臓器低灌流になる可能性もあります．血管拡張薬を使用しているなかでの，血圧推移には注意が必要です．患者のふだんの血圧を確認していくとともに，臓器低灌流所見に注意しながら，患者の適正血圧を見きわめていくことが大切です．そして観血的動脈測定，非観血的血圧測定は同一条件で測定を行い，評価をしましょう．

### $SpO_2$ が95％を下回ると低酸素症のリスク

心パルスオキシメータは非侵襲的で簡易的に測定できます．酸素の多くは，ヘモグロビンと結合することで組織へ運搬され，その結合率は酸素分圧によって規定されます．したがって，酸素化は $PaO_2$ と $SaO_2$ で評価していく必要があります．その際に酸素解離曲線 図1 を思い浮かべましょう．$SpO_2$ と $SaO_2$ はほぼ一致するので，$SpO_2$ が常に95％以上であれば，$PaO_2$ もまた常に80〜100 mmHg の正常値にあると考えることができます．逆に，95％を下回るようであれば，低酸素症の危険があると推察されます．また，パルスオキシメータによる評価は，患者の状態によっては±2％の誤差があります．一方で，$SpO_2$ では換気の評価はできません．換気とは，血液が $CO_2$ を肺胞に放出し，それが呼吸によって体の外に出されることです．よって，$PaCO_2$ や呼吸回数と一緒に評価していく必要があります．

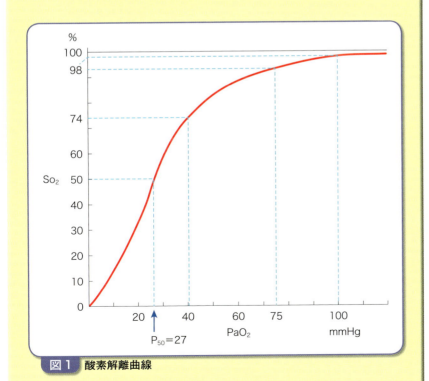

図1　酸素解離曲線

### 臨床知 2　鎮静薬使用時の注意点

急性心不全による肺うっ血の症状のなかで、感度が高い「呼吸困難」という症状は、主観的・客観的に評価することが重要です。CS1心不全は第一選択が血管拡張薬になります。基本的には血管拡張薬を使用し必要な呼吸サポートを行えば改善する可能性が高いです。それらの治療を行ったうえで、「呼吸困難」というのがどのように変化していくか、その変化は直接的に病態の変化を反映しています。それでも呼吸困難が持続する場合は、別の原因も考慮しなければなりません。しかし、呼吸困難が持続することで、心負荷になる可能性があります。そんなときは塩酸モルヒネやアタラックス®-Pなどの鎮静薬の使用を検討します。ただし、鎮静薬の多くは中枢神経抑制作用があり、呼吸回数の減少や呼吸仕事量の抑制により酸素需要は減少します。そのため、呼吸が停止するリスクもあります。使用する前に呼吸回数、呼吸パターン、呼吸音を確認し、投与後の呼吸状態の評価を行い、頻繁に使用しないようにしましょう。また、すぐに対応できるようにバッグバルブマスクもしくはジャクソンリースを準備し、いつでも呼吸をサポートできるようにしておきましょう。

## LOSはフィジカルイグザミネーションで早期発見

●前述したように、急性心不全はうっ血と低心拍出量が組み合わさっています。「Nohria-Stevenson分類」図2は、うっ血所見と臓器低灌流所見の有無を身体所見から判断し、重症度の判定と治療方針の決定に役だちます。看護師でも簡易的に使用でき、患者の病態変化をアセスメントしやすく、急変の回避につなげることができます。Nohria分類は観察しやすい反面、それぞれのメカニズムを十分に理解しなければ有効的に使用できるとは言えません。また観察項目だけにとらわれず、その他の臨床所見である**易疲労感、乏尿、記銘力・集中力低下、不穏、意識障害など**と併せて観察することが重要です。さらに、臓器低灌流所見のある患者で**収縮期血圧<**

臨床知 3

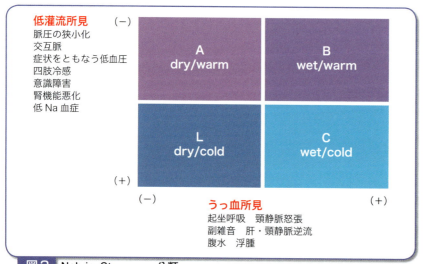

図2　Nohria-Stevenson分類

90 mmHg, 平均血圧＜70 mmHg[3]）が持続した場合，早急な対応が必要になってきます．臓器低灌流の状態が持続することで，組織への低酸素となり，多臓器不全へ移行し，死亡率が上昇してしまいます．
- 早急に臓器灌流を維持するためには，昇圧薬を使用して血圧上昇を図ります．昇圧薬を使用しても血圧が上昇しない場合は，補助循環による循環動態の安定を図る手段も必要になります．いかに臓器低灌流からの改善を図るかで，生命予後に関わってきます．

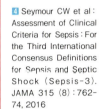

[3] 西田 修 他：CQ1-1 敗血症の定義は？"日本版敗血症診療ガイドライン 2016". pp20-2 http://www.jaam.jp/html/info/2016/pdf/J-SSCG2016_ver2.pdf（2018.3 参照）

### エビデンス 1

#### 収縮期血圧・拡張期血圧・平均血圧

Sepsis-3 研究において，院内死亡率を予測する因子として SOFA スコアおよび LODS が優れていたとの報告[4]がなされました．敗血症の重症度をみるための SOFA スコアでは，平均血圧が 70 mmHg を下回ると加点され，LODS においては，収縮期血圧が 90 mmHg を下回ると加点されます．

さてここで改めて血圧とは何かを考えてみましょう．

血圧は心拍出量と末梢血管抵抗によって決まります．収縮期血圧は全身への血液を巡らすために必要な血圧，拡張期血圧は心臓の冠動脈への血液を巡らすために必要な血圧です．そして心臓以外の各臓器への血液を循環させるために必要な血圧が平均血圧です．おもに収縮期血圧に目がいきがちになると思いますが，各血圧が何を意味しているかを考えていく必要があります．昇圧薬を使用して血圧が上昇したとしても，その患者にとって必要な血流が確保できたとは判断できません．もちろん，血圧だけでなく，そのほか臨床症状と併せて観察していくことが必須です．また血圧低下は心拍出量減少，末梢血管抵抗低下によるものと 2 つに大別することができます．原因が理解できれば，自分で何をすべきかわかり，対処することもできるようになります．

[4] Seymour CW et al：Assessment of Clinical Criteria for Sepsis：For the Third International Consensus Definitions for Sepsis and Septic Shock（Sepsis-3）. JAMA 315（8）：762-74, 2016

**臨床知 3**

**LOS を疑ってフィジカルアセスメントしよう！**

前述したように，LOS はいかに早期に対応できるかが重要です．循環動態変動によるバイタルサインの変化に気づくことも大切ですが，必ずしもバイタルサインの変化から現れるわけではありません．患者のさまざまな訴えに耳を傾けてください．患者がいつもと違う何かを感じ，看護師からも患者がいつもと違うと思うならば，それは重要なサインかもしれません．LOS を疑い，しっかりとフィジカルアセスメントを行いましょう．LOS を疑うことで鑑別を行え，そこから治療が始められることもあります．

## 早期発見・早期対応で決まる急性右心不全

- 右心不全では右房圧の上昇にともなう体静脈のうっ血により，食欲不振，便秘，悪心・嘔吐，腹部膨満感，下腿浮腫，体重増加などをみとめます．

右心不全が単独で起こることは稀であり，右心不全の原因の80％が左心不全の続発によって起こります．左心不全に続発する場合を除いた急性右心不全の原因には，右室梗塞による右室収縮力の低下，急性三尖弁逆流による右室容量負荷の増加，肺梗塞，肺高血圧症による右室後負荷の増大，心タンポナーデによる右室拡張障害があります．とくに心タンポナーデは早期発見し，適切な処置によって救命率を向上させることができます．心タンポナーデとなる原因は，急性心筋梗塞後の心破裂，大動脈解離，心膜炎，心臓手術後，胸部外傷などがあります．

- 心タンポナーデで特徴的な症状で**頸静脈怒張**　図3 ，**低血圧，心音減弱**を**Beckの三徴**といい，これ以外にも胸痛や呼吸困難感，頻脈，奇脈，意識レベル低下などあります．症状は心嚢液の貯留する早さ，量によってさまざまです．とくに心嚢液がゆっくり貯留する場合だと，症状もゆっくりもしくは徴候がなく急激に悪化する可能性もあります．

- 心タンポナーデはいかに症状を見きわめ，迅速かつ適切な処置ができるかが重要です．また，急激に悪化した場合に備えて，心嚢ドレナージ術の準備もしておきましょう．心嚢ドレナージ術が効果的でない場合には，心膜開窓術の可能性もあるので，手術室との調整，さらにはその場でもできるように備えておきましょう．

### エビデンス2

#### Beckの三徴

心タンポナーデによる右心不全は，心嚢液の貯留にともない左心室よりも拡張期圧が低い右心室が虚脱してしまい，血液が十分に拍出できなくなってしまうために起こります．それにより右心系に血液がうっ滞し，静脈圧上昇による頸静脈怒張をみとめます．右心系から左心系へ十分に血液が供給されないこと，心嚢液貯留による左室拡張障害をきたすことで，心拍出量が低下し血圧低下となります．そして拡張障害により心音は減弱します．

### 臨床知4

#### 頸静脈怒張観察のポイント

とくに頸静脈怒張はポイントを押さえておけば，観察が容易です．まず患者を45°のセミファーラー位にします．頸は左右に傾けず，胸鎖乳突筋が緊張しないように枕やタオルを引き，顎を少しあげて真正面にします．その状態にして，右頸静脈を観察します．なぜ右側かというと，左頸静脈のほうは右頸静脈に比べてまっすぐで，大動脈の傍を通っており，大動脈が蛇行している場合は静脈が圧排されて，正しく右心房圧を反映していない場合があるからです．そして厳密にいうと観察している静脈は内頸静脈になります．近くには外頸静脈も通っていますが，内頸静脈のほうが直線であり，また外頸静脈には静脈弁があるので，内頸静脈のほうが観察に適しています．観察しにくい場合はライトを当てるなどし，頸静脈が怒張しているか，拍動があるかを観察します．

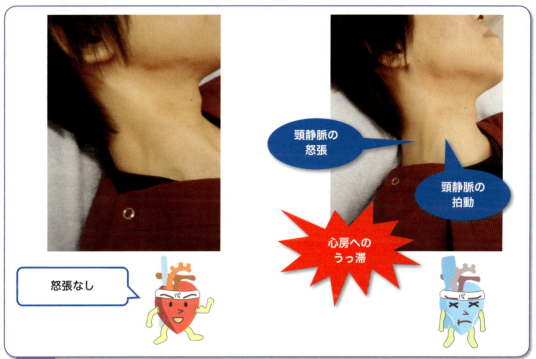

**図3** 頸静脈怒張

## おわりに

- 心不全は非常に複雑な病態になります．しかし，心不全の病態を理解できれば，血行動態のアセスメントに非常に役だちます．アセスメントができれば，患者に適切な治療を提供できる手助けになります．そして何より患者の状態変化にいち早く気づくことが可能になります．それは患者が急変する可能性を考えてケアを提供できるということであり，急変した際には適切な対応につなげられることができます．本稿が，皆様の臨床実践のお役にたてれば嬉しいです．

Ⅲ．急性・重症病態における急変対応

# 脳卒中対応
~見逃さないで！脳卒中の徴候をキャッチしてすみやかな対応を！~

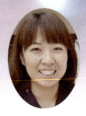

杏林大学医学部付属病院 脳卒中センター
（脳卒中リハビリテーション看護認定看護師）　蛯沢 志織（えびさわ しおり）

## エビデンス&臨床知

### エビデンス
- ☑ 脳卒中を疑ったら，すみやかに脳卒中専門医に報告する必要がある．
- ☑ くも膜下出血が疑われる場合には，十分な鎮痛，鎮静が必要である．
- ☑ 症状が一過性に消失しても，脳梗塞に移行することがある．

### 臨床知
- ☑ 意識障害は生命危機の徴候と考えてすみやかに対応する．
- ☑ 脳卒中の急性期では嚥下障害を高頻度に合併する．
- ☑ バイタルサインの変化だけでなく，意識障害，瞳孔，肢位を観察して，頭蓋内圧亢進の進行を予測する．

## はじめに

- 脳卒中には，大きく分けて脳梗塞，脳出血，くも膜下出血があります．脳卒中では損傷部位により多彩な症状があり，ときに複数の症状が関係しあって複雑な病態を示します．
- 「あれ？　いつもと何か違うかな？」という程度の軽微な変化も脳卒中の徴候であることがあります．その徴候にいち早く気づくこと，脳卒中を疑って対応することが求められます．重度な意識障害をともなう脳卒中の場合，脳ヘルニアの徴候を厳重にモニタリングして生命危機の状態を回避する必要があります．

## 脳卒中の初期対応

- 脳卒中を疑ったら，すみやかな診断と治療が必要なため，脳卒中専門医に報告する必要があります🔍．　　　　　　　　　　　　　　　🔍 エビデンス1

---

**著者プロフィール**（蛯沢志織）
日本赤十字秋田短期大学看護学科卒業．函館赤十字病院にて ICU，整形外科病棟勤務，杏林大学医学部付属病院へ転職し，脳神経外科病棟を経て，現在 脳卒中センターで勤務
2013 年 脳卒中リハビリテーション看護認定看護師の資格を取得

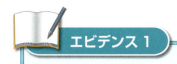

### 脳卒中治療の進歩

急性期虚血性脳卒中への治療は進歩しており，rt-PA（アルテプラーゼ）静注療法や血管内治療（機械的血栓回収療法）が治療として定着しています．rt-PA静注療法は発症から4.5時間以内かつ慎重に適応判断された症例に適応ですが，4.5時間以内でも治療開始が早いほど良好な転帰が期待できることが明らかになっています[1][2]．

また，血管内治療は発症から6時間以内の前方循環の主幹動脈閉塞と診断され，適応が判断された症例に関して，転帰を改善することが明らかになっています[3]．

脳卒中を疑ったら脳卒中専門医に早い段階で診察してもらい，これらの急性期治療の適応判断をする必要があります[4]．

- あたりまえと思うかもしれませんが，初期症状に気づくのは，ほとんどの場合，看護師です．脳卒中の徴候を見過ごしてしまうかどうかは，私たちの観察力にかかっているのです．脳卒中を疑って迅速な対応ができれば，rt-PA静注療法と血管内治療の適応となることがあります．
- 脳卒中を疑ったら，重症度にかかわらずアルゴリズム 図1 [5]に沿った対

[1] Lees KR et al：Time to treatment with intravenous alteplase and outcome in stroke：an updated pooled analysis of ECASS, ATLANTIS, NINDS, and EPITHET trials. Lancet 375(9727)：1695-703, 2010

[2] Aoki J et al：NIHSS-time score easily predicts outcomes in rt-PA patients：the SAMURAI rt-PA registry. J Neurol Sci 327 (1-2)：6-11, 2013

[3] Saver JL et al：Stent-retriever thrombectomy after intravenous t-PA vs. t-PA alone in stroke. N Engl J Med 372 (24)：2285-95, 2015

[4] 日本脳卒中学会 脳卒中ガイドライン委員会 編：血栓溶解療法. "脳卒中治療ガイドライン2015". 協和企画, pp61-3, 2015

[5] 日本救急医学会・日本神経救急学会・日本臨床救急医学会 監："ISLSガイドブック2013". へるす出版, 2013

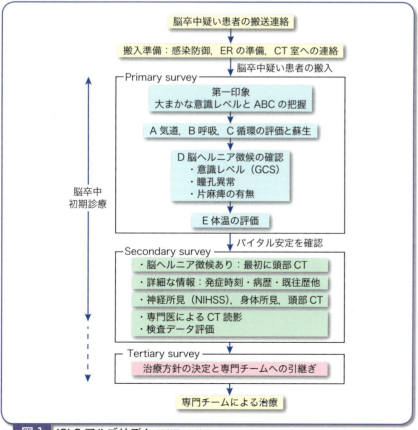

**図1** ISLSアルゴリズム（文献2より引用）

応をします．JCS ≧ 30 または GCS ≦ 8 の重度な意識障害[①]をともなうような場合には，生命危機の状態ですので，ただちに応援を呼び，一次救命処置（BLS）の準備を行います．

- 激しい頭痛や嘔吐，意識障害の場合は，くも膜下出血を疑います．くも膜下出血は脳動脈瘤の破裂が原因であることが多く，**再破裂を予防するために，すみやかに鎮痛，鎮静と降圧を行います**．刺激をできるだけ避けるために，侵襲的な処置や痛み刺激，瞳孔の観察などは最小限にとどめる必要があります．

[①] p45「意識レベルの変調」参照．

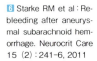

### エビデンス 2

#### 鎮痛・鎮静で刺激を避ける

破裂脳動脈瘤によるくも膜下出血が疑われる場合，動脈瘤の再出血に最大限注意しなければなりません．くも膜下出血の 24 時間以内の再出血率は 9〜17％で，そのうち 40〜87％は発症 6 時間以内に起こっていることが報告されています[6]．再出血症例は重症化するため，くも膜下出血を疑ったら，まずは鎮痛，鎮静を図り，侵襲的な処置や刺激を避ける必要があります[7]．

[6] Starke RM et al：Rebleeding after aneurysmal subarachnoid hemorrhage. Neurocrit Care 15（2）：241-6, 2011

[7] 日本脳卒中学会 脳卒中ガイドライン委員会 編：初期治療．"脳卒中治療ガイドライン 2015". 協和企画, pp186-90, 2015

- 一過性に症状が消失しても，**一過性脳虚血発作（transient ischemic attacks：TIA）では脳梗塞を発症する可能性が高い**ため，専門医にすみやかに報告する必要があります．ABCD² 表1 などのスコアを用いて脳梗塞発症予測をすることができます．

### エビデンス 3

#### 症状消失に惑わされない

TIA は症状が消失するため報告をせずに見過ごされるケースが多いようです．しかし，TIA 発症後 90 日以内に脳卒中を発症する危険度は 15〜20％という報告があります[8]．また，TIA 発症平均 1 日後に治療を受けた場合と，平均 20 日後に治療を受けた場合を比べて 90 日以内の大きな脳卒中発症率が 80％軽減され，入院期間の短縮や 6 ヵ月後の後遺症が軽減したという報告もあります[9][10]．一過性に症状が消失しても，必ず脳卒中専門医に診察してもらい，脳梗塞の発症予防のための治療を開始する必要があります[11]．

[8] Wu CM et al：Early risk of stroke after transient ischemic attack：a systematic review and meta-analysis. Arch Intern Med 167（22）：2417-22, 2007

[9] Rothwell PM et al：Effect of urgent treatment of transient ischaemic attack and minor stroke on early recurrent stroke（EXPRESS study）：a prospective population-based sequential comparison. Lancet 370（9596）：1432-42, 2007

[10] Luengo-Fernandez R et al：Effect of urgent treatment for transient ischaemic attack and minor stroke on disability and hospital costs（EXPRESS study）：a prospective population-based sequential comparison. Lancet Neurol 8（3）：235-43, 2009

### 表1 ABCD² スコア

| 年齢（Age） | 60歳以上＝1点 |
|---|---|
| 血圧（Blood pressure） | 収縮期血圧140 mmHg以上または拡張期血圧90 mmHg以上＝1点 |
| 臨床症状（Clinical features） | 片側の運動麻痺＝2点<br>麻痺をともなわない言語障害＝1点 |
| 持続時間（Duration） | 60分以上＝2点<br>10～59分＝1点 |
| 糖尿病（Diabetes） | 糖尿病＝1点 |

[1] 日本脳卒中学会 脳卒中ガイドライン委員会 編：TIAの急性期治療と再発予防．"脳卒中治療ガイドライン2015"．協和企画，pp81-7, 2015

発症48時間以内でABCD²スコア4点以上，くり返すTIA，MRI拡散強調画像病変，有意な責任血管病変，心房細動合併例は緊急入院の検討を行うべきとされている．

## 脳卒中の症状

- 脳卒中のおもな症状として，意識障害，運動障害，感覚障害，構音障害，高次脳機能障害，摂食嚥下障害などがあります．脳卒中の徴候に気づくために，それぞれの症状について観察のポイントを押さえておきましょう．

### 意識障害

- まずは**意識障害**🔍についてです．意識障害には，傾眠や昏睡などの意識の量の変調である意識混濁と，せん妄などの意識の質の変調である意識変容があります．JCSやGCSなどの施設で使用しているツールを用いて覚醒度と意識変容の有無を正しく評価します．

 臨床知1

**臨床知1　意識障害は生命危機のサイン**

意識の覚醒度が低下している「傾眠」の状態を見逃されることが多いように感じます．意識障害がある場合，同時に呼吸や循環，代謝にも異常をきたしていることが多く，生命危機の状態に陥っていると考えて対応する必要があります．何かおかしいと感じたら，まずはA（気道），B（呼吸），C（循環）の安定化を確認し，評価ツールを用いた詳細な意識の評価をします．

### 運動障害

- 手足の運動麻痺は脳卒中の初期症状として頻度が高く，絶対に押さえておきたいポイントです．臨床ではMMTを用いて評価している施設が多いですが，バレー徴候やミンガッチーニ試験 図2 を覚えておくと，軽微な麻痺の検出に役立ちます．
- 顔面の麻痺では，明らかに左右非対称がわからない場合でも，片側の閉眼ができない場合や，口を横に引き結んだときの口角の下がり方（スマイルをしたときの口角の下がり方），鼻唇溝（ほうれい線）の深さを見て，非

| バレー徴候（上肢） | ミンガッチーニ試験（下肢） |
|---|---|
| 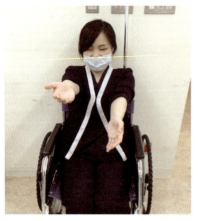 | 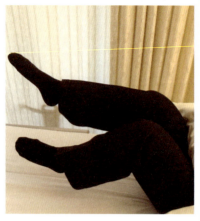 |
| ①閉瞼して，手掌を上にして肘を伸ばし，腕を前に出す．<br>②麻痺側は前腕が回内し，上肢が下垂する． | ①仰臥位で両下肢を挙上させる．<br>②麻痺側はゆっくり下降する． |

図2 軽微な片麻痺のスクリーニング

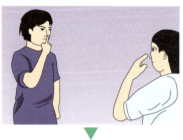

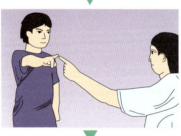

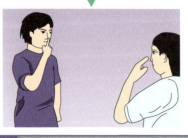

- 人差し指を自分の鼻先に当てさせ，指先で自分の鼻と検者の指先をすみやかに反復して触るように指示する
- 人差し指の動きが拙劣であったり，振戦がある，鼻先に正確に達しないなどの場合，失調「あり」とする

図3 上肢失調の評価（指鼻指試験）

対称かどうかを観察します．
- 運動麻痺はなくても，スムーズに動作できない場合は運動失調を疑います．手足の運動失調を見るには，指鼻指試験 図3 や踵膝試験 図4 を用いま

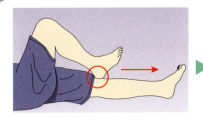
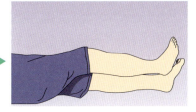

- 背臥位で一方の踵を反対側の膝の上に乗せるよう指示する
- 次に膝に乗せた踵をすねに沿って足背まで持っていき，元の位置に戻させる
- 目標が定まらずすねから外れたり，動きがスムーズでない，軌跡が左右に動揺するばあいは，失調「あり」とする

**図4** 下肢失調の評価（踵膝試験）

す．運動失調は小脳の障害で起こることが多く，小脳に出血や梗塞がある場合は小脳の前方に位置する脳幹の圧迫や，髄液の通り道をふさぐことで急性水頭症に移行する場合があるため，注意が必要です．

## 感覚障害

- 感覚には，温度覚，痛覚，触覚，位置覚などがあります．感覚障害の観察では，手足や顔面，体幹に触れたり痛み刺激を与えて感覚の左右差を見ます．意識がはっきりしている場合には，健側に比べてどのくらい差があるか，健側を10としてどの程度感じているかを答えてもらいます．四肢の末梢にはもともと神経障害がある場合も多く鑑別が難しいので，中枢側を刺激することがポイントです．意識障害がある場合には，痛み刺激に対する逃避や渋面の有無で評価します．

## 構音障害

- 構音障害は，発語や発声に関わる構音器官の運動障害で起こります．いわゆる「ろれつがまわりにくい」という構音の障害のほかに，声の大きさがコントロールできない場合や嗄声の有無，発話のリズムや抑揚（韻律）の障害も含まれます．日常会話で明らかに聞き取りにくさがわかる場合もありますが，口唇音（ぱ/pa）や舌尖音（た/ta），奥舌音（か/ka）などを意図的に発声してもらうことで，その明瞭度をみると判断が容易です．

## 高次脳機能障害

- 高次脳機能障害は，失語や失行，失認が代表的です．
- 失語は言語の理解や表出の障害です．読む，書く，話すことが困難になります．会話のなかで違和感を感じたら，ペンやはさみなど身近にある物の名前を答えてもらったり，文章を読んでもらうことで失語の有無を観察します．
- 失行は，麻痺などの運動機能や指示を理解するための言語機能，認知機能

など運動を遂行する機能に問題がないにもかかわらず，行為を遂行することができない状態のことをいいます．たとえば，歯ブラシを持たせても，その道具を目的に沿って使うことができず，歯ブラシで髪をとかしてしまったりする状態（観念失行）です．
- 失認は，ある感覚を介して対象を認識することができない状態のことをいいます．たとえば，メガネなど日常的に使用するものを目で見て（視覚）も認知できず，手で触る（触覚）ことで認識できる状態です．
- 失行や失認は，ベッド上ではわかりにくい障害ですが，日常生活場面を注意深く観察することで検出できます．

## 摂食嚥下障害

- 脳卒中急性期では高頻度に **摂食嚥下障害** が起こります．軽症例でも摂食嚥下障害による誤嚥性肺炎で重篤化する場合もあるので，注意が必要です．意識障害がある場合には，摂食自体が難しいので，意識障害の改善を待って評価します．意識障害がない場合は，反復唾液飲みテスト 表2 や改訂水飲みテスト 表3 などでスクリーニングを行います．

臨床知2

**臨床知2　ワレンベルグ症候群での口腔ケア**

重症度はさまざまですが，脳卒中急性期では約70％に嚥下障害を合併するという報告があります．嚥下評価をする前では，飲水や摂食はもちろん，口腔ケアの方法も検討しなければなりません．延髄の病変では，球麻痺と構音障害を主症状とするワレンベルグ症候群があります．この場合，唾液嚥下も困難で誤嚥のリスクが非常に高いので，ブラッシング後の含嗽は難しく，口腔をふき取る方法を選択します．健側を下にした体位を取り，唾液の処理を指導することも重要です．

## FAST

- 顔面のゆがみ（Face dropping），片腕の下垂（Arm weakness），言語障害（Speech difficulty），救急通報時間（Time to call）の頭文字をとったチェッ

**表2　反復唾液飲みテスト（RSST）**

| 方法 |
|---|
| ● 口腔を湿らせる |
| ● 人差し指と中指で甲状軟骨と舌骨を触知した状態で空嚥下を指示する |
| ● 30秒間で何回嚥下できたかを観察する |
| ● 甲状軟骨が指を乗り越えた場合を正常な嚥下とカウントする |

| 判定 |
|---|
| ● 30秒で3回以上が正常 |

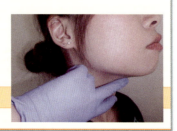

| 表3 | 改訂水飲みテスト（MWST） |
|---|---|
| **方　法** | |
| ●冷水3mLを口腔底に注ぎ，嚥下してもらう | |
| ●嚥下時は甲状軟骨の挙上を観察する | |
| ●嚥下した後に再度発声させて湿性嗄声を確認する | |
| ●嚥下後，反復嚥下を2回行ってもらう | |
| ●SPO$_2$を測定しながら行う | |
| **判　定** | |
| ●PF1：嚥下なし，むせる and/or 呼吸切迫 | |
| ●PF2：嚥下あり，呼吸切迫あり（不顕性誤嚥の疑い） | |
| ●PF3：嚥下あり，呼吸良好，むせる and/or 湿性嗄声 | |
| ●PF4：嚥下あり，呼吸良好，むせない | |
| ●PF5：「PF4」に加えて反復嚥下が30秒以内に2回可能 | |

| 表4 | FAST |
|---|---|
| **Face（顔の麻痺）** | |
| 「笑顔を作れますか？」<br>→笑顔がうまく作れず，顔の片方が下がっている，ゆがんでいる | |
| **Arm（腕の麻痺）** | |
| 「両腕を挙げたままキープできますか？」<br>→片方の腕が下がる | |
| **Speech（言葉の障害）** | |
| 「簡単な文章を正しくくり返せますか？」<br>→言葉が出てこない，ろれつがまわらない | |
| **Time（発症時刻の確認）** | |
| これら3つの症状がどれか1つでもあれば，脳卒中の疑いが濃厚と考えます<br>発症時刻を確認して，すぐに救急車を要請してください | |

（文献5を参照して作成）

[5] AHA/ASA：SPOT A STROKE F.A.S.T http://www.strokeassociation.org/STROKEORG/WarningSigns/Stroke-Warning-Signs-and-Symptoms_UCM_308528_SubHomePage.jsp（2018.1.27参照）

ク方法としてFAST 表4 [6]があります．1つでも当てはまったら約70％の割合で脳卒中であるといわれており，脳卒中で頻度の高いこの3つの症状の観察は絶対に押さえておきたいポイントです．少しでもおかしいと思ったら，まずはこのFASTを活用して観察しましょう．

[6] 田村綾子 他編："脳神経ナース必携 新版 脳卒中看護実践マニュアル"．メディカ出版，p186，2015

## 頭蓋内圧亢進症状

- 頭蓋内は，脳実質（約80％），脳脊髄液（約10％），脳血液（約10％）の割合で一定の頭蓋内圧（ICP）が保たれています．頭蓋内圧亢進は，脳実質に腫瘍や浮腫がある場合や，血腫や水頭症による圧迫が原因で起こります．
- 脳腫瘍などが原因で徐々に頭蓋内圧が亢進する場合，頭痛，悪心・嘔吐，うっ血乳頭が起こり，これは慢性頭蓋内圧亢進の三徴とよばれています．一方で急激に頭蓋内圧亢進が亢進する**急性頭蓋内圧亢進**の状態では，血圧の上昇，脈圧の開大，徐脈が起こり，これをクッシング現象とよびます．併せて，意識レベルや呼吸数，呼吸パターンの変化，瞳孔異常，体温の変化

臨床知3

や肢位を厳重にモニタリングします．

**臨床知3**

### 頭蓋内圧の進行を予測する

頭蓋内圧亢進が進行しているのか，変化がないのか見きわめ，刻々と変化している場合には，すみやかに医師に報告して対応しなければなりません 図5．頭部を挙上して頭蓋内圧のさらなる亢進を予防し，抗脳浮腫薬の投与や，場合によっては外科的治療が選択されることもあります．頭蓋内圧亢進の状態が続くと，脳実質が呼吸や循環などをつかさどる脳幹を圧迫する脳ヘルニアという状態に至ります．脳ヘルニアは生命に関わる重篤な病態です．

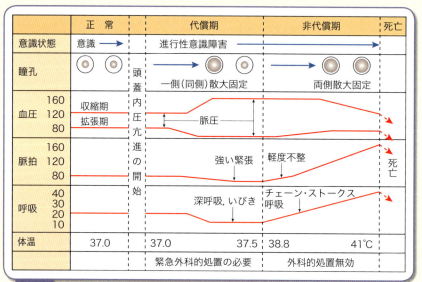

図5 頭蓋内圧亢進の臨床症状（文献6より引用）

## おわりに

- 脳卒中の急性期治療は進歩しており，私たち看護師の観察と判断で患者の転帰が変わる場合もあります．症状や徴候を見逃さず，すみやかに対応することが求められます．

Ⅲ．急性・重症病態における急変対応

# Ⅱ型呼吸不全患者の急性増悪，対応
~急性増悪の徴候を早期にキャッチし，適切な酸素療法で急変を回避しよう~

東北医科薬科大学病院
（集中ケア認定看護師）日野 真弓（ひの まゆみ）

## エビデンス＆臨床知

### エビデンス
- ☑ Ⅱ型呼吸不全患者に高濃度酸素を投与すると，$CO_2$ ナルコーシスをひき起こす．
- ☑ 慢性閉塞性肺疾患の急性増悪では，非侵襲的陽圧換気療法（NPPV）が有効である．
- ☑ 呼吸補助として口すぼめ呼吸も効果がある．

### 臨床知
- ☑ 自覚症状をより正確に把握するために日常生活動作を基準にする．
- ☑ 低酸素血症がある場合，$CO_2$ ナルコーシスをおそれて酸素投与を躊躇しない．
- ☑ 麻薬使用による呼吸抑制時は自覚症状をともなわないため客観的データが指標となる．

## はじめに

- 呼吸不全とは「呼吸機能障害により低酸素血症（動脈血酸素分圧 arterial oxygen pressure：$PaO_2 \leq 60$ mmHg）をきたし，またときに高二酸化炭素血症（動脈血二酸化炭素分圧 arterial carbon dioxide pressure：$PaO_2 > 45$ mmHg）をともなう状態で，生体が正常な機能を営み得ない状態である」[1]と定義されています．

[1] 厚生省特定疾患「呼吸不全」調査研究班 編：呼吸不全の定義，診断基準．"「呼吸不全」診断と治療のためのガイドライン"．メディカルレビュー社，pp10-3, 1996

## 呼吸不全の種類

- 呼吸は「酸素の取り込み」と「二酸化炭素の排出」で成り立っています．
- この2つのしくみのうち，換気血流比の不均等，拡散障害，シャントなどにより酸素の取り込みだけが不足して低酸素血症をきたしている病態をⅠ型呼吸不全といいます（$PaO_2 \leq 60$ mmHg かつ $PaCO_2 \leq 45$ mmHg）．
- 酸素の取り込み不足に加え，肺胞低換気により二酸化炭素の排出も悪くなり，体内に二酸化炭素が蓄積して高炭酸ガス血症をきたしている病態をⅡ型呼吸不全といいます（$PaO_2 \leq 60$ mmHg かつ $PaCO_2 > 45$ mmHg）表1 [2]．
- 肺胞低換気によるⅡ型呼吸不全は，十分なガス交換が行えるだけの肺胞換気量が得られていない状態です．原因として慢性閉塞性肺疾患（chronic

[2] 松本幸枝：特集「救急看護必須知識＆アセスメントクイズ」．Emergency Care（2013年夏季増刊）：39, 2013

### 著者プロフィール（日野真弓）
宮城県高等看護学校卒業後，循環器・消化器外科病棟，HCU，CCU勤務を経て2010年より東北医科薬科大学病院ICUに勤務．2013年呼吸療法認定士，2016年集中ケア認定看護師の資格を取得

表1 低酸素血症の病態と原因

| 呼吸不全 | 低酸素血症 | 病態 | 原因 |
|---|---|---|---|
| 〈Ⅰ型〉<br>$PaO_2 \leq 60$ mmHg<br>$PaCO_2 \leq 45$ mmHg | 拡散障害 | 肺胞と血流間における $O_2$ の移動能力低下 | 肺胞膜の傷害，肺胞面積の減少，ヘモグロビンの低下など |
| | シャント | 静脈血がガス交換せずに肺静脈へ移動 | 肺内シャント，肺胞虚脱など |
| | 換気血流不均等 | 肺胞気と血流の不一致 | 間質性肺炎，急性呼吸窮迫症候群（acute respiratory distress syndrome：ARDS），気道疾患など |
| 〈Ⅱ型〉<br>$PaO_2 \leq 60$ mmHg<br>$PaCO_2 > 45$ mmHg | 肺胞低換気 | 十分な肺胞換気量が得られていない | 肺や胸郭の異常（COPD），中枢からの換気ドライブの減少，神経筋疾患 |

（文献[2]を参照して作成）

- obstructive pulmonary disease：COPD）や気管支喘息の重症発作，肥満低換気症候群，神経・筋疾患，麻酔などによる呼吸中枢機能障害などが挙げられます．
- 今回はⅡ型呼吸不全のなかでもっとも遭遇しやすいCOPD患者の急性増悪とその対応を中心にまとめていきたいと思います．

## COPD 急性増悪

- Ⅱ型呼吸不全の代表的な疾患としてCOPDがあります．COPDの増悪とは「息切れの増加，膿性痰の出現，胸部不快感や違和感の出現あるいは増強などをみとめ，安定期の治療の変更あるいは追加が必要となる状態で，他疾患（心不全，気胸，肺動脈塞栓症）の合併で増悪した場合を除く」と定義されています[3]．
- 細菌やウイルス感染などを契機に気管支攣縮や粘膜浮腫，気道分泌物の増加により気道狭窄が生じます．その結果，気道抵抗が上昇し，気流制限が生じます．気流制限が生じると，呼気が終了しないうちに末梢気道が閉塞してしまうため，吸うことができても吐き出すことができなくなり（air trapping現象）残気量が増え，肺は過膨張となります．過膨張となった肺内は内因性PEEPが発生し，呼吸仕事量を増大させ，呼吸困難をともない努力呼吸となります．また，不安などの精神的要因や呼吸不全により頻呼吸が起きると，呼気時間はさらに短縮し，肺の過膨張が増悪すると横隔膜が平らに押し下げられ，呼吸筋疲労から次第に肺胞低換気が生じ，結果的に高二酸化炭素血症，低酸素血症の状態となります．

[3] 日本呼吸器学会 COPDガイドライン第4版作成委員会 編："COPD（慢性閉塞性肺疾患）診断と治療のためのガイドライン，第4版"．2013

## $CO_2$ ナルコーシス

- $CO_2$ ナルコーシスは「高二酸化炭素血症により高度な呼吸性アシドーシスとなって，中枢神経系の異常（意識障害）を呈する病態」と定義され，自発呼吸の減弱，高度な呼吸性アシドーシスと意識障害の3つの症状と病態が生じます[4]．

[4] 一和田俊男：呼吸不全の病態生理．日呼吸ケアリハ会誌 26（2）：158-62, 2016

- もともと高二酸化炭素血症のある**COPD患者に不適切な高濃度の酸素吸入を行うと$CO_2$ナルコーシスに陥る**ため注意が必要です．

> **$CO_2$ナルコーシスが起こるメカニズム**
>
> 急換気量の調節は，おもに延髄にある呼吸中枢で行われます．呼吸中枢が指標としているのはpHと$PaCO_2$です．何らかの理由で血液中のpHが低下したり，$PaCO_2$が上昇すると，呼吸回数や一回換気量を増加させ，分時換気量を調節し高二酸化炭素血症を制御しています．しかし，COPDの患者は慢性的に$PaCO_2$が高いためにpHの低下や$PaCO_2$上昇による換気の調整能力が低下しています．そのため，COPDの患者は唯一，頸動脈の周りにある末梢化学受容体が$PaO_2$の低下に対してのみ分時換気量を増加させるように働きます．そこに高濃度の酸素を投与し，急激に$PaO_2$を上昇させると末梢性呼吸中枢も働かなくなり，$CO_2$ナルコーシスが生じます[5][6]．

[5] 道又元裕 編著：換気のメカニズムは？"人工呼吸ケア「なぜ・何」大百科"．照林社，pp4-5, 2008

[6] 赤柴恒人：$CO_2$ナルコーシス．"呼吸の仕組みとその管理（エキスパートナースMOOK33）"．照林社，p38, 2005

## 酸素療法

- 先に述べたとおり，Ⅱ型呼吸不全患者は低酸素状態によって呼吸中枢が刺激され，換気量をある程度維持しています．そこへ酸素吸入により低酸素状態が消失すると，換気量が減少し$CO_2$ナルコーシスがひき起こされます．そのため，酸素療法が必要な場合は$PaO_2$をあまり上昇させないことが重要です．微量流量計を用いて$PaO_2$ 60〜70 mmHg程度，または$SpO_2$ 88〜92％程度の低酸素濃度で厳密に酸素流量を調整[7]します．

- しかし，**低酸素血症状態の患者へは$CO_2$ナルコーシスをおそれるあまり酸素投与を躊躇しない**ことが重要です．Ⅱ型呼吸不全の患者であっても，低酸素血症の改善が最重要であることを忘れてはいけません．

[7] GOLD2017 Global strategy for the Diagnosis, Management and Prevention of COPD. http://goldcopd.org （2018.1.10参照）

🔍 臨床知1

> **臨床知1　低酸素状態を放置しない**
>
> Ⅱ型呼吸不全患者を看るときは，どうしても$CO_2$の値が気になります．しかし低酸素状態のほうがもっとも生命に直接影響を与えます．低酸素状態が続くときはいたずらに様子をみたりせず，医師と連携しながら次の治療法へ移行する見きわめが非常に重要といえます．

## 補助換気療法

- 酸素療法や薬物療法の効果がない場合は，急性換気不全が進行し生命の危険が生じるため，補助換気療法が必要となります．COPDの急性増悪では気道の攣縮や分泌物の増加によりair trapping増大による内因性PEEPが増加した状態となります．そこへ**非侵襲的陽圧換気療法（non-invasive positive pressure ventilation：NPPV）**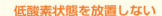により，外部からPEEPを掛ける

🔍 エビデンス1

ことによって呼吸仕事量を軽減します．また，さらに陽圧の換気補助を行うことで換気量を増大させることができます．NPPVは気管挿管と比較して早期から用いることができ，気管挿管やそれにともなう肺炎などの合併症を回避できるという利点があります．しかし，はじめからNPPVに非協力的であったり，血行動態が不安定，NPPVを装着しても呼吸状態が改善しない場合は，挿管下人工呼吸管理への移行を考慮しなければなりません．

- COPD急性増悪におけるNPPV導入基準とNPPV困難例，挿管下人工呼吸への移行すべき例を 表2 [7] に示します

### エビデンス1

#### COPD急性増悪でのNPPVの有効性

NPPVガイドラインでは，心原性肺水腫，肥満低換気症候群とならびCOPD急性増悪がエビデンスレベルI推奨度Aと示されています[8]．「急性増悪に対するNPPVの効果について挿管の必要性を58%，死亡率を59%低下させた．また，NPPV導入後1時間後のpHを0.03上昇，$PaCO_2$を3 mmHg減少させた」という報告があります[9]．このことからもCOPD急性増悪におけるNPPVの有効性が高いといえます．

[8] 日本呼吸器学会NPPVガイドライン作成委員会："NPPV（非侵襲的陽圧換気療法）ガイドライン改訂第2版"．南江堂，p17, 2015

[9] Lightowler JV et al：Non-invasive positive pressure ventilation to treat respiratory failire resulting from exacerbations of chronic obstructive pulmonary disease. Cochrane systematic review and meta-analysis. BMJ 326：185, 2003

### 表2 COPD急性増悪におけるNPPV導入基準とNPPV困難例，挿管下人工呼吸への移行すべき例

**NPPV導入基準（以下の2つ以上を満たす場合）**
- 呼吸補助筋の使用や奇異性呼吸運動 図1 をともなう呼吸困難
- pH＜7.35かつ$PaCO_2$＞45 mmHgを満たす呼吸性アシドーシス
- 呼吸数＞25回/分

**NPPV困難例，挿管下人工呼吸への移行すべき例**
- コントロールできない精神運動性興奮
- マスクやNPPVに非協力的
- 換気の停止
- 血行動態が不安定
- イレウス・意識障害・過度な肥満など誤嚥リスクが高い
- 分泌物・喀痰の排出が困難
- 最近の顔面や胃・食道手術後
- 頭蓋・頭頸部外傷後，熱傷後や頭蓋顔面の形成異常

（文献7より引用）

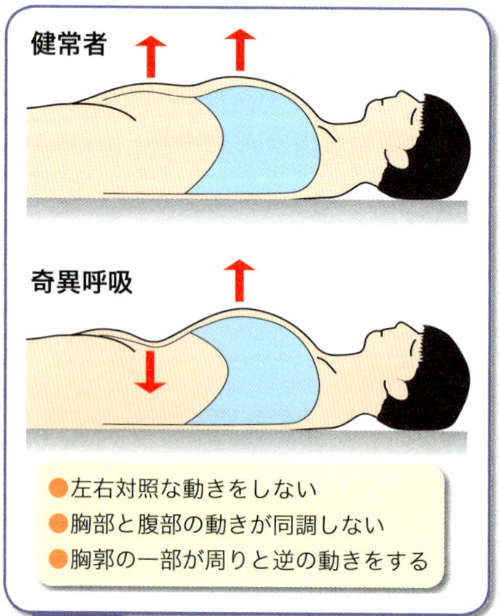

### 図1 奇異呼吸

- 左右対照な動きをしない
- 胸部と腹部の動きが同調しない
- 胸郭の一部が周りと逆の動きをする

## 急変に気づく観察のポイントとアセスメント

- COPD急性増悪の症状として，息切れ（呼吸困難）の増強の訴えは重要です．しかし，呼吸困難はあくまでも主観的な症状であり，**客観的に評価することが難しい**うえにCOPDの患者は呼吸困難の増悪を自覚しにくいこともあります．

臨床知2

- ほかの症状として咳・痰の増加，とくに感染が原因である場合は，膿性痰だけでなく発熱などの他覚症状も確認する必要があります．また，二酸化炭素の貯留から $CO_2$ ナルコーシスをきたす危険もあるため，不眠や頭痛，めまい，意識障害といった症状にも十分注意する必要があります．
- その他，口唇や爪床のチアノーゼや口すぼめ呼吸，気流制限による高音の連続性副雑音や，低音の断続性副雑音が出現することがあります．

**臨床知 2　COPDの急性増悪に気づくには，ふだんからの観察が大切**

COPD患者からの自覚症状をより細かく把握するために，「着替えをするだけでも息切れがする」「会話を続けると咳き込む」など，ふだんの可能な動作を基準とするのも一つの方法です．また，口すぼめ呼吸や前傾姿勢などの姿勢の変化といった，ふだんと違った行動も急性増悪の徴候の一つとしてとらえることができます．ふだんから患者さんをよく観察することでわずかな変化をキャッチし，増悪の徴候を早期に把握できるよう関わる必要があります．

## 急変時の対応

### モニタ心電図の装着

- 増悪を予測できる徴候がみられたら，心電図や心拍数，$SpO_2$ を断続的に評価するためのモニタ心電図を装着します．

### 酸素投与

- $SpO_2$ が90％未満の場合，酸素吸入は必須となります．$CO_2$ ナルコーシスの症状に注意し，医師の指示に従いながら慎重に酸素投与を行います．すでに二酸化炭素が貯留している場合もあるため，早期に血液ガス分析を行うことが望ましいです．アシデミア（$pH<7.35$）をともなう高二酸化炭素血症がある場合は，補助換気療法が必要になるため準備を進めていく必要があります．

### 体位・呼吸調整

- 通常，仰臥位の場合の横隔膜は，腹部臓器の抵抗に打ち勝って足側に下がらなければなりません．しかしCOPDの患者ではそれができないため，上体を起こし腹部臓器が重力で足側に下がるため横隔膜が動きやすく，肺容量が増大するため呼吸に対する疲労感が軽減します．また，オーバーテーブルなどを使用した前かがみの姿勢は，両手を広げることにより胸郭も広がります．患者が少しでも楽に呼吸ができるような体位調整が重要です．
- また，患者呼吸援助として**口すぼめ呼吸**が有効といわれています．

🔍 エビデンス2

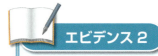

## 口すぼめ呼吸

口をすぼめることにより気道内圧を高め，呼気流速を速めることで呼吸困難感や呼吸数，$PaCO_2$を有意に減少させ，安静時の一回換気量や酸素飽和度を増大させます[10]〜[13]．

とくに安静時に吸気の約2倍をかけてゆっくりと息を吐くことで，より効果があります[14]．COPDの患者のなかには自然と口すぼめ呼吸をしている人もいます．

---

[10] Breslin EH：The pattern of respiratory muscle recruitment during pursed-lips breathing in COPD. Chest 101：75-8, 1992

[11] Tiep BL et al：Pursed lips breathing training using ear oximetry. Chest 90：218-21, 1986

[12] Ingram RH et al：Effect of pursed lips breathing on the pulmonary pressure-flow relationship in obstructive lung disease. Am Rev Respir Dis 96：381-8, 1967

[13] Thoman RL et al：The efficacy of pursed-lips breathing in patients with chronic obstructive pulmonary disease. Am Rev Respir Dis 93：100-106, 1966

[14] 日本理学療法士協会：慢性閉塞性肺疾患（COPD）．"理学療法診療ガイドライン". pp967-1003, 2011 http://www.japanpt.or.jp/upload/jspt/obj/files/guideline/18_COPD_1.pdf（2018.1.10参照）

## 術後麻薬使用患者の呼吸不全

- 術後鎮痛薬として，フェンタニルやモルヒネなどの麻薬が使用されることが，よくあります．これらの麻薬は強い鎮痛効果以外に**呼吸抑制作用**も併せもっています．そのため，麻薬使用量や患者の感受性などにより，呼吸抑制をひき起こす場合があります．その結果，肺胞低換気となり高二酸化炭素血症，低酸素血症をひき起こします．
- 麻薬使用による肺胞低換気ではCOPDの場合とは異なり，酸素投与による呼吸抑制はほとんど出現しない[15]といわれています．そのため低流量システムによる酸素投与で対応できます．また，麻薬の効果が薄れてくれば呼吸抑制は改善します．

 臨床知3

[15] Jarzyna D et al：American Society for Pain Management Nursing guidelines on monitoring for opioid-induced sedation and respiratory depression. Pain Manag Nurs 12 (3)：118-45, 2011

**臨床知3**

### 麻薬鎮痛時は客観的な呼吸評価が必要

麻薬による呼吸抑制では，呼吸中枢が「呼吸をする必要性」「呼吸困難」を感じていないので，大抵の場合は低酸素になっても苦痛を訴えません．「息苦しさ」の自覚症状だけの観察にとどまらず，客観的に呼吸数の測定や$SpO_2$モニタ，血液ガス分析などの評価をしていくことが必要です．しかし，「呼吸をせよ！」という命令には従うことができるので，適宜呼吸を促すような声かけなどの介入は必要となります．

Ⅲ. 急性・重症病態における急変対応

# 医原性の急変：人工呼吸器のスタンバイモード
～スタンバイモードの意味を知らずに使用してはいけない～

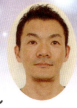

大阪府三島救命救急センター看護部
（主任，集中ケア認定看護師）
よねくらしゅうじ
米倉 修司

## エビデンス&臨床知

### エビデンス

- ☑ 人工呼吸器装着時は，胸部の挙上と気道内圧曲線の変化で換気開始を確認することが重要．
- ☑ 人工呼吸管理中は予測しえないトラブルも起こりうるため，酸素投与下の徒手的換気装置一式などをベッドサイドに準備しておくことが，義務づけられている．
- ☑ 人工呼吸管理中は生体情報モニタとして，パルスオキシメータやカプノメータによる連続モニタリングが，異常の早期発見のために必要．

### 臨床知

- ☑ スタンバイモードから換気開始に切り替えても，患者に必要な設定になっていない可能性もある．
- ☑ 人工呼吸器を患者に装着する前に，必ずテストラングで換気が行われることを確認してから装着する．

## はじめに

- 人工呼吸管理における急変は患者の状態悪化はもちろん，人工呼吸管理上のトラブルによっても起こります．人工呼吸器のトラブルや操作まちがいなど医原性の急変は予測困難であり，人工呼吸器の便利な機能も理解せずに使用すると思わぬ急変をまねきます．
- 人工呼吸管理開始時は，呼吸管理以外の全身管理も同時に開始されることが多く，トラブル発生のリスクも高くなります．人工呼吸管理開始前のスタンバイ機能（以下スタンバイモード）について理解し，リスクを防ぐ管理を行う必要があります．

## スタンバイ機能の意味と使用方法

- スタンバイモードとは文字どおり，人工呼吸開始前に人工呼吸器をスタンバイさせておく状態のときに使用する機能です．患者に人工呼吸器を装着し換気を開始する前に，適切な換気条件の設定やアラーム機能の確認など

**著者プロフィール**（米倉修司）
1990年に看護師免許取得．精神科，救命救急センターでの臨床経験後，外資系医療機器メーカでの勤務経験を経て2015年より現職．1997年3学会合同呼吸療法認定士，2014年集中ケア認定看護師取得

を行う目的で搭載されています．
- 人工呼吸器の使用前点検が終了した時点で，院内マニュアルに沿った標準換気条件とアラーム項目を設定入力し，スタンバイモードで待機させます．スタンバイモードで待機させることで緊急時でも安全に使用を開始することができます．

## 機種によるスタンバイモードの特徴

- スタンバイモードは現在市販されている多くの人工呼吸器に搭載されている機能です．機種によって「スタンバイ」，「スタンバイモード」，「スタンバイ機能」など名称の違いがあります．
- また人工呼吸器の機種によって，スタンバイモードの機能には違いがあります．スタンバイモードから換気開始（スタート）の設定を行わなければ換気が開始されない機種や，患者に人工呼吸器を装着すると自動的に換気が開始される機種もあります．使用している機種の特徴を理解したうえで使用する必要があります．

## スタンバイモードに関連した医療事故

- これまでにスタンバイモードのまま患者に人工呼吸器が装着され，換気が開始されなかったという事例が報告されています[1]．
- 公表されている報告事例としては，看護師が体位変換や気管吸引の際にスタンバイモードに切り替えてケアを実施した後，人工呼吸器の開始を忘れて退室したという報告が主になります．
- 報告事例の一例です．

> 体位変換のため，人工呼吸器を「オン」から「スタンバイ」モードに変更し，呼吸回路のウォータートラップの水抜きをしてから退室した．40分後に訪室すると患者はすでに心停止していた．人工呼吸器には40分間の作動停止が記録されていた[2]．

- スタンバイモードは人工呼吸器開始前の準備状態でしかなく，換気機能はありません．報告事例からわかるように，人工呼吸器をスタンバイモードのまま装着することで，生命の危機に至るトラブルが発生します．
- ただしスタンバイモードから換気開始「オン」の切り替えが行われたとしても，**人工呼吸器の設定によっては換気トラブルを生じる可能性があります**．

[1] 日本医療機能評価機構：医療事故情報収集等事業 医療安全情報 No. 37, 2009

[2] 日本呼吸療法医学会人工呼吸管理安全対策委員会：人工呼吸器安全使用のための指針 第2版. 人工呼吸 28（2）：210-25, 2011

🔍 臨床知1

**臨床知1**

**スタンバイモードでの待機は，急変に対応できる設定に！**
人工呼吸管理が不要となった患者は，人工呼吸器からの離脱が順調であったなら，「自発モード（CPAP）」の状態で人工呼吸器をはずし抜管となっていることがほとんどです．抜管後は急変に備えて，人工呼吸器をスタンバイモードで待機させる必

要があります．「自発モード」のままスタンバイモードで待機した場合，急変時人工呼吸器を再装着し，換気開始の切り替えが行われても，補助換気は行われません．患者に必要な換気設定になっていなければ，さらなる状態悪化につながります．急変に備えてスタンバイモードで待機させる場合，急変に対応できる設定にしておくよう施設内でルールを作成する必要があります．

## スタンバイモード関連のトラブル予防策

- 日本医療機能評価機構 医療事故防止事業部より，事例が発生した医療機関の改善策が公表されています．改善策としては，①処置行為後の確認，行為後の患者観察の徹底，②吸引時にはスタンバイ機能の使用禁止，③事例の院内周知，④看護師への人工呼吸器の研修実施，⑤人工呼吸器マニュアルの改訂，という内容で報告されています[3]．

[3] 日本医療機能評価機構：医療事故情報収集等事業第28回報告書. pp 160-2, 2011

- 改善策の報告を基にスタンバイモードに関する医療安全情報として，以下の2つが周知されるよう情報提供されました[1]．

> - 「スタンバイ」などの機能を使用した後に人工呼吸器を患者に装着する際は，開始ボタンを押して換気が行われていることを確認する．
> - 人工呼吸器を装着する際，換気が行われていることを胸郭の動きに基づいて確認する．

- 筆者の施設でも，スタンバイモードに関連したインシデント対策を行っています．**人工呼吸開始時のマニュアル改訂を行い，現場スタッフへの再教育を行っています**．　　　　　　　　　　　　　　　　　　　　　　　臨床知2

### 人工呼吸管理開始時のルールを明確に

臨床知 2

筆者の施設では，人工呼吸器開始時の約束事項をマニュアル化しています（図1）．人工呼吸器装着時，スタンバイモードから換気開始に切り替えてすぐに患者に装着することは禁止しています．テストラング（テスト肺）を人工呼吸器に接続

必ず確認してください！
- ✓ **送気を確認してから人工呼吸器を装着**
- ✓ 酸素・圧縮空気に配管されているか
- ✓ 自家発電のコンセントにプラグが入っているか
- ✓ 呼吸器設定が指示と合っているか
- ✓ 加温加湿器使用時は加湿器の電源が入っているか
- ✓ 人工鼻をつけたまま加温加湿器を使用していないか

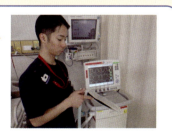

人工呼吸器にテストラングを装着し，スタンバイモードから換気開始に切り替えます．実際に換気が行われることを確認してから患者へ人工呼吸器が装着されます．

**図1** 筆者の施設における人工呼吸管理開始時の約束事項

し，換気が行われていることを確認してから患者に装着します．このほかにも人工呼吸器を患者に装着する前に必ず確認する確認事項を，人工呼吸器に表示しています．

- 人工呼吸器装着時の注意点に関しては，人工呼吸管理開始時のみでなく，検査などによる一時離脱後の再装着時も，開始時と同様の確認作業が必要であり，人工呼吸器の作動状況，患者の呼吸状態を観察することが推奨されています[2]．

### 確認のポイントは胸部の挙上と気道内圧曲線の変化

人工呼吸器を装着した場合には，まず患者の胸部が呼吸器と同調して挙上しているかを確認します．このとき，胸部が挙上する吸気時に人工呼吸器に表示される気道内圧曲線（グラフィックモニタ）が上昇し，呼気時に低下することも確認します　図2　．最近の人工呼吸器は静音設計で，周囲に雑音が多ければ，作動音が聞こえにくい場合があるため，胸部の挙上と気道内圧曲線の変化を指さし呼称にて確認する習慣も必要です[4]．

[4] 岩崎泰昌：人工呼吸管理．救急医学 33：654-8, 2009

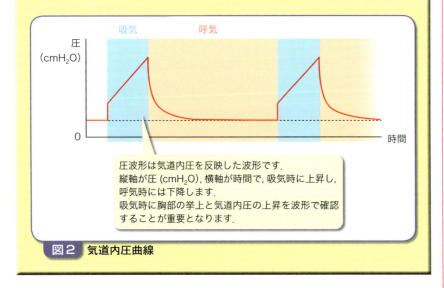

圧波形は気道内圧を反映した波形です．縦軸が圧 ($cmH_2O$)，横軸が時間で，吸気時に上昇し，呼気時には下降します．吸気時に胸部の挙上と気道内圧の上昇を波形で確認することが重要となります．

図2　気道内圧曲線

## 急変を予測した対応

- 人工呼吸管理中は予測しえないトラブルも起こりうるため，酸素投与下の徒手的換気装置一式（蘇生バッグ，ジャクソンリース回路など），気管挿管用機材一式，蘇生用薬剤をベッドサイドに準備しておくことが望ましいです．また担当医，担当看護師は ACLS/BLS に習熟していることが推奨されています[1]．
- 換気開始の切り替えを行わずに人工呼吸器を装着してしまった場合，そのまま換気開始切り替えを行うことは危険です．いったん人工呼吸器から蘇生バッグ（バッグバルブマスクやジャクソンリース回路）での換気に変更し徒手的換気を行い，バイタルサインなど状態評価を行ってください．その間，人工呼吸器はテストラングに接続し，換気がきちんと行われるか確

認をしたうえで再装着することが重要です．
- 人工呼吸管理開始時は，呼吸管理以外の全身管理も同時に開始されるため，人工呼吸器の換気開始に切り替えられていても思わぬトラブルが発生する可能性があります．人工呼吸管理中は生体情報モニタとして，アラーム機能の付いたパルスオキシメータによる経皮的酸素飽和度の連続モニタリング，アラーム機能の付いた**カプノメータによる呼気二酸化炭素濃度の連続モニタリング**が推奨されています[2]．

## エビデンス1

### カプノメータは気管チューブトラブル発見に役だつ

生体情報モニタのカプノメータは，換気中の呼気二酸化炭素濃度を測定しています．正常であれば二酸化炭素は呼気にのみ検出されるものなので，換気を評価するうえで呼気二酸化炭素濃度の連続測定は非常に有用で異常の早期発見に役だちます．

また『JRC蘇生ガイドライン2015』では，心肺蘇生時の気管チューブの位置確認に，波形表示のある呼気二酸化炭素モニタの使用を推奨しています[5]．食道挿管をはじめ気管チューブ位置トラブルの早期発見に役だちます[6]〜[10]．人工呼吸管理開始時は，挿管直後や移送後のことも多く，スタンバイモードからの切り替え以外にも，気管チューブトラブルの発生も念頭において観察する必要があります．

---

[5] 日本蘇生協議会 監：気管チューブの先端位置確認．"JRC 蘇生ガイドライン2015"．医学書院, pp58-60, 2016

[6] Silvestri S et al：The effectiveness of out-of-hospital use of continuous end-tidal carbon dioxide monitoring on the rate of unrecognized misplaced intubation within a regional emergency medical services system. Ann Emerg Med 45（5）：497-503, 2005

[7] Grmec S：Comparison of three different methods to confirm tracheal tube placement in emergency intubation. Intensive Care Med 28（6）：701-4, 2002

[8] Takeda T et al：The assessment of three methods to verify tracheal tube placement in the emergency setting. Resuscitation 56（2）：153-7, 2003

[9] Tanigawa K et al：Accuracy and reliability of the self-inflating bulb to verify tracheal intubation in out-of-hospital cardiac arrest patients. Anesthesiology 93（6）：1432-6, 2000

[10] Tanigawa K et al：The efficacy of esophageal detector devices in verifying tracheal tube placement：a randomized cross-over study of out-of-hospital cardiac arrest patients. Anesth Analg 92（2）：375-8, 2001

## おわりに

- スタンバイモードなど，人工呼吸器の機能と特徴を理解せずに使用することはたいへん危険です．
- 人工呼吸管理中は予測しえないトラブルが起こりうることを常に考慮して，スタッフ教育を含めた急変に対応できる環境整備が重要です．

Ⅲ. 急性・重症病態における急変対応

# 気管切開チューブの予定外抜去
～冷静にどこから呼吸をしているか考える～

杏林大学医学部付属病院
集中治療室（集中ケア認定看護師） 松田 勇輔

## エビデンス&臨床知

### エビデンス
- ☑ 予定外抜去時は，気管切開孔をガーゼで覆い，口から人工呼吸を行う．
- ☑ 気管切開孔へチューブの挿入がスムーズにいかない場合は，経口気管挿管を実施する．

### 臨床知
- ☑ 予定外抜去が起きたときの対応以上に「予定外抜去を予防する」という観点が重要．
- ☑ バッグバルブマスクは1ベッドに1つは備えておく．
- ☑ 救急カートの不備がないか，救急カートのどこに何があるか，日々確認しておく．

## はじめに

- 気管切開チューブは気管切開孔に挿入する人工気道です．経口気管挿管による気管チューブとの違いは，観血的処置により気管に切開を行い作成した気管切開孔に挿入する点です．
- 気管切開は人工呼吸器からの離脱が困難な患者，気道の問題や咽頭部の病変などで人工気道が必要な患者に実施されます．
- 気管切開は観血的処置により気管切開孔を作成し，そこに気管切開用のチューブを挿入することで気道の確保を行います．
- 観血的処置により気管を切開することにより，経口からのチューブ挿入は不要となるため，患者の不快感は軽減され，食事を経口摂取することや，スピーチカニューレといわれる特殊なチューブを挿入することで発声も可能となります．
- 一般的に，経口気管挿管の患者と比較し，気管切開を行った患者のほうが計画外抜去のリスクが低いイメージがあるかもしれません．しかし，気管切開チューブは経口から挿入する気管チューブと比較し，気管に挿入され

**著者プロフィール**（松田勇輔）
2003年 杏林大学医学部付属看護専門学校卒業，同年 杏林大学医学部付属病院入職，集中治療室へ配属
2013年 集中ケア認定看護師資格取得
何のためにその看護を提供するのか．その意味をきちんと説明できることが重要だと考えています．

ている長さが短く，そのため計画外抜去のリスクもそれだけ大きいといえます．いずれにせよ，外部から体内に異物を挿入するわけなので，当然トラブルなどで意図しない抜去が生じることがあります．
- 本稿では，気管切開チューブの予定外抜去が生じたときの対処や，予定外抜去を生じさせないための看護介入について解説をしていきます．

## 予定外抜去時の対応

- まずは患者の呼吸状態を観察します．同時に胸郭の挙上があるか，$SPO_2$ の変化も観察します．
- 一般的に気管切開チューブが抜けることは，確保していた気道を喪失するため，換気不全，急激な $SPO_2$ の低下など呼吸状態の悪化をみとめます．
- よって行うべきことは，①気道の確保，②換気の補助の2点といえます．
- 頭部後屈顎先挙上法などで気道を確保し，口にバッグバルブマスクを当ててそのまま換気を行うとどうなるでしょう．気管切開孔があるので，送気された空気は気管切開孔から抜けてしまい適切な換気はできません．
- では，どのように人工換気を行えばよいでしょうか．正しい手技は，気管切開孔をガーゼで覆い，口から人工呼吸を行います．
- 予定外抜去が起きた際の対応を時系列に示します 図1 ．

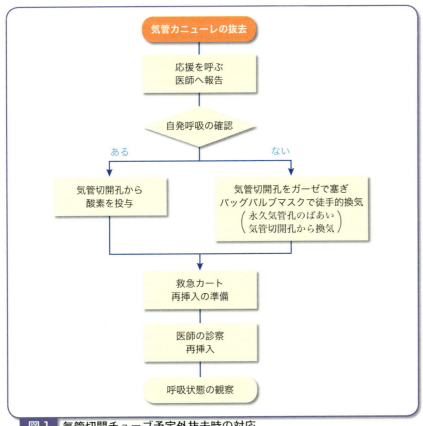

図1 気管切開チューブ予定外抜去時の対応

①気管切開チューブが予定外抜去されている状態を発見したら，まず患者の状況を確認し，他のスタッフや医師をよびます．
②気管切開孔をガーゼで覆い，口からバッグバルブマスクで換気を開始します．
③応援に来たスタッフは，気管切開チューブの再挿入の用意と同時に，経口気管挿管の準備を行います．
④気管切開孔へチューブの挿入がスムーズにいかない場合は，経口気管挿管を実施します．

🔍 エビデンス1

### 気管切開の手順と解剖

気管切開チューブの予定外抜去に関する統一された手順は作成をされておりません．
ここでは，気管切開に関する手順や解剖 図2 を示します[1]．

【気管切開の手順】
　①皮膚を切開する
　②皮膚→皮下組織→筋層→気管の順序で剥離をしていく
　③気管を開創する
　④気管挿管チューブを抜去し，気管切開チューブを挿入する
　⑤皮膚を縫合する

[1] 平林秀樹：気管切開―成人-小児―．頭頸部外科 25（3）：297-301，2015

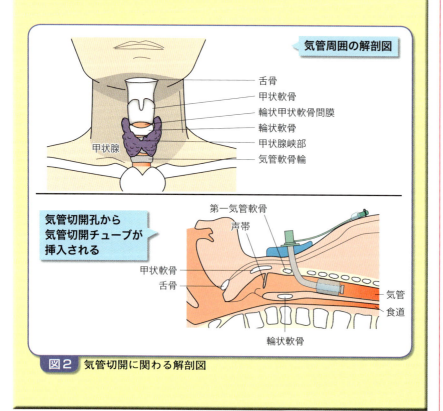

図2　気管切開に関わる解剖図

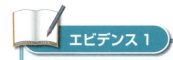

### 気管切開チューブ再挿入の危険性

気管切開チューブを看護師で再挿入することは行ってはいけません。チューブが気管に入らず皮下や縦郭に迷入し、呼吸が行えなくなる可能性があります[2]．完全な抜去でなく抜けかけの場合でも、無理やり押し込むことで皮下や縦郭に迷入する可能性があるので、医師による再挿入が必要です。

気管切開直後で皮膚気管瘻孔が完成されるまでは、約1週間を要します[1]．瘻孔が完成されていない状況での予定外抜去は気管切開孔からのチューブが挿入できなくなる可能性があります。

[2] 日本医療機能評価機構：気管切開チューブが皮下や縦隔へ迷入した事例．"医療事故情報収集等事業 第37回報告書"．pp121-30, 2014 http://www.med-safe.jp/pdf/report_37.pdf （2018.1.24 参照）

## 永久気管孔を作成している場合

- 永久気管孔作成患者は、喉頭と気道を完全に分離し永久的に鼻や口からは呼吸は行わず、気管孔から呼吸をしている患者です 図3．異物での気道閉塞がなければ、常に気道確保もされている状態です。
- 永久気管孔作成患者で気管孔から気管チューブが挿入されている多くのケースは、人工呼吸器に接続するためです。
- 永久気管孔作成患者の気管チューブ予定外抜去が発生したときは、気管孔をガーゼで押さえて鼻と口にマスクを当てて人工換気を行っても、当然換気はできません。
- 永久気管孔作成患者の予定外抜去の場合はまず、自発呼吸が十分にされているかを確認します。自発呼吸が十分にみとめられない場合は、バッグバルブマスクやジャクソンリースのマスクを気管孔に当てて人工換気を行います。

**臨床知 1　なくならない予定外抜去への対策**

予定外抜去は起きないことがいちばんの理想です。しかし、外部から異物を挿入している以上、予定外抜去の可能性はゼロにならないことが現実です。

「万が一」が起きることを想定し、患者への影響が最小限に抑えられるように準備をしておくことが重要です。

また、予定外抜去が起きたときの対応以上に「予定外抜去を予防する」という観点が非常に重要です。

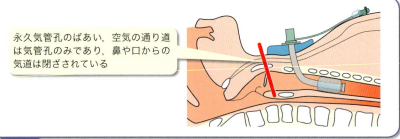

**図3** 永久気管孔の患者イメージ

永久気管孔のばあい，空気の通り道は気管孔のみであり，鼻や口からの気道は閉ざされている

## 予定外抜去に備えて

### 1．スペアの気管切開チューブを常に準備しておく
- 患者に挿入されている気管切開チューブと同じものを必ずベッドサイドに1つは準備をしておきます．

### 2．バッグバルブマスクを常に準備しておく
- 計画外抜去時に人工換気を行う際に使用します．**常に患者のそばに置いておくようにしましょう**．　　臨床知2

### 3．救急カートを整備する
- **人工気道の再挿入や蘇生に必要な器具を一式そろえた救急カートを整備**しておきます．　　臨床知3

**臨床知2　バッグバルブマスク**

予定外抜去発生に対しての備えは，人工気道が存在する患者だけではなく，重症患者を管理するにあたっても必要な備えです．

バッグバルブマスクは人工気道を挿入されている患者に限らず，呼吸状態の変調しやすい重症患者を収容するクリティカルケア系ユニットでは，1ベッドに対し1つは備えておきたい機材です．

**臨床知3　救急カート**

救急カートも，看護師が不備がないかをチェックしておくことが必要です．日々チェックすることで不備を早期発見できることはもちろんですが，救急カートのどこに何があるかを再確認することにもつながります．万が一のときに迅速な対応ができることにつながります．

## 予定外抜去を予防するために

### 1. 固定の緩みがないかを観察する
- 気管切開チューブの固定が確実にされているかを観察し，観察したことは記録に記載をしておきましょう．「いつのまにか緩んでいた」ということも多くあります．
- 経過記録の観察項目に，気管切開チューブの固定状況を追加するなど，常に観察する習慣を身に着けられるようにしていくことも必要です．経過記録の観察項目に組み込むことで，だれがどのタイミングで観察をしたかが一目瞭然となります．

### 2. ケアのリスクを考える
- 看護ケアは患者にとって良い結果をもたらす一方で，常にリスクもともなうものです．
- たとえば，気管切開チューブの固定紐を定期的に交換するように決めている施設もあるかもしれません．
- しかし，新しい紐に交換するためには，固定をはずす必要があります．固定をはずす行為は予定外抜去のリスクもともないます．
- そのケアを行う必要性があるかを，リスクも踏まえ十分に検討をする必要があります．同時にどのようにすればリスクを軽減できるかを考えていくことも，予定外抜去の予防につながります．

### 3. 環境の整備をしておく
- 患者が動いた際に「呼吸器の回路や酸素のチューブに引っかかって気管切開チューブも一緒に抜けた」なんてこともあるかもしれません．
- 余計な物品が散乱していないか，回路やチューブ類は整理されているかを確認しましょう．
- 手元がよく動く患者は「危険行動あり」と誤解されることが往々にして存在します．それが本当に危険行動なのかはまず，自分自身の身なりやベッドサイドの整理整頓ができているかを見直してからにするべきです．

### 4. 患者の快，不快を考える
- とくに持続鎮静をされている患者や意識障害がある患者は，不快なものがあると本能的に取り除こうとします．
- たとえば，気管切開を行ってまもない場合は，創の痛みが生じることもあります．痛みが生じれば無意識的に異物である気管切開チューブを取り除こうとすることは，人間の本能からするとごく自然な行動です．
- CPOTなどの痛みをアセスメントするツールを使用する[3]など，患者の不快なものがないかをよく考えるようにしましょう．
- 「痛み」とは単純に身体的な痛みだけを指すのではありません[3]．心理的・社会的・霊的なものも指します．
- たとえば，長期間人工呼吸器から離脱できず気管切開を行うに至った患者の心情を考えると，今後の生活や仕事への不安，患者によっては経済的な不安も感じると思います．そのような患者の背景を考えることも，予定外

[3] 日本集中治療医学会J-PADガイドライン作成委員会：日本版・集中治療室における成人重症患者に対する痛み・不穏・せん妄管理のための臨床ガイドライン．日集中医誌 21：539-79, 2014

抜去の予防につながります．

## 5．固　定
- 気管切開チューブの固定には，チューブに付属している紐や，固定用ホルダを使用して固定します．
- 固定の方法が統一されている施設も多くあると思いますが，「この固定方法がよい」と一概にいえないのが現状です．
- 固定用の紐ひとつをとっても，ポリエステルなどの化学繊維や綿といった自然素材を使用したものなど，さまざまなものが出回っています．
- たとえば綿の紐を使用する場合，綿は伸縮性のある素材であり，いつのまにか紐が緩んでいる場合もあります．固定用の機材の特徴も把握しておくことが安全な管理につながります．

### おわりに
- 患者の気道が喪失することは，即，生命を脅かす状況に陥りかねない危険な事象です．そのため，予定外抜去発生時の対応のみならず，予防の観点も非常に重要です．

Ⅲ．急性・重症病態における急変対応

# 脳室ドレーン予定外抜去
～ドレーンの目的を把握して，いざというときは慌てない対応をしよう～

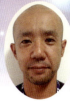

地方独立行政法人 那覇市立病院
（集中ケア認定看護師）　里井 陽介（さとい ようすけ）

## エビデンス＆臨床知

### エビデンス
- ☑ 頭蓋内圧測定は，脳室内にドレーンカテーテルを留置し測定した値が，もっとも信頼値が高い．
- ☑ 頭蓋内圧亢進の予防は，脳室ドレーンや外減圧手術など外科的処置以外にも，薬剤投与や頭位の維持，呼吸管理，脳温の管理など全身管理によって行われる．

### 臨床知
- ☑ 15～30度の頭部挙上は頭蓋内圧の低下をもたらす．
- ☑ 脳室ドレーン抜去後は，CTや臨床所見において，水頭症や脳出血の出現がないか注意深い観察が求められる．
- ☑ 脳室ドレーン抜去後に頭蓋内圧亢進症状が起こる場合は，急性期の頭蓋内圧亢進症状である．

## 脳室ドレーンは目的によって治療的ドレナージ，予防的ドレナージ，情報ドレナージに分類されます

- ドレナージの目的は，大きく3つに分類されます．1つめは，治療的ドレナージで貯留物（膿瘍など）自体を排出することを目的としています．貯留していること自体が問題になる物（気胸，心タンポナーデ，水頭症）で，すみやかな排出が求められます．2つめは，予防的ドレナージで術後など一定の排液量が予想され，貯留による周辺臓器への悪影響を回避する目的で挿入されます．3つめは，情報ドレナージで体内に生じている出血や感染などが起こった場合など，早期対処が必要なことが予測されるときに挿入されます．
- 脳室ドレーンは，さまざまな脳疾患において留置されます．その主たる目的は，脳室内血腫排液，頭蓋内圧測定，髄液排出による脳圧管理です 図1 [1]．ドレーンの留置期間は，病態やドレナージの目的によって異なります．ドレナージにおける3つの分類を脳室ドレーンの適応にわけて 表1 に示します．

[1] 医療情報科学研究所 編："病気がみえる Vol7 脳・神経"．メディックメディア，p105，2011

**著者プロフィール**（里井陽介）
2000年おもと会沖縄看護専門学校卒業，2009年に那覇市立病院へ入職．2011年 ICU配属．2013年 集中ケア認定看護師取得
モットーは新卒時の病院の理念である「手には技術を，頭には知識を，患者様には愛を」

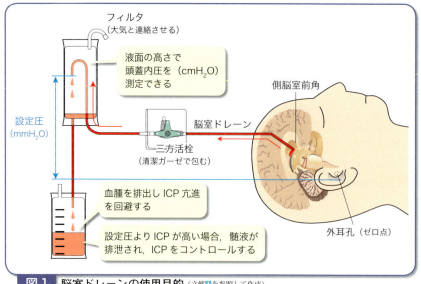

**図1** 脳室ドレーンの使用目的 （文献1を参照して作成）

### 表1 脳室ドレーンにおけるドレナージ目的の分類

**治療的ドレナージ**

脳室内血腫によって，脳室内に血液成分が増加し，急性水頭症を期待している場合，血腫を排泄させる治療が必要になるため脳室ドレーンが適応となる

**予防的ドレナージ**

脳卒中，脳腫瘍，外傷，感染症などの病態では，脳浮腫や水頭症を合併する可能性がある．頭蓋内圧亢進を回避する目的で脳室ドレーンの適応となる

**情報ドレナージ**

病態によってICP亢進が予測される場合や，薬剤により鎮静される場合，厳重なICPモニタリングを行い，適切な治療と結びつけるよう勧められている 表2

ICP（intracranial pressure）：頭蓋内圧

### 表2 頭蓋内圧（ICP）測定の適応

以下の症例ではICP測定を行うよう勧められる
- GCSスコア8以下
- 低血圧（収縮期血圧<90 mmHg）
- 正中偏位，脳槽の消失などのCT所見 図2

バルビツレート療法や低体温療法を行う場合は，ICP測定が勧められる

CT室へ移動困難な症例，鎮静下で意識レベルの確認が困難な場合はICP測定を考慮

（文献2より引用）

[2] 日本脳神経外科学会，日本脳神経外傷学会 監："頭部外傷治療・管理のガイドライン第3版"．医学書院，2013

## 頭蓋内圧を測定する目的の脳室ドレーン

- ICP測定目的の脳室ドレーンは，正常圧に改善するまで留置されます．脳室内で測定されるICPは，信頼性が高く，閉塞や機能不全のリスクは低い反面，侵襲的な処置であり，**出血や，カテーテル感染のリスクがもっとも高いとされています** 表3 [3]．

[3] 横堀將司：脳室ドレーンジ．INTENSIVIST 8(3)：527-33，2016

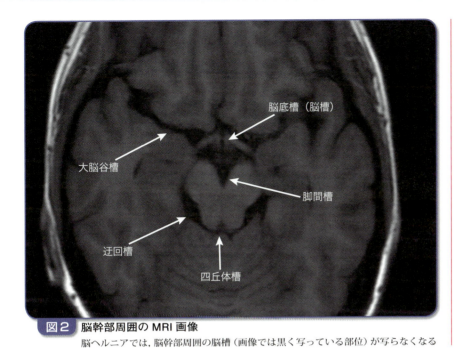

**図2** 脳幹部周囲のMRI画像
脳ヘルニアでは，脳幹部周囲の脳槽（画像では黒く写っている部位）が写らなくなる

**表3** 頭蓋内圧モニタリングの利点と欠点

|  | 脳室内圧 | 脳実質圧 | 硬膜下圧 | くも膜下圧 |
|---|---|---|---|---|
| 利点 | ●ICP値の信頼性がもっとも高い<br>●ICPモニタリングも兼ねて髄液排出しICP調整もできる | ●ICP値の信頼性は高い<br>●脳室の偏位や狭小化，脳腫脹に関係なく測定が可能 | ●脳実質を穿刺しないため，脳出血のリスクは少ない | ●脳室の偏位や狭小化，脳腫脹に関係なく測定が可能<br>●安価 |
| 欠点 | ●侵襲的であり，出血・感染のリスクが高い | ●センサが高価．脳出血や感染のリスクがある | ●センサが高価，測定値の安定性に欠ける | ●カテーテルの閉塞を起こしやすい<br>●測定値の信頼性が低い |

（文献3を参照して作成）

## エビデンス 1

### ICP測定における部位別信頼性

ICP測定は脳室内，脳実質，硬膜下，くも膜下で測定することが可能ですが，測定値の信頼性，感染や合併症のリスクがそれぞれ違います．なかでも脳室内圧値の信頼性がもっとも高いとされています．しかし，欠点もあります．脳室にカテーテルを留置するため，侵襲的な処置が必要であり，さらに出血や感染のリスクが高いとされています[4]．ドレーン内の液面の観察は，拍動の有無を見るだけでなく，頭蓋内圧のモニタリングとしても役に立っています．

[4] Bratton SL et al：Guidelines for the management of severe traumatic brain injury. Ⅶ. Intracranial pressure monitoring technology. J Neurotrauma 24（supple 1）：S45-54, 2007

## 脳室ドレーンの予定外抜去で，頭蓋内圧がわからなくなった

- 頭蓋内圧測定は，それ自体が治療ではなく，適切な治療を結びつけて効果が得られるものです．患者がまだ急性期の状態にあり，今後もICP亢進が予測される場合は，ICPの連続モニタを観察しながら，厳重な全身管理が必要となるため，脳室ドレーンの再挿入，または別の部位への挿入が検討されます．
- ドレーンの再挿入をしない場合は，バイタルサインや瞳孔所見，四肢麻痺など神経脱落症状の観察を行い，全身のアセスメントを行います．

## 頭蓋内圧コントロール目的の脳室ドレナージ

- ICPコントロール目的の脳室ドレナージは，ICPが治療域値内に安定するまで留置されます．ICPの治療閾値は，15～25 mmHg程度にするように勧められています[2]．
- 脳室ドレナージによるICP管理は，効率的にICPを下げることができるため，有効とされています[5][6]．
- **ICPのコントロールは，脳室ドレナージ以外にも全身管理によって行われます**🔍．
- ICPが亢進すると，脳の血液循環も低下します．脳血液循環の指標は，脳灌流圧（cerebral perfusion pressure：CPP）が用いられ，CPPは平均動脈血圧（MAP）からICPを引いた値で，50～70 mmHgを目安に管理するように勧められています[2]．全身管理は，ICPの観察だけでなく，CPPと関連させ全身のアセスメントにつなげます．
- ICPの正常値は，年齢により異なります．新生児は1.5～6 mmHg，小児は3～7 mmHg，思春期～成人であれば10～15 mmHgとされています（表4）．
- 脳室ドレーンの液面を参考値とする場合の単位は$cmH_2O$となり，圧トランスデューサにおける測定値は「mmHg」となります．単位の違いに注意しましょう（$1\ mmHg \times 1.36 = cmH_2O$）．

🔍 **エビデンス2**

[5] Nancy C et al：Guidelines for the Management of Severe Trauma Brain Injury 4th Edition. Neurosurgery 80(1)：6-15, 2017

[6] Kerr EM et al：The effect of cerebrospinal fluid drainage on cerebral perfusion in traumatic brain injured adults. J Neurosurg Anesthesiol 12(4)：324-33, 2000

### エビデンス2

#### ICPコントロールのための全身管理

頭蓋内圧亢進による二次的脳損傷の回避は，減圧開頭術，脳室ドレーンなどの外科的処置以外にも，全身管理によって行われます．予防的低体温，高浸透圧利尿薬，$PaO_2$を低く維持する呼吸療法，適切な頭位の維持，バルビツールやプロポフォールなどの鎮静薬などを駆使して，ICPはコントロールされます[5]．

表4 年齢と正常頭蓋内圧の違い

| 発達段階 | 頭蓋内圧 |
|---|---|
| 新生児 | 1.5〜6 mmHg |
| 小児 | 3〜7 mmHg |
| 思春期〜成人 | 10〜15 mmHg |

## 脳室ドレーンの予定外抜去で，頭蓋内圧亢進が起こるかもしれない

- 髄液を排泄させ，ICPコントロールが必要な急性期に脳室ドレーンが予定外抜去した場合は，髄液が頭蓋内に貯留し致死的合併症の危険性があります．
- ただちに医師に報告する必要がありますが，**到着までに頭部の挙上を行い**，浸透圧利尿薬の準備を行います．
- 必要時，医師の指示に基づきスパイナルドレーンの挿入準備を行います．
- 脳室ドレーンの予定外抜去の時期が，急性期を過ぎて髄液の排出が少なくなっているときは，髄液貯留の可能性が少ないため，スパイナルドレーンの挿入は見送られることがあります．

**臨床知1　頭部挙上によってICP上昇や誤嚥を防ぐ**

15〜30度の頭部挙上体位をとることによって，静脈還流が促進され頭蓋内圧を下げることができるといわれています．いくつかの研究報告によって明らかにされており，日本脳卒中ガイドライン（2015）[7]や海外のガイドライン[8]においても記載があります．

頭部挙上は，頭蓋内圧が亢進している場合のほか，低酸素血症や誤嚥のある場合は考慮してもよいと記載されていますが，強い推奨はありません．もし脳室ドレーンの予定外抜去が起こってしまったら，その後，頭蓋内圧が上昇する可能性がありますが，ICP上昇や嘔吐，誤嚥の予防として頭部挙上体位が用いられます．

[7] 日本脳卒中学会 脳卒中ガイドライン［追補2017］委員会 編："脳卒中ガイドライン2015［追補2017］"．日本脳卒中学会, 2017

[8] Jauch EC et al：Guidelines for the Early Management of Patients With Acute Ischemic Stroke. A Guideline for the Healthcare Professionals From the American Heart Association/American Stroke Association. Stroke 44：870-947, 2013

## 適切な脳室ドレーン抜去のタイミングと抜去方法

- 通常の脳室ドレーンの抜去のタイミングは，血腫が排出されたとき，水頭症の解除がされた場合，または頭蓋内圧がコントロール可能となったときに検討されます．抜去方法は，ドレナージ設定圧を上げて，排液量が少なくなったことを確認したのちにドレーンをクランプし，**CTにて水頭症がないことを確認して抜去されます**．

**臨床知 2　ドレーン計画抜去**

脳室ドレーンの計画抜去は，施設によっていくつか方法が異なります．徐々に設定圧を上げる方法と，クランプしてすぐに抜去する方法があります．2群間を比較した研究報告では，両者の水頭症の発症率に有意差はなかったとされています[3]．抜去のタイミングはさまざまで，どの方法が適切であるか十分なエビデンスはありません．重要なのは，抜去後に頭部CTや臨床所見において，水頭症の出現やドレナージ抜去による脳出血の出現がないかを注意深く観察することです．

## 予定外抜去発生時に慌てない！　手順の確認をしておこう

- 予定外抜去には，患者自身で行われる自己（myself）抜去とそれ以外の事故（accident）抜去があります．脳室ドレーンは，挿管チューブと違い，留置されていること自体で疼痛は感じません．しかし，場合によっては2週間近く留置されることや，意識障害がある患者に留置されることがあるため，留置期間中の管理は十分に注意を払う必要があります．予定外抜去が起こったら以下のように対応します．

- 1人で対応しようとせず，まずは応援をよびましょう．
- すみやかに抜去部の消毒を行い清潔ガーゼで圧迫します．抜去時にドレーンが破損して体内に残存する可能性もあるため，ドレーンの先端を確認します．
- 切断であった場合は，患者側に近い位置を鉗子でクランプし，これ以上体内に入らないようにします．
- 完全抜去であった場合は，ガーゼで圧迫を続け，髄液流出がないか確認します．
- 抜去後は，髄液排出ができなくなるため頭蓋内圧亢進症状 表5 が出現する可能性があります．抜去前後で症状が変化していないか経時的に厳重な観察をします．　　臨床知3
- 体位は，頭部30度挙上させ頸部の圧迫を避けるようにし，静脈還流を促進させ頭蓋内圧亢進を回避するようにします．
- 医師の指示に基づき，CT撮影や薬剤投与（浸透圧利尿薬）を行います．
- 必要に応じ，手術やスパイナルドレナージの準備を行います．

**臨床知 3　急性期のICP亢進症状に気をつける**

頭蓋内圧亢進症状には，急性期と慢性期で出現する症状に差があります．急性期の頭痛は，比較的強く感じ，また意識障害をともない，頭痛を訴えない（訴えることができない）ことがあります．急激な頭蓋内圧亢進によって脳循環障害の代償反応として血圧が上昇します．上昇した血圧を一定に保つため，心筋は十分な拍出量を確保

するために心拍は徐脈となります．脳室ドレーンの予定外抜去後は，急激な頭蓋内圧上昇が考えられるため，急性期の頭蓋内圧亢進症状の観察をします．

**表5** 頭蓋内圧亢進症状（急性期と慢性期）

| | 急 性 | 慢 性 |
|---|---|---|
| 自覚症状 | 激しい頭痛<br>悪心・嘔吐 | 頭痛<br>悪心・嘔吐<br>視力障害（うっ血乳頭）<br>めまい |
| 他覚症状 | クッシング現象<br>意識障害<br>散瞳<br>網膜出血<br>けいれん<br>片麻痺<br>呼吸異常 | うっ血乳頭<br>外転神経麻痺<br>片麻痺<br>呼吸異常<br>人格変化 |

● アクシデント発生時には，迅速な対応が求められます．緊急時の対応については，事前に手順の取り決めをしておくと，慌てることがなく落ち着いて対処することができます．手順の取り決め事項は，医師を含め多職種で取り決めをしておくと，いざというときに連携がスムーズにいきます．

III. 急性・重症病態における急変対応

# 胸腔ドレーン予定外抜去
〜胸腔への空気流入を防ぎ，呼吸・循環の観察を強化することにより急変を防ぐ〜

岩手県立中央病院ICU
（看護師長補佐，集中ケア認定看護師） 松村 千秋
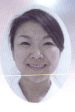

## エビデンス&臨床知

### エビデンス
- ☑ 持続吸引は，積極的には推奨されず，必要最小限に用いられる．
- ☑ 胸腔ドレーンの抜去基準は，エアリークの消失，排液200 mL/日以下が多く用いられている．

### 臨床知
- ☑ 予定外抜去後は，患者ごとの留置目的を念頭に，胸水や血胸，気胸の進行による換気障害や緊張性気胸の症状を注意深く観察する．
- ☑ 人工呼吸器装着中の予定外抜去後は，呼吸状態の悪化が早く進む可能性があり，より迅速に対処する必要がある．

## はじめに

- 胸腔ドレーンは，肺や心臓，食道に対する開胸・胸腔鏡手術といった術後のみならず，気胸や胸水にも用いられ，外科系，内科系を問わず比較的多く行われている医療処置の一つです．
- 通常は，医師により挿入と計画的な抜去がなされ，問題なく管理されています．ところが，固定が剥がれ抜けていた，患者自身が抜いたなど予定外に抜去された事例が報告されています[1][2]．胸腔ドレーンの抜去後には，急変する可能性があり適切な対処が求められます．突然の予定外抜去時に適切に対処するためには，日ごろから胸腔の解剖生理や胸腔ドレーンの留置目的，持続吸引装置の仕組みを理解していることが必要です．

## 胸腔は常に陰圧

- 胸腔は，胸壁・縦隔・横隔膜に囲まれた密閉空間です．その密閉空間のなかにある肺は，肺自体の弾性により常に縮もうとしているため，胸腔は常に陰圧になっています．胸腔の圧は呼吸運動により変化し，吸気時には，横隔膜と外肋間筋の収縮により胸腔容積が拡大すると，胸腔の陰圧が強ま

[1] 篠原一彦 他：胸腔ドレーン固定法に関する実態調査．日手術医会誌 27(2)：148-50, 2006

[2] 医薬品医療機器総合機構「ヒューマンエラーやヒューマンファクターに起因すると考えられた事例（ドレーン等）」
https://www.pmda.go.jp/safety/info-services/medical-safety-info/0004.html（2018.1.20参照）

### 著者プロフィール（松村千秋）
1999年 岩手県立中央病院ICUに勤務．2006年 集中ケア認定看護師資格取得．2016年 同院看護師長補佐．同院を拠点に20施設ある岩手県立病院において教育・相談活動を行っている．
働くうえでのモットーは「日々是好日」です．良いことも悪いことも，毎日悲喜こもごもありますが，真摯に向かっていれば，どんな日も好い日になると信じています．

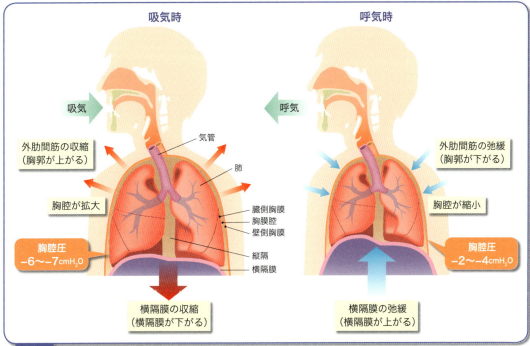

**図1** 胸腔の解剖と胸腔圧

り（-6〜-7 cmH$_2$O），受動的に拡張した肺に空気が入ります．一方，呼気時には，横隔膜と外肋間筋の弛緩により胸腔容積が縮小し，胸腔の陰圧が弱まり（-2〜-4 cmH$_2$O），弾性により収縮した肺から空気が出ます 図1 ．

- そのため胸腔ドレーンを留置する場合には，胸腔に体外から空気が流入しないように閉塞しておくか，**持続的に陰圧をかける** 必要があります．もし，胸腔への空気の流入が起こると，肺が虚脱し換気ができなくなります．

## エビデンス1

### 持続吸引（以下，吸引）の是非

胸腔ドレーンの留置では，持続的に吸引（-10〜-20 cmH$_2$O）をかけて管理されることが多いですが，吸引の是非や適切な設定圧に関する明確なエビデンスは今のところありません．吸引は，再膨張性肺水腫[1]や臓器損傷などの合併症のリスクもあることから積極的には推奨されず，排気や排液が不十分な場合に必要最小限に用いられることが望ましいと考えられます．

たとえば，水封と持続吸引での比較において，肺切除後では，ドレーン留置期間や入院期間，リーク持続期間に有意差はないことが報告されています[3][4]．また，気胸でも，ドレーン留置期間や入院期間，ドレーン抜去成功率に有意差はなく[5][6]，吸引による再膨張性肺水腫のリスクが指摘されています[5]．さらに血胸でも同様[7]であり，膿胸では報告が乏しいようです．

[1] 再膨張性肺水腫：
胸水・気胸・血胸などにより虚脱していた肺が，胸腔ドレナージにより急速に再膨張することで生じる肺水腫．肺血流の再灌流および血管透過性亢進が生じた結果起こると考えられている．

[3] Coughlin SM et al：Management of chest tubes after pulmonary resection：a systematic review and meta-analysis. Can J Surg 55(4)：264-70, 2012

[4] Leo F et al：Does external pleural suction reduce prolonged air leak after lung resection? Results from the AirINTrial after 500 randomized cases. Ann Thorac Surg 96（4）：1234-9, 2013

## 胸腔ドレーンの留置目的

●胸腔ドレーンを留置する目的は2つあります．

①胸腔に溜まった気体や液体（浸出液，分泌液，血液，リンパ液など）を排出し，胸腔の陰圧を維持することにより肺の再膨張を促す．
②エアリーク（空気漏れ）や排液の有無，量などの情報を得る．

●目的によりドレーンの留置部位が違います．おもな目的が排気であれば肺尖部に，排液であれば横隔膜背面に留置されます 図2．もし予定外に抜去されると，留置目的が解決していない場合があるため，気体・液体の貯留や情報の欠如による対処の遅れにより，病状が悪化する可能性があります．

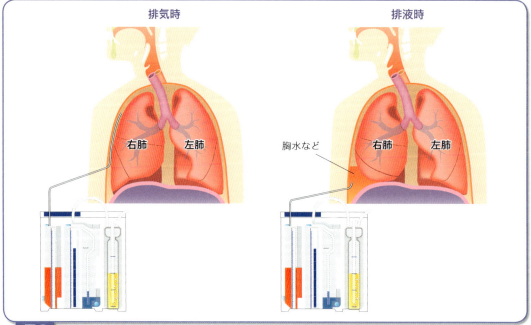

図2　胸腔ドレーンの留置

## 持続吸引装置の仕組み

●持続吸引装置は，①排液ボトル，②水封室，③吸引圧制御ボトルの3つのボトルによって構成されています 図3．メーカによりボトルのレイアウトが違ったとしても，基本的な構造は同じです．これらのシステムが正常に作動することにより，排気・排液されるとともに持続的に胸腔の陰圧が保たれ，肺の再膨張が促されます．

●持続吸引装置は挿入部より低い位置に垂直に設置し，倒れないように注意します．装置が倒れると水封や陽圧逃し弁，逆流防止弁が正常に作動できなくなり，圧が一定に調節されない可能性があります．また，設定圧を維持するためには，ドレーンの屈曲や圧迫，排液などによる閉塞，たるみを定期的に観察する必要があります．たるみが装置より下になったり，排液が停滞したりすると，吸引圧が減少する場合があります．

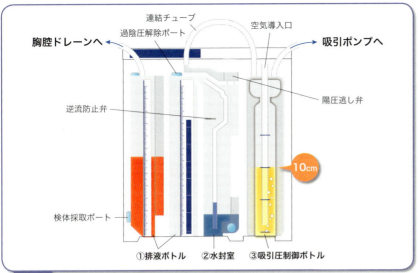

図3 持続陰圧吸引装置のしくみ

①排液ボトル：
胸腔から排出された液体を貯留します．
②水封室：
胸腔から排出された気体の逆流と体外からの気体の流入を防止します．呼吸にともなって水位が上下する呼吸性移動が確認でき，エアリーク（空気漏れ）があると気泡が発生します 表1 ．また，肺の完全な拡張や咳，深吸気により，胸腔圧の陰圧が強まり，水面が上昇する場合があります．
③吸引圧制御ボトル：
陰圧を一定に調整します．空気導入口先端から1秒に1つ以上の気泡が出る状態に吸引圧を調節します．

表1 水封室の観察からわかるトラブル

| | |
|---|---|
| 呼吸性移動（＋），気泡（－） | 問題なし |
| 呼吸性移動（＋），気泡（＋） | 肺からのエアリーク（空気漏れ） |
| 呼吸性移動（－），気泡（－） | ドレーンの閉塞や肺の完全拡張 |
| 呼吸性移動（－），気泡（＋） | ドレーンや持続陰圧吸引装置の損傷，接続のゆるみ・はずれ，ドレーン刺入部や創部からの空気の流入，抜去 |

## 予定外抜去時の対処

①完全抜去の場合は，「抜去部をふさぐ」，また不完全抜去の場合は「入れない，抜かない」
②「その場を離れず応援をよび，医師に報告する」
③「呼吸・循環の状態を観察する」
④「急変に備える」

- 胸腔ドレーンの予定外抜去では，抜去創から胸腔に空気が流入し，肺が虚脱することによる換気障害，つまり気胸が発生する可能性があります．加えて，留置目的であった胸水や血胸，気胸などが進行し，**換気障害や緊張性気胸から急変の可能性**もあります． 🔍 臨床知1

- そのため，その場を離れず**応援をよび**，**すみやかに抜去創を清潔なガーゼで押さえ**ます．このとき，ドレーンの先端を確認しておくことも重要です．体内残留があれば開胸手術が必要になる場合があります．一方，ドレーンの不完全抜去の場合は，何cm抜けたかを確認し，脱入せずそのままの位置で保持します．戻し入れるとドレーン先端で肺や血管を損傷する可能性があるからです． 🔍 臨床知2

- 次に，**ただちに医師をよび**，到着するまでのあいだ，**呼吸状態や循環動態の悪化の有無を注意深く観察**する必要があります．バイタルサイン（血圧，脈拍，呼吸数，意識，体温）や呼吸困難感，胸郭の動き，呼吸音，皮膚の色，SpO$_2$，皮下気腫の有無・程度を観察します．状態の変化によっては，随時医師に報告し対処することが必要です．

- また，救急カートなど急変時に備えて必要物品を準備します．さらに，肺の拡張具合など状態把握のための胸部X線写真や胸腔ドレーンの再挿入，胸腔穿刺が必要なこともあり，準備しておくことで迅速な対応につながります．

---

**臨床知1　換気障害や緊張性気胸を見逃さない**

胸水や血胸，気胸の進行による換気障害や緊張性気胸では，呼吸困難感，胸痛，頻呼吸，患側の呼吸音の減弱・消失や胸郭の動きの減退，皮下気腫の増大（気胸時）などが出現します．進行にともなって，頸静脈怒張やSpO$_2$の低下，チアノーゼ，血圧低下，頻脈などショック症状を呈し，急激に心停止に至る場合もあります．胸腔ドレーンの予定外抜去では，患者ごとの留置目的や急変の可能性を念頭に，これらの症状を注意深く観察する必要があります．

**臨床知2　予定外抜去への対処は，とにかく急ぐ！**

人工呼吸器を装着している場合でも，同様に抜去創をふさぎます．すみやかに対処すれば，肺の虚脱は多少起こるものの，ある程度の換気は保たれると考えられます．しかし，もともと呼吸機能に障害があることも多く，呼吸状態が悪化しやすい状態になります．また，気胸がある場合には，陽圧換気により気道から胸腔に空気が漏れ，短時間で緊張性気胸を起こす危険性があります．そのため，人工呼吸器を装着している場合の胸腔ドレーンの予定外抜去では，これらを念頭に，より迅速に対処する必要があります．

## 予定外抜去の予防

### 1. 患者に十分な説明を行い，協力を得る

- 患者自身による抜去事例の報告も少なくありません[1][2]．留置目的や留置期間の目安，動き方など留置中の注意点，看護師へ教えてほしいことなどを十分に説明し，患者自身の協力を得ることが前提となります．また，せん妄予防や痛みなど留置にともなう苦痛の緩和も必要です．

### 2. 確実な固定とマーキングを行い，定期的に確認することで，抜けそうな状況に気づく

- 縫合がゆるみ抜去された事例やガーゼ内での抜去事例が報告されています[1][2]．刺入部は，縫合状態の見えるフィルムまたは大きすぎないガーゼを選択し，観察しやすい工夫をします．また，縫合部が直接牽引されないように2ヵ所以上のテープ固定を加え，固定位置のずれを発見しやすいようにマーキングし 図4 ，定期的に固定状況や位置のずれ，ドレーンにかかるテンションを確認します．体動後の抜去事例も多く[1][2]，定期的な確認に加えて，体位変換やリハビリテーションなど体動・移動前後の確認がとくに重要です．

### 3. 水封室の呼吸性移動や気泡，排液量，皮下気腫の有無・程度を1〜2時間おきに確認する

- 問題がなければ，水封室に呼吸性移動が確認できます．しかし，呼吸性移動がなく，水封室に気泡があれば，ドレーンや持続陰圧吸引装置の損傷や接続のゆるみ・はずれ，ドレーン刺入部や創部からの空気の流入，抜去（不完全抜去も含む）が考えられます．

### 4. 早期に抜去する

- **胸腔ドレーンの抜去基準**として，①エアリークの消失，②排液が200 mL/日以下が一般的に用いられています．これらを参考に，早期抜去に向けて毎日評価することが，予定外抜去の予防には重要です．

🔍 エビデンス2

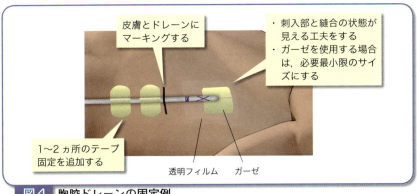

図4 胸腔ドレーンの固定例

### エビデンス2

#### 胸腔ドレーン抜去基準のエビデンス

胸腔ドレーンの抜去基準に関するエビデンスは限られています．気胸では，肺の再膨張とエアリークの消失がみとめられたときとされています[8]．その確認方法は，深呼吸や息こらえなどにより胸腔圧を上げて確認する方法が多く用いられ[9]，一定時間クランプする方法もありますが，その有効性について十分に検証されていません．血胸では，抜去の基準量が150 mL/日以下と200 mL/日以下では，再貯留，再ドレナージに有意差がなく，200 mL/日以下で入院期間の短縮があった報告[10]から，この基準が多く用いられているようです．一方，胸水・膿胸ではエビデンスは乏しいようです．

[8] MacDuff A et al: Management of spontaneous pneumothorax: British Thoracic Society pleural disease guideline 2010. Thorax 65 (Suppl Ⅱ): ii18-31, 2010

[9] Martino K et al: Prospective randomized trial of thoracostomy removal algorithms. J Trauma 46 (3): 369-71, 1999

[10] Beall AC Jr et al: Considerations in the management of acute traumatic hemothorax. J Thorac Cardiovasc Surg 52 (3): 351-60, 1966

## トピックス　最近の持続陰圧吸引装置 Thopaz（トパーズ），Thopaz⁺（トパーズ＋）

● 最近は，完全デジタル化された電動式低圧吸引器が販売されています 図5 ．従来の電動式吸引器と同様に，吸引圧が自動調整され，閉塞や接続はずれに対するアラーム機能があります．一方，この吸引器の特徴は，排液とエアリーク量（mL/分）が数値で表示されることです．さらに排液量・排気量のトレンドも把握できるため，抜去計画に役立ちます．そのほか，自動フラッシング，データ管理機能もあり，蒸留水は不要で排液ボトルの交換作業が簡単なのも特徴です．

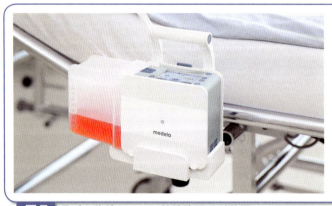
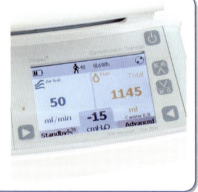

図5　最近の胸腔ドレーン持続陰圧吸引装置（Medela社製Thopaz⁺）
（http://www.medela.jp/healthcare/products/cardiothoracic-drainage/thopaz-plus より引用）

# Ⅳ. 知っておきたい急変についての知識

- 急変対応とチームステップス
  〜チームステップスには急変対応に必要なスキルが満載！〜　　　185

- 急変時に用いる薬剤の知識
  〜知識と根拠をもって薬剤を使用しましょう〜　　　191

- 急変事例の振り返りからみた急変対応（カンファレンス）
  〜カンファレンスで語り合うことは，問題を多面的にとらえるチャンス！〜　　　196

- 急変対応に関する文献レビュー（海外事情）
  〜海外では，「これ」で院内急変アウトカムを改善！〜　　　208

**好評発売中**

# ここから学ぼう！
## 図解 医療統計
―本気で統計を始めたい人のための入門書―

監修…代田 浩之
著 …柳澤 尚武，西﨑 祐史

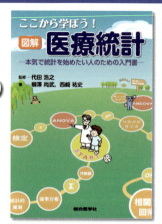

ISBN978-4-88378-638-1

**A5判オールカラー／278頁**
**定価（本体2,800円＋税）**

**本書の特長**

- 数式がわからなくても大丈夫！
  数学を復習しながら，統計学の基本を学べます！
- 医療統計の概念を理解するところから，独学で回帰分析までできるようになります！
- 統計ソフト不要，Excelでできます！
- これから統計を学びたい方はもちろん，統計を改めて学び直したい方にも最適です

---

# 「医療統計力」を鍛える！
### 事例で学べる数式（ほとんど）なしのテキスト

近畿大学医学部附属病院臨床研究センター准教授
**千葉康敬●著**

ISBN978-4-88378-889-7

**A5判オールカラー／308頁**
**定価（本体2,800円＋税）**

### 主要目次

- **1章** 医学研究における『コントロール』
  治療の『効果』を調べるために
- **2章** ランダム化研究
  ランダム化すればOKなわけではない
- **3章** 効果の指標
  効果を測るものさしを考えてみよう
- **4章** 統計的仮説検定
  どこから違いがあると言えるの？
- **5章** 信頼区間
  その効果の指標，どれだけ信頼できるの？
- **6章** 研究に必要なサンプルサイズ
  何人集めて研究すればいいの？
- **7章** 平均値の比較
  平均値を計算すればいいってもんじゃない
- **8章** 観察研究デザイン
  どうやってデータを集めたかが大事
- **9章** 『オッズ比』という指標
  リスク差やリスク比じゃダメなの？
- **10章** 交絡の問題
  だから観察研究では因果関係が調べられない
- **11章** 相関関係と回帰分析
  相関関係があれば因果関係があるわけではない
- **12章** 回帰分析による交絡の調整
  これで観察研究でも因果関係が調べられる!?
- **13章** スクリーニング検査の評価
  病気の診断について考えてみよう
- **14章** 生存時間データの解析
  『率』で評価するのは難しい
- **15章** 『ハザード比』という指標
  でもやっぱり『率』で評価したい
- **16章** 治療不遵守の問題
  治療『方針』の効果を調べる

---

**総合医学社**　〒101-0061　東京都千代田区神田三崎町1-1-4
TEL 03(3219)2920　FAX 03(3219)0410　http://www.sogo-igaku.co.jp

## Ⅳ. 知っておきたい急変についての知識

# 急変対応とチームステップス
## ～チームステップスには急変対応に必要なスキルが満載！～

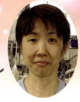

浜松医療センター救命救急センター
(看護長，救急看護認定看護師)
笠原 真弓（かさはら まゆみ）

## エビデンス＆臨床知

### エビデンス
- ☑ チームステップスは，職場環境を良好にする組織改革の方法の一つである．
- ☑ チームステップスには，4つのコンピテンシーがあり，それぞれにツールがある．
- ☑ 個人で取り組むものではなく，組織全体で取り組む必要がある．

### 臨床知
- ☑ 急変対応を行うとき，チームステップスのスキルを用いることで医療のパフォーマンスを向上させることができる．
- ☑ チームステップスにより患者安全文化が醸成された組織は，患者にとって安心・安全な病院であるだけでなく，働く職員にとっても安心して働くことができる病院である．

## はじめに

●チームステップス（Team STEPPS：Team Strategies and Tools to Enhance Performance and Patient Safety）は，医療のパフォーマンスと患者安全を高めるためにチームで取り組む戦略と方法をいいます．

🔍 エビデンス1

### エビデンス1

#### チームステップスって何？

良好なチームワークを確立し，医療行為全般のパフォーマンス（医療行為の経過から結果までの全過程の行い方）と患者さんの安全性を高めるために，米国において国防総省や航空業界などの事故対策実績を元に作成されたチーム戦略です．日本ではあまりなじみがありませんでしたが，明らかな有用性が確認され[1]，現在では世界標準の患者安全推進ツールとなっているチームワークの改善手法となっています．

[1] Agency for Healthcare Research and Quality：Making Health Care Safer Ⅱ, An Updated Critical Analysis of the Evidence for Patient Safety Practices.
https://archive.ahrq.gov/research/findings/evidence-based-reports/ptsafetyuptp.html
（2018.3参照）

### 著者プロフィール（笠原真弓）
浜松市立看護専門学校卒業後，県西部浜松医療センター（現 浜松医療センター）へ入職．2007年 救急看護認定看護師資格を取得．2016年 浜松医科大学大学院医学系研究科成人看護学修了．2016年4月より現職．
モットーは，「患者や家族に遠慮と後悔をさせない関わりをする」ことです．

## チームコンピテンシー

- チームステップスでは，チームのパフォーマンスを改善し，より安全なケアを提供し，組織の文化を変えていくために4つのコンピテンシーが必須だと提案されています．これには，リーダーシップ，状況モニタ，相互支援，コミュニケーションがあります．
- この4つのコンピテンシーは，個々に独立したものではなく，相互に強く関連しています．チームとして課題を整理するうえでたいへん便利な枠組みであり，広く普及するためにシンプルなモデルとして開発されました 図1 [2]．

[2] 国立保健医療科学院 訳・編集：チームSTEPPSポケットガイド—06.1（日本語版4.0), 2006

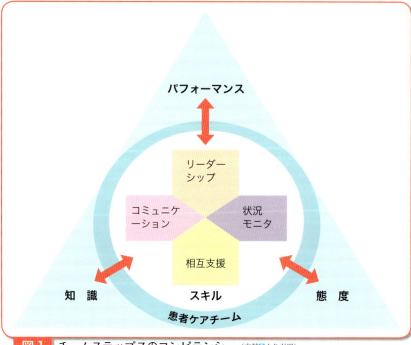

**図1** チームステップスのコンピテンシー（文献[2]より引用）

### エビデンス2

#### チームステップスのツール

各コンピテンシーにチームステップスのツールがあり，患者の治療やケアに関わるメンバーが，チームとしてこのスキルを身につける必要があります 表1 [3]．

[3] 種田憲一郎：チームとしてのよりよいパフォーマンスと患者安全を高めるためのツールと戦略．医療安全 24：38-44, 2010

**表1　4つのコンピテンシーとチームステップスツール**

| コンピテンシー | チームステップスのツール |
|---|---|
| リーダーシップ | ● ブリーフィング [1]<br>● ハドル [2]<br>● デブリーフィング [3] |
| 状況モニタ | ● 状況認識<br>● 相互モニタ<br>● STEP [4]<br>● I'M SAFE チェックリスト [5] |
| 相互支援 | ● 2回チャレンジルール [6]<br>● CUS（カス）[6]<br>● DESC（デスク）スクリプト [7]<br>● 協働 |
| コミュニケーション | ● SBAR [8]<br>● コールアウト [9]<br>● チェックバック [10]<br>● ハンドオフ [11] |

（文献3を参照して作成）

[1] 業務開始前に目的・役割など確認.

[2] 業務中に発生した問題の解決法を協議.

[3] 業務終了後に結果を報告・評価.

[4] 患者の状況（Status），チーム（Team），環境（Environment），進捗状況（Progression）を評価するチェックリスト.

[5] ストレスチェックや疲労度などを確認・気づきを得るための自己管理リスト.

[6] 不安に感じていることを相手に伝えるためには2回は口にしようというのが2回チャレンジルールで，3回は伝えてみようというのがCUS．CUSはConcern・Uncomfortable・Safty issueの頭文字.

[7] チームの中での対立を解消するためのアプローチ方法．具体的なデータを基に問題を説明し懸念を表明．代替案を提案し，意見の一致をめざす.

[8] 患者の状況などを伝達するための一方法．Situation（状況）・Background（背景）・Assessment（評価）・Recommendation and Request（提案と依頼）からなる.

[9] 緊急事態であるということを伝えるためのスキル.

[10] 正確な情報を伝えるため，再確認を怠らないこと.

[11] 申し送り時のきまりごと.

- 患者の治療やケアに関わるメンバーが，4つのコンピテンシーを身につけて実践することで，チームメンバーの"知識"として患者のケアに関わる際に共通の理解が得られ，チームメンバーの"態度"として相互の信頼と，常にチームとしてどうあるべきかを考えて行動し，最終的にチームとしての"パフォーマンス"が，適応性・正確性・生産性・効率性・安全性の観点から向上するという成果を得ることができます．

- 4つのコンピテンシーがチームステップスの中心です．図1の赤い矢印が，4つのスキルとチームに関連するアウトカムの間における双方向のダイナミックな相互作用を示しています．アウトカムとスキルの相互関係は，安全で質の高いケアを実現しようと努力しているチームの基本です．4つのスキルを囲んでいる輪は，患者ケアチームです．患者や，直接ケアを提供する人だけでなく，医療提供体制のなかで支援的な役割をはたす人々も含まれています．

## リーダーシップ

- 指示や調整，作業の割り当て，チームメンバーの動機づけ，リソースのやりくりを行い，チームのパフォーマンスが最適になるように促進する能力です．

- チームメンバーの役割を明確にすることが必要となります．そして，期待されるパフォーマンスを示します．チームの問題解決を促進する行動とスキルが求められます．

- チームステップスにおけるリーダーは，チームを編成かつリードし，明確な目標を定め，チームメンバー間のオープンなコミュニケーションとチームワークを推進する人です．

### 状況モニタ

- チームの置かれている環境に対して，共通の理解を発展させ，適切な戦略を用いてチーム内のパフォーマンスを正しくモニタし，共通のメンタルモデルを維持する能力です．
- チームメンバーの行動を相互にモニタし，お互いのニーズを予想し，予測します．早期にフィードバックを行い，チームメンバーが自分自身で修正することができ，セーフティーネットを構築し，お互いを気にかける行動とスキルが求められます．

### 相互支援

- 正確な認識によって，他のチームメンバーニーズを予測し，作業量が多いときやプレッシャーを強いられているときに作業を委譲してバランスを保つ能力です．
- 活用できるチームメンバーに責任を委譲することにより，作業配分の欠陥を修正します．そして，建設的および評価的なフィードバックを受けたり与えたりして対立を解決します．

### コミュニケーション

- 手段に関係なく，チームメンバー間で情報を効果的に交換する能力です．
- 定式化されたコミュニケーション技術により，重要な情報を伝えます．また，伝えられた情報が理解されていることを，追加で確認したり承認したりします．

## 組織にチームステップスを導入するために

- チームステップスを導入して実施し，組織の安全文化を醸成させるためには，事前準備の状態を確認することが必要です．組織の準備状況チェックリスト 表2 の質問で「No」の項目の数によってチームステップスを組織に導入できる見込みがあるか，失敗する可能性が高いのかを判断することができます．
- 教育を進めるために必要なことは，危機感・問題意識を組織内で共有することです．不十分な危機感や誤った危機感からは変革は起こりません．危機感や問題意識を生み出すためには，組織の実態をデータで客観的に示し，組織内に公開しながら職員の目に止まるように可視化し，危機的状況や事故事例などを改革のための機会としてとらえ，改革を妨げようとする障害や人々に対応することが必要となります．
- チームステップスによって組織を改革し，成功へ導くために，8つのステップに基づいた組織改革を提案しています 図2 ．そして，チームステップスでは，この8ステップを3つに分けて組織改革の推進を提案しています．
- まず一つめは，事前評価を行うことです．先に述べたチェックリストなどを用いて組織の準備状態を確認します．二つめは，チームステップス導入

### 表2 組織の準備状況チェックリスト

以下の質問項目のうち，できていない項目（No）はいくつありますか

| | 質　問 | 回　答 |
|---|---|---|
| **明確なニーズの同定** | | |
| 1 | あなたの組織がチームSTEPPSの実施について，その必要性を明確に同定していますか？ | ☐ Yes　☐ No |
| 2 | 強固なチームワークと安全文化の構築は，あなたの組織のニーズに取り組むための適切な戦略になりますか？ | ☐ Yes　☐ No |
| **安全文化の改善のための準備状態** | | |
| 3 | 組織文化を変えていくのに今は良いタイミングですか？（つまり，あなたの組織で実施されている他の主要な改善活動が時期的に競合していませんか？） | ☐ Yes　☐ No |
| 4 | チームワークと患者安全の重要性を推進する組織文化の改善は，実行可能で受け入れてもらえそうですか？ | ☐ Yes　☐ No |
| 5 | 組織の上層部は組織文化の改善と，チームSTEPPS活動の導入および継続維持するために必要な努力を支援しますか？ | ☐ Yes　☐ No |
| **資源（時間，職員など）の確保** | | |
| 6 | あなたの組織はチームSTEPPSのインストラクターとして貢献し得る，必要な姿勢と特性を持った十分な数の職員を供給してくれますか？ | ☐ Yes　☐ No |
| 7 | あなたの組織はチームSTEPPSのコーチとして貢献し得る，必要な姿勢と特性を持った十分な数の職員を供給してくれますか？ | ☐ Yes　☐ No |
| 8 | あなたの組織はインストラクターとコーチにその役割を遂行するために必要な準備の時間を与えてくれますか？ | ☐ Yes　☐ No |
| 9 | あなたの組織は職員にトレーニングに参加する時間を与えてくれますか？ | ☐ Yes　☐ No |
| 10 | あなたの組織はインストラクターに研修内容をカスタマイズする時間を与えてくれますか？ | ☐ Yes　☐ No |
| **改善状態の維持** | | |
| 11 | あなたの組織は進捗状況やプロセスの継続的な改善を測定・評価することを，望んでいますか？ | ☐ Yes　☐ No |
| 12 | あなたの組織は実施の過程における効果的なチームワーク行動や改善点を評価しより強化することができますか？ | ☐ Yes　☐ No |

**準備状況の評価**（数字は上のチェックリストの「No」の数）

| 0～3 | 4～6 | 7～12 |
|---|---|---|
| ・チームSTEPPS導入のよい時期<br>・導入しつつ継続してNoの項目を評価 | ・導入の準備がまだできていないかも<br>・時間をとって導入が適切か判断 | ・相当の準備が必要，失敗の可能性大<br>・数ヵ月延期して準備状況を再評価 |

（文献3より引用）

の行動計画を立てて研修を行い，それを実際に現場で実施することです．そして，三つめはその実践を継続し，維持させることです．これにより，組織に安全文化を醸成します．
- チームステップスを院内に導入・推進することは，患者の安全を第一に考え，年齢や職種の垣根を越えて良好なチームワークを根づかせ，安全な病院を目指すことにつながります．そして，患者もチームの一員と考え，患者と医療従事者がチームを意識して同じ方向を向いて治療を行うことが必要となります．

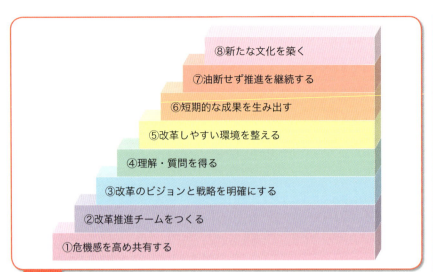

図2　8つのステップ

### 急変対応はチームで対応

急変対応は，さまざまなチーム医療の場面のなかでもっともその能力の発揮を求められます．急変対応のスキルは個々で学び，能力をもつことはできますが，患者にとってその能力を最大限に発揮するためには，チームでの対応が必要です．

### 働く側も安心できる病院づくりにつながる

組織を改革し，安全文化を醸成させることは，簡単なことではありません．しかし，チームステップスにより患者安全文化が醸成された組織は，患者にとって安心・安全な病院であるだけでなく，働く職員にとっても安心して働くことができる病院です．

---

**参考文献**

1）ジョン・P・コッター 著，藤原和博 訳："カモメになったペンギン"．ダイヤモンド社，2011
2）種田憲一郎 他：チーム医療とは何ですか？　何ができると良いですか？―チームSTEPPS：エビデンスに基づいたチームトレーニング―．医療の質・安全会誌7（4）：430-41，2012
3）鈴木　明 他：チームSTEPPS―チーム医療と患者の安全を推進するツール―．日臨麻会誌33（7）：999-1005，2013

Ⅳ. 知っておきたい急変についての知識

# 急変時に用いる薬剤の知識
## ～知識と根拠をもって薬剤を使用しましょう～

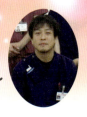

日本赤十字社 前橋赤十字病院
高度救命救急センター（係長，救急看護認定看護師）　小池 伸享（こいけ のぶゆき）

## エビデンス&臨床知

### エビデンス
- ☑ 心肺停止10分以内にアドレナリンを使用すると，心拍再開率も神経予後も良好であった．
- ☑ 除細動適応外の院内心停止患者に対して，アドレナリンの初回投与が早いほど，心拍再開率，生存率が高く，神経予後良好群も多かった．
- ☑ アミオダロン使用によって，心室細動や無脈性心室頻拍患者の心拍再開率は有意に高かった．

### 臨床知
- ☑ 看護師はフィジカルアセスメントを活用し，急変時の患者の状態を的確に評価しなければならない．薬剤投与が効果的な病態であるのか，医師と共有するためのスキルが必要不可欠である．
- ☑ 薬剤によっては特定の溶解液と相性が悪いものがある．薬効を低下させてしまうものもあるため，緊急時はとくに注意を要する．

## はじめに

● 予期された臨床経過から大きく逸脱した場合，私たちは患者が急変したと認識します．急変した患者は緊急性が非常に高く，検査や治療には迅速性が求められます．対応する看護師は患者に必要な検査や治療を的確に予測し，医師と"あ・うん"の呼吸で対応していく必要があります．本稿では，急変時に用いる薬剤の知識として，とくに心停止患者に用いる薬剤を中心にエビデンスや臨床知を交えて解説します．

## 急変時に用いる薬剤

### アドレナリン（アドレナリン注0.1％，ボスミン®注）
● 心停止患者に対する心肺蘇生時の第一選択薬はアドレナリンです🔍．　　🔍 エビデンス1

---

**著者プロフィール**（小池伸享）
看護学修士・群馬県民健康科学大学大学院看護学研究科看護教育学専攻
1998年 前橋赤十字病院入職．同院高度救命救急センター所属．高度救命救急センター所属として，手術部，HCU, ER, ICUに勤務
2008年 救急看護認定看護師資格取得

1 mg を急速静注，3～5分ごとに反復静注します．
- 心停止患者に対しては，すみやかに質の高い心肺蘇生法を開始することが前提です．また致死的不整脈（心室細動，無脈性心室頻拍）を呈する場合には，ただちに電気的除細動が行われますが，その補助治療として薬物投与が行われます．

### エビデンス1
#### アドレナリン投与が早いほど予後良好
49,165名の院外心肺停止患者を対象にした調査[1]によると，心肺停止10分以内にアドレナリンを使用すると，心拍再開率も神経予後も良好でした．
また，Donninoら[2]は25,095名の除細動適応外の院内心停止患者を調査．アドレナリンの初回投与の中央値は3分であり，アドレナリンの初回投与が早いほど，心拍再開率，生存率が高く，神経予後良好群も多かったと報告しました．

[1] Nakahara S et al：Association between timing of epinephrine administration and intact neurologic survival following out-of-hospital cardiac arrest in Japan：a population-based prospective observational study. Acad Emerg Med 19(7)：782-92, 2012

[2] Donnino MW et al：Time to administration of epinephrine and outcome after in-hospital cardiac arrest with nonshockable rhythms：retrospective analysis of large in-hospital data registry. BMJ 348：3028-37, 2014

- これらの調査から，アドレナリンは心停止後可能なかぎりすみやかに投与されることが患者の心拍再開率や神経予後を改善させると推察できます．入院患者が心停止となってしまった場合，すばやくアドレナリンが投与できるような環境下にあるのか，平時より確認しておくことが，患者急変時の迅速性をもった対応につながります．
- また心停止患者に対する心肺蘇生以外でも，アドレナリンは急変時の薬剤としてよく用いられます．

## 1. アナフィラキシー
- 抗菌薬や解熱鎮痛薬，輸血，造影剤など，入院患者はさまざまなアレルゲンに曝露する可能性があります．アナフィラキシーはそれらのアレルゲンが誘因となり，全身的・複数臓器にアレルギー症状が惹起され，生命に危機を与えうる過敏反応です．発症を見逃さず，可及的すみやかに対応を行わなければ，命に関わる病態です．
- アナフィラキシーの第一選択薬もアドレナリンです．0.01 mg/kg（最大量：成人0.5 mg，小児0.3 mg）を大腿部中央の前外側に筋肉注射，必要に応じて5～15分ごとに再投与します．アナフィラキシーに対するアドレナリンの不使用は，死亡のリスクを高めます[3]．

### エビデンス2
#### アドレナリン筋肉注射の適応
アドレナリン筋肉注射の適応となるのは，アナフィラキシー重症度評価 表1 におけるグレード3の症状をみとめる患者です．過去に重篤なアナフィラキシーの既往がある場合や症状の進行が激烈な場合は，グレード2（中等症）でも投与が考慮されます[3]．

[3] 日本アレルギー学会 Anaphylaxis対策特別委員会 編："アナフィラキシーガイドライン"．日本アレルギー学会, 2014

### 表1　臨床所見によるアナフィラキシーの重症度分類

| | | グレード1（軽症） | グレード2（中等症） | グレード3（重症） |
|---|---|---|---|---|
| 皮膚・粘膜症状 | 紅斑・蕁麻疹・膨疹 | 部分的 | 全身性 | ← |
| | 瘙痒 | 軽い瘙痒（自制内） | 強い瘙痒（自制外） | ← |
| | 口唇，眼瞼腫脹 | 部分的 | 顔全体の腫れ | ← |
| 消化器症状 | 口腔内，咽頭違和感 | 口，のどのかゆみ，違和感 | 咽頭痛 | ← |
| | 腹痛 | 弱い腹痛 | 強い腹痛（自制外） | 持続する強い腹痛（自制外） |
| | 嘔吐・下痢 | 嘔気，単回の嘔吐・下痢 | 複数回の嘔吐・下痢 | くり返す嘔吐・便失禁 |
| 呼吸器症状 | 咳嗽，鼻汁，鼻閉，くしゃみ | 間欠的な咳嗽，鼻汁，鼻閉，くしゃみ | 断続的な咳嗽 | 持続する強い咳き込み，犬吠様咳嗽 |
| | 喘鳴，呼吸困難 | ― | 聴診上の喘鳴，軽い息苦しさ | 明らかな喘鳴，呼吸困難，チアノーゼ，呼吸停止，$SpO_2 \leqq 92\%$，締めつけられる感覚，嗄声，嚥下困難 |
| 循環器症状 | 脈拍，血圧 | ― | 頻脈（＋15回/分），血圧軽度低下，蒼白 | 不整脈，血圧低下，重度徐脈，心停止 |
| 神経症状 | 意識状態 | 元気がない | 眠気，軽度頭痛，恐怖感 | ぐったり，不穏，失禁，意識消失 |

血圧低下　　：1歳未満＜70 mmHg，1〜10歳＜［70 mmHg＋（2×年齢）］，11歳〜成人＜90 mmHg
血圧軽度低下：1歳未満＜80 mmHg，1〜10歳＜［80 mmHg＋（2×年齢）］，11歳〜成人＜100 mmHg

（文献3より引用）

### 2. 気管支喘息重積発作

- 『喘息予防・管理ガイドライン』[4]によると，中程度の発作（苦しくて横になれない）において使用が推奨されています．アドレナリン0.1〜0.3 mLを皮下注射または筋肉注射し，必要に応じて20〜30分間隔で投与可能です．原則として脈拍は130回/分以下に保つようにモニタすることが望ましい，とされています．

[4] 日本アレルギー学会："喘息予防・管理ガイドライン2015"．協和企画, 2015

**臨床知1**

#### 急変時の患者の状態を的確に評価するスキルを磨こう

気管支喘息に特徴的なwheezingは急性心不全の患者でも聴取されることがあります．もし急性心不全患者にアドレナリンを投与してしまうと，後負荷を上昇させるため病態を急激に増悪させてしまいます．看護師はフィジカルアセスメントを活用し，急変時の患者の状態を的確に評価し，医師と共有するためのスキルが必要不可欠です．

### アミオダロン塩酸塩（アンカロン®注）

- 心室細動や無脈性心室頻拍に対しては，電気的除細動が何よりも優先され

ます．しかし電気的除細動抵抗性の難治性心室細動や無脈性心室頻拍に対し，心拍再開率を改善するためにアミオダロンの使用が提案されます．まず300 mg静注し，必要に応じて2回めは150 mg静注します．短期作用では，徐脈・血圧低下がおもな副作用です．

### エビデンス3

#### アミオダロン投与で心拍再開率は高くなる

504例の院外心停止症例において，アミオダロンの投与群と非投与群を比較検討した結果，アミオダロン使用によって心室細動や無脈性心室頻拍患者の心拍再開率は有意に高かったものの，神経学的転帰良好な生存退院率に関しては有意な差はみとめませんでした[5]．

[5] Kudenchuk PJ et al: Amiodarone for resuscitation after out-of-hospital cardiac arrest due to ventricular fibrillation. N Engl J Med 341(12): 871-8, 1999

**臨床知2**

#### アミオダロンは5％ブドウ糖液と一緒に保管する

アミオダロン塩酸塩は5％ブドウ糖液と溶解します．生理食塩水で溶解すると塩析という現象をひき起こし，沈殿を起こしてしまいます．薬剤によっては特定の溶解液と相性が悪いものもあり，相性の悪いものと混ぜあわせると白濁や沈殿を生じたり，薬効を低下させてしまうものもあります．アミオダロン塩酸塩は緊急時に使用することが多いため，5％ブドウ糖液と一緒に保管しておくと間違いを未然に防ぐことができます．

## ニフェカラント塩酸塩（シンビット®注）

- 難治性心室細動や無脈性心室頻拍に対し，アミオダロンの代替治療として，ニフェカラントあるいはリドカインの使用が提案されています．使用方法は次のとおりです．

  **単回静注法**：1回0.3 mg/kgを5分間かけて心電図の連続監視下に静脈内に投与します．

  **維持静注法**：単回静注が有効で効果の維持を期待する場合には，1時間あたり0.4 mg/kgを等速度で心電図の連続監視下に静脈内に投与します．

- QT時間の延長に基づく催不整脈作用（トルサード・ド・ポアンツ〔torsades de pointes：TdP〕，心室頻拍）がおもな副作用であり，用量依存型にQT時間が延長するため，血清カリウム濃度が低下している患者やほかのQT時間延長作用のある薬との併用には注意が必要です．またニフェカラントは腎代謝の薬剤であるため，腎機能が低下している患者には使用を控える必要があります．一方，アミオダロンは肝代謝のため，腎機能が低下していても使用可能です．ニフェカラントはわが国のみで使用されている薬剤であり，アミオダロンのほうがエビデンスは多いです．

**表2** アミオダロンとニフェカラントの特徴

|  | アミオダロン | ニフェカラント |
|---|---|---|
| エビデンス | 多い | 国内のみ |
| ガイドライン | AHA, JRC など | 国内のみ |
| 代謝経路 | 肝代謝 | 肝/腎代謝 |
| 半減期 | 15日 | 1〜2時間 |
| 副作用 | 血圧低下, 徐脈 | QT延長, 催不整脈作用 |
| 欠点 | 心静止となる可能性がある | TdPをひき起こす可能性がある |

## リドカイン（リドカイン注）

- リドカインは難治性心室細動や無脈性心室頻拍に対し，アミオダロンの代替治療としての使用が提案されていますが，リドカインの投与が有意に生存率を改善させるというデータはまだありません．**初回 1.0〜1.5 mg/kg を静注，追加で 0.5〜0.75 mg，最大 3.0 mg/kg** まで投与できます．局所麻酔薬と同様の副作用として，呼吸困難や意識障害，過量投与による振戦，けいれんなどに注意が必要です．

## おわりに

- 患者の急変時は医師から多くの指示が飛び交い，間違いが起こりやすい環境下ではあるものの，看護師には迅速性や正確性が求められます．薬剤のなかには用法を間違えると効果がないばかりか，重大なインシデントやアクシデントにつながるものもあるため，急変時に使用する薬剤については日ごろから学習し，熟知しておく必要があると考えられます．

---

**参考文献**
1) 日本蘇生協議会 監："JRC 蘇生ガイドライン2015"．医学書院，2016

## Ⅳ. 知っておきたい急変についての知識

# 急変事例の振り返りからみた急変対応（カンファレンス）
～カンファレンスで語り合うことは，問題を多面的にとらえるチャンス！～

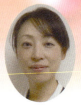

社会医療法人愛仁会高槻病院
（救急センター主任，救急看護認定看護師） 高西 弘美（たかにし ひろみ）

## エビデンス＆臨床知

### エビデンス

- ☑ 脈拍のない患者に対してCPRの開始が遅れたり，開始されなかったりすると，患者の生存率が低下する．
- ☑ 患者の心電図波形が心停止の場合，質の高い胸骨圧迫を継続しながら，①可逆的な原因の検索と是正，②静脈路確保，③血管収縮薬投与を考慮，④抗不整脈薬投与を考慮，⑤高度な気道確保を考慮する．
- ☑ エビデンスとしては明確ではないが，蘇生努力の中断に関して，日本救急医学会，日本集中治療医学会，日本循環器学会より以下の提言が出されている．
  - ・延命措置への対応は，患者が意思決定能力を有している場合や，本人の事前指示がある場合，それを尊重することが原則．
  - ・患者の意思が確認できず，推定意志も確認できない場合は，家族と十分話しあい，患者にとって最善の治療方針をとることが基本．

### 臨床知

- ☑ カンファレンスでの意見の相違は対立ではなく，問題を多面的にとらえるチャンス．
- ☑ カンファレンスを行うときは，目的・目標を明確にすること，時系列で行動を整理しながら，表面的な問題だけでなく，その背後にある原因も推測することが大切．
- ☑ 「誰のための死なのか」「誰のための医療・看護なのか」を考えることが重要．

## はじめに

●急変とは「状態が急に変わること」と『大辞泉』に記されています．変時にもっとも大切なことは，患者の生命の危機状態を回避することです．しかし，突然の急変は看護師に動揺を与え，「もっと何かできることがあったのではないか」と，患者や家族への責任や後悔を抱くことが多々あります．カンファレンスは，このような場面に直面したスタッフが看護観や他職種のさまざまな考え方を語りあうことで，多面的な物事の考え方や最善の医療とは何かを考える機会となります．

---

**著者プロフィール**（高西弘美）
1996年 近畿大学附属高等看護学校卒業
1996～2002年 大阪府三島救命救急センターICU勤務，2002～2003年 藍野学院短期大学非常勤助手，2003年より社会医療法人 愛仁会高槻病院勤務
2005年 日本看護協会 救急看護認定看護師取得，2006年より救急センター勤務，現在に至る

## カンファレンスの目的

- カンファレンスとは，対人関係の支援過程のなかで，他職種で構成されたチームによって開催される会議です．①個人の体験をチームが共有し，チーム全体の技術水準を高める，②個々の患者への看護計画の妥当性の検討，③チームメンバーの意思統一をはかり，効率的な看護実践をめざす，④共同学習による新知識の習得，⑤患者の見方を育てる，⑥他職種との連絡調整を目的として行います 図1 [1]．

[1] 篠田道子 編："チームの連携力を高めるカンファレンスの進め方"．日本看護協会出版社, p5, 2015

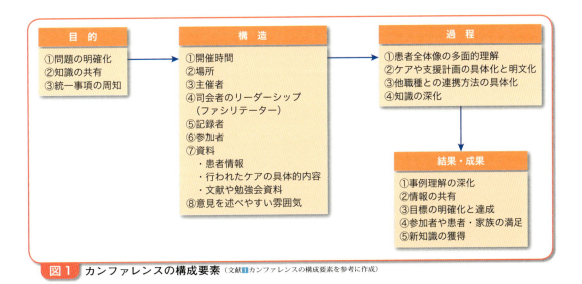

図1 カンファレンスの構成要素 （文献[1]カンファレンスの構成要素を参考に作成）

## カンファレンスの種類

- カンファレンスには，それぞれの目的により種類があります．

### 病棟カンファレンス

- 病棟カンファレンスは，病棟運営に関して生じている問題を病棟内で話しあい，その改善策をスタッフ全体で検討するものです．また，スタッフが研修や学会参加で得た知識や最新の情報を共有する場でもあります．情報共有型のカンファレンスの方法で行います 図2 ．

### ケースカンファレンス

- ケースカンファレンスは，患者自身や看護を行うなかで生じている問題，看護計画立案や修正・評価を行うものです．たとえば，患者の看護を行ううえで，メンバー内で共有するべき情報を交換したり，解決困難な問題に対して今までの経験から改善策を検討したり，さらには患者や家族への説明内容やケアの手技の統一をはかるものです．問題解決型カンファレンスの方法で行います 図3 ．

```
①資料の準備
● 文献や写真，パワーポイントなど，参加者が理解しやすい資料を準備する

②開催の案内
● 開催場所・時刻・所要時間・カンファレンステーマと選定理由を説明する

③情報共有
● 紙やホワイトボードを使用し記録することで，視覚的にも共有しやすい
● 説明の途中に，参加者の理解度の確認を行いながら進める

④今後の活用
● カンファレンスで得た情報や知識を，今後どのように活かしていくことができるのかを提案

①まとめ
● 今回のカンファレンス内容のポイントを口頭で述べ，再度確認を行う
```

**図2** 情報共有型カンファレンス

```
①資料の準備
● 患者情報や経過など，参加者が理解しやすい資料を準備する

②開催の案内
● 開催場所，時刻，所要時間，カンファレンステーマと選定理由を説明する
● 経過や問題点について説明する

③原因の分析
● 表面的な問題だけでなく，その背後にある原因も推測する

④改善策の立案
● 参加者からできるだけ多くの案を引き出す
● さまざまな意見や改善策から，どの案が問題を改善できるか最善の策を選定する
● 決定した改善策を，正しい手技で実施できるよう，カンファレンス記録とともに手順書を作成

⑤まとめ
● 今回の決定事項のポイントを口頭で述べ，再度確認を行う
● 一定期間の実施後，再評価の必要がある場合には，次回開催の予定を述べる
```

**図3** 問題解決型カンファレンス

## ウォーキングカンファレンス

● 実際の患者の状態を視覚からとらえ，患者から苦痛症状や不安など直接聞くことで，より理解を深めることができると同時に，患者自身も「思って

いることを聴いてもらえた」「医師が考えている治療方法の選択理由がわかった」など，不安の軽減や治療に参加する意識が生まれます．このように，患者の思いと医療者の思いや考えを統合し，解決策を検討することができる場となります．

## 事例をもとにカンファレンスについて考えてみよう！

●ここからは，実際の事例をもとに，カンファレンスのポイントを解説していきます．まずは次の事例概要をご覧ください．

> **概　要**
>
> 　H病院　呼吸器内科病棟．
> 　4：30　3年めのA看護師が病棟ラウンド中に，4人部屋に誤嚥性肺炎で入院中であった患者M氏の意識レベルが低下しているのを発見し，ナースコールで応援を要請した．駆けつけた先輩B看護師は，患者の状態とA看護師の報告から急変と判断し，C看護師にコードブルー・除細動・救急カートを要請するとともに，蘇生処置が必要と考えたため，患者を個室に移動した．駆けつけた医師と救急センターからの応援看護師とともに蘇生処置を開始した．
> 　家族にはB看護師より連絡．延命処置を希望すること，遠方のため病院到着まで3時間を要するとの返答であった．蘇生処置によりいったんは心拍再開したが，再び心静止となったため，蘇生処置を再開．1時間経過しても患者は心静止の状態であったため，医師は移動中の家族に連絡．回復が困難であることを説明し，家族の同意のもと，蘇生処置を中止した．
> 　駆けつけた家族（長女）は突然の死で動揺されていたが，医師からの説明に納得された．

●A看護師は後に「あの時の対応はどうするべきだったのか」「もっとこうすればよかった」など，患者や家族への責任や後悔などを感じていました．同じようなケースでこのような思いを経験した人は多いのではないでしょうか．
●ケースカンファレンスは，支援の経過を事後的に振り返ることで，一連の支援は妥当であったのかを検討し，自分や他者の対応や判断基準を明らかにすることで，参加者の相互理解を促進するとともに，視点の転換・拡大・深化，気づきの発見を図るものです．

## ケースカンファレンスを行う際の大切なこと！

●ケースカンファレンスを行う際には，以下の点に注意します．

①可能なかぎり早い時期に開催する
②当事者を批判しない
③参加者それぞれの意見が違っても批判しない
④専門的な考え方の違いによる衝突や矛盾は，両方正しい🔍

🔍 臨床知1

**臨床知 1　意見の相違は，問題を多面的にとらえるチャンス**

患者の治療方針やケアの方法について，医師・看護師・コメディカルで意見の相違がしばしばみられます．相違は受けた教育内容の違いや専門職であるからこそ生じるものです．忘れてはならないことは，相違は対立ではなく問題を多面的にとらえるチャンスだということです．自分の考えを主張するだけでは，医療チームの溝が広がるだけで何も生まれません．患者に質の高い医療を提供するという目的は同じです．わかりあえないとあきらめるのではなく，さまざまな意見の良い部分をみとめ，お互いにとって（ケースカンファレンスの場合は患者にとって）最善の策は何なのかを考えることが重要です．

## ケースカンファレンス開催に向けて

- ケースカンファレンスでは，主催者は事前に参加者に対して開催を案内します．案内の内容は，①カンファレンス名，②目的，③日時（開始時間と終了予定時間），④検討事項などです．事前に意見の提出や事例の資料の読み込みが必要な場合には，参加者に配布しておくことで，無駄な時間を省くことができます．

## カンファレンスを行う前の準備（資料作成）

- この事例で行われるカンファレンスは，「問題解決型カンファレンス」です．カンファレンス開催に向けて，まずは参加者が患者の情報やその時の状況を理解できる資料を作成する必要があります．
- 資料は，問題と考える出来事の経過のポイントを要約し作成します．以下はこの事例で作成された資料です．

---

《事例紹介》

■M氏　80歳　男性　　　病名：誤嚥性肺炎
■既往歴：高血圧，脳梗塞，COPD（在宅酸素療法導入）
■身体的情報：意識清明　左上肢不全麻痺あるが，ADLは自立
■社会的情報：独居　週2回の往診と訪問看護，ヘルパーのサービスを利用している．
　娘が2人いるが，長女は福岡，次女は東京在住
■現病歴：3日前から感冒症状あり．呼吸困難が増強したため，救急要請．上記診断にて入院となった．家族は，遠方のため来院が難しく，電話で入院を説明した．急変時の延命治療については，「本人の意思を尊重する」との返答であった．患者本人にも延命治療の意思について確認は行っていない．
■患者の病室は4人部屋である．

《入院当日》
　酸素マスク3L投与中．患者の呼吸状態は落ちついているが喀痰が多く，$SpO_2$モニタを装着している．患者には痰の自己喀出を促すが，倦怠感が強く喀出困難なため，ときどき吸引が必要な状態であった．

《入院2日め》

04：30　A看護師が病棟ラウンド中，M氏ベッドサイドの電気がついていたため，部屋を訪れてみると，眼球上転しており，声をかけるがまったく反応がなかった．

04：31　A看護師はナースコールを押して「Mさんの意識レベルが低下しています！」と応援を要請．患者の観察を行うと，呼吸は弱々しくまた末梢チアノーゼをみとめており，頸動脈は触知困難な状態であった．

04：32　到着した先輩B看護師は，患者の様子とA看護師の報告から急変と判断し，C看護師にコードブルー・除細動・救急カートを要請し，患者を個室に移動した．

04：35　部屋移動とともに，医療機器と救急カートが到着．心電図モニタを装着すると心静止であったため，胸骨圧迫を開始した．

04：38　当直医師2名と他病棟の救急センター看護師2名が到着したため，医師の指示と救急センター看護師リーダーシップのもと蘇生処置開始
　　　　・絶え間ない胸骨圧迫と2分ごとの脈拍触知確認
　　　　・静脈路を確保し3〜5分ごとのアドレナリン投与
　　　　・バッグバルブマスクを用いての人工呼吸

04：45　心拍再開．JCS＝Ⅲ-300　GCS＝E4 V1 M2　瞳孔＝2.0/2.0　対光反射＝－/－
　　　　B看護師より，当直医師にこの患者は延命処置について意志確認されていないこと，また家族については，「先ほど長女様に連絡がつき，延命処置を希望される．また始発で病院に向かいますが，病院到着は08：00ごろになるそうです」と伝えられる．

05：30　HR＝30　BP＝測定困難　その直後再び心静止となったため蘇生処置開始

06：30　蘇生処置を継続するが，心拍再開なし．医師が移動中の家族に電話連絡．1時間蘇生を継続しているが，心拍が再開せず回復が困難であること，蘇生処置を継続することにより患者の身体を傷つけてしまう危険性が高いことを説明．家族の同意のもと，蘇生処置を中止した．

08：45　長女到着し，患者と面会のため病室へ案内．「なんで，こんなことに…．今週末に会いに来る約束をしていたのに．昨日電話で話したのに．いったい，何が起こったのですか？」と，激しく動揺されている．
　　　　医師より，急変発見時の様子，蘇生処置の内容と患者の経過

> と，今回の急変について考えられる原因，蘇生の中止判断理由について長女に説明．「わかりました．ありがとうございました」と了承された．

## カンファレンスの開催

### 開催の宣言と目的・目標の明確化

- 主催者は，カンファレンスのテーマ，開催の目的，このテーマを選定した理由と必要性について参加者に説明します．これは，開催目的を共通認識し，目標の明確化を行うことで，参加者の意見を促進することができます．

### 事例紹介

- 事例の状況を理解している主催者または事例提供者がプレゼンテーションを行います．

### 検討したい問題の提示と分析

- 分析を行う際に注意する点は，問題点を見つけ出し，その行動が間違いであると指摘することです．==問題を明確化し，このカンファレンスでなにを明らかにしたいのか焦点を絞ることが重要です==．　臨床知2
- この事例の場合，検討事項は，まず患者の生命危機に対する対応（一連の行動）は妥当であったのかということ，また，延命処置について本人の意思が確認できていない場合の急変では，来院と同時に患者の死を目の当たりにする家族の動揺と悲しみは大きく，今回の蘇生処置の実施や中止の決断は妥当であったのかなどの倫理的な問題です．倫理的問題については，改善策を導き出すことが目的ではなく，他者からの意見を聴くことで多面的な考え方を学ぶことができます．

**臨床知2　原因を推測することも大切**

カンファレンスを行うときは目的・目標を明確にすること，時系列で行動を整理しながら，表面的な問題だけでなく，その背後にある原因も推測することが大切です．

## 検討事項 1：患者の生命危機に対する対応（一連の行動）は，妥当であったのか

### 1．発見時の対応

04：30　A 看護師が病棟ラウンド中，M 氏ベッドサイドの電気がついていたため，部屋を訪れてみると，眼球上転しており，声をかけるがまったく反応がなかった．

> 声をかけて反応がなかったため，すぐに応援要請を行い，その後患者の観察を行うことができている

04：31　A 看護師はナースコールを押して「M さんの意識レベルが低下しています！」と応援を要請．患者の観察を行うと，呼吸は弱々しくまた末梢チアノーゼをみとめており，頸動脈は触知困難な状態であった．

> 応援を要請したのち，呼吸・脈拍の観察を行うことができている．頸動脈触知困難であれば，医師が到着するまでに看護師が行うべきことは何だったのかな？

🔍 エビデンス1

> 緊急処置が必要と判断し，院内緊急システムや救急カート要請・個室への移動は正しい判断である

04：32　到着した先輩 B 看護師は，患者の様子と A 看護師の報告から急変と判断し，C 看護師にコードブルー・除細動・救急カートを要請し，患者を個室に移動した．

> すぐに胸骨圧迫を開始しなかったのは，本当に心停止と判断する自信がなかったのでは？

> 移動するタイミングについては，どうかな？　時間帯から考えると，他患者の起床前に移動したかったのかもしれない

🔍 エビデンス2

---

### 📖 エビデンス 1

#### 患者の異常に気づいたら

患者の様子の異常に気がついたら，声をかけ反応の有無を確認します．反応がなければ，大声で応援を要請し，気道確保をして呼吸の確認・頸動脈の拍動確認を 10 秒以内で行います．「呼吸なし・または死戦期呼吸」の場合は，ただちに胸骨圧迫を開始するとされています[2]．胸骨圧迫を中断すると，脳および心臓への血流が止まってしまうため，自己心拍再開は発生しません．

[2] 日本蘇生協議会 監：心停止アルゴリズム．"JRC 蘇生ガイドライン 2015"．医学書院，pp48-52，2016

## エビデンス2

### 心停止の判断

声をかけ反応がなく，呼吸がないか異常な呼吸（死戦期呼吸）がみとめられる場合は心停止と判断します．不必要な圧迫を行うことは，必要なときに圧迫を行わないことに比べれば害が少ないとされています．脈拍のない患者に対してCPRの開始が遅れたり，開始されなかったりすると患者の生存率が低下します[3]．

[3] 日本蘇生協議会 監：BLSのアルゴリズム，"JRC蘇生ガイドライン2010"．へるす出版, p17-20, 2011

## 2. 蘇生処置場面

04：35　部屋移動とともに，医療機器と救急カートが到着．心電図モニタを装着すると心静止であったため，心臓マッサージを開始した．　エビデンス3

病棟看護師も，それぞれの役割や，行う処置・治療の内容など，声を出して確認・共有できていたかな？

04：38　当直医師2名と他病棟の救急センター看護師2名が到着したため，医師の指示と救急センター看護師リーダーシップのもと蘇生処置開始　臨床知3

《行われた治療内容》
・絶え間ない胸骨圧迫と2分ごとの脈拍触知確認
・静脈路を確保し3～5分ごとのアドレナリン投与
・バッグバルブマスクを用いての人工呼吸

他の患者さんの対応は大丈夫だったのかな？

ACLSなどのトレーニングや，急変時の対応の経験が多い看護師の応援を受けて，的確な処置が行われている

## エビデンス3

### 心停止の場合の対応

まずは，除細動器と心電図モニタが到着したら，ただちに患者に装着します．患者の心電図波形が心停止の場合，心停止アルゴリズムに従って治療を行っていきます．質の高い胸骨圧迫を継続しながら，①可逆的な原因の検索と是正，②静脈路確保，③血管収縮薬投与を考慮，④抗不整脈薬投与を考慮，⑤高度な気道確保を考慮します．CPRは2分間継続し，頸動脈の脈拍触知確認を行い，心拍再開がなければ，ただちに胸骨圧迫を開始するとされています[2]．

**臨床知3　胸骨圧迫の中断は最小限に**
急変した患者に優先するべきことは患者の蘇生処置です．危険な環境や蘇生が困難な状況を除き，胸骨圧迫の中断を最小限にしなければなりません．胸骨圧迫の中断は除細動やリズム解析などの際でも10秒以内に抑えるよう努力する必要があります．したがって，患者の移動には危険をともなうため，移動は，患者の安全が十分確保できている状態で行うことが望ましいと考えます．

## 検討事項2：延命医療に関する倫理的問題

04：45　心拍再開．JCS＝Ⅲ-300　GCS＝E4 V1 M2　瞳孔＝2.0/2.0　対光反射＝－/－
　　　　B看護師より，当直医師にこの患者は延命治療について意志確認されていないこと，また家族については，「先ほど長女様に連絡がつき，延命処置を希望される．また始発で病院に向かいますが，病院到着は08：00ごろになるそうです」と伝えられる．

　　　　　延命治療について意志確認されていない患者の蘇生は行うべき？

05：30　HR＝30　BP＝測定困難　その直後再び心静止となったため蘇生処置開始
06：30　蘇生処置を継続するが，心拍再開なし．医師が移動中の家族に電話連絡．1時間以上蘇生を継続しているが，心拍が再開せず回復が困難であること，蘇生を継続することにより患者の身体を傷つけてしまう危険性が高いことを説明．家族の同意のもと，蘇生処置を中止した．

- 回復の可能性が低いのであれば，胸骨圧迫を続けてMさんの身体が傷つくことのほうが，本人や家族にとってつらいのでは？
- 「本人の意思を尊重する」といっていても，突然の出来事に動揺しているし，本人の意思が確認できないのであれば，家族の意志が尊重されるべきでは？
- 家族が患者の死を受容するためにも，医療者は出きる限りの治療を行うべきだったのでは？
- 家族は患者が回復することを期待して延命治療を希望しているのでは？もしも心拍再開しても，もともとのADLに戻ることは難しいことを理解できていないのではないか？
- 家族は面会と同時に家族の「死」に直面し，心の傷にならないか心配

● 蘇生努力の中断は，次に挙げる多くの要因を考慮して，病院の担当医が決

定します．

> ①卒倒からCPRまでの時間
> ②卒倒から最初の除細動施行までの時間
> ③併存疾患
> ④心停止前の状態
> ⑤心停止の初期リズム
> ⑥蘇生に対する反応
> ⑦CPRを20分実施後，$E_TCO_2$が10未満

- これらの要因を単独でとらえても，組み合わせでとらえても，転帰を明確に予想できません．しかし，蘇生努力の実施時間は転帰不良と関連します．患者蘇生努力の実施時間が長くなればなるほど，障害のない状態で生存し退院できる確率は低くなります．
- ガイドライン[4]では，延命措置への対応は，「患者が意思決定能力を有している場合や，本人の事前指示がある場合，それを尊重することを原則」とされています．しかし，患者の意思が確認できず，推定意思も確認できない場合は，家族と十分話し合い，患者にとって最善の治療方針をとることを基本としています．家族には現在の状況をくり返し説明し，意志の決定ができるように支援します．
- 家族への説明の結果，積極的な対応を希望している場合，あらためて「患者の状態が重篤で，現時点での医療水準にて行いうる最良の治療をもってしても救命が不可能であり，これ以上の延命措置は患者の尊厳を損なう可能性がある」旨を家族に伝え，家族らの意思を再確認するとされています．

[4] 日本救急医学会他：「救急・集中治療における終末期医療に関するガイドライン〜3学会からの提言〜」, p2
http://www.jaam.jp/html/info/2014/pdf/info-20141104_02_01_02.pdf(2018.1.25参照)

## カンファレンスを成功させるポイント

- 発見時の対応，蘇生処置場面のいずれも，マイナス面だけではなく，まずは「できていること」を挙げていくことで，参加者が意見しやすくなります．また，事実の背後にある原因を推測し，原因の核心的なものは何かを考えます．さらに，参加者のさまざまな経験や価値観，判断するための知識などを話しあうことで，事例提供者が自己の課題を見いだすことが必要であり，今回は看護師の急変発見時の初動について話しあわれていますが，今後の課題として「質の高いCPR」の手技獲得が必要と考えられます．
- 次に倫理的な問題については，この事例は患者の意思確認ができていないため，ただちに延命処置を開始しました．しかし，蘇生開始から1時間以上経過しても，心静止の状態であり回復の見込みがないこと，家族が来院までに時間を要することから，医師は電話で蘇生の中断について説明し，再度延命治療を希望するか確認を行ったうえで蘇生を中断しています．
- しかし，このような倫理的な問題では，医師と看護師はそれまでの教育内容が異なるため，意見の相違が生じることが多々あります．延命医療の意思確認ができない患者の蘇生場面で，医師は「回復は困難であり，蘇生を中止するべき」，対して看護師は，「家族が延命治療を希望しているのであれば，家族の意向を重視するべき」「延命治療を中止し，患者が死亡した状態ではなく，手を尽くしている状態で面会してもらうべきでは？」と意

見が分かれた経験はないでしょうか．看護師は，家族が患者の突然の「死」に，大きな悲しみや「あの時……していたら」という後悔から，正常な悲嘆プロセスを歩めないのではないかと，家族ケアを大切にしています．もちろん，家族へのケアは非常に重要です．しかし，家族の悲しみを思うがあまりに，もの言えぬ患者が置き去りになっていることはないでしょうか．したがって，医師の意見・看護師の意見は，それぞれ間違いではないのです．また倫理的な問題は，この考え方や方法が正しいと一本化できるものでもありません．そのため，この事例に関しても，改善策は見つからないでしょう．答えが出ないことから，意見の相違が生じたときに「どうせわかりあえない」と諦めてしまうことがあります．しかし，カンファレンスで語りあうことは，そのときの自分が「なぜそのように感じたのか」「なぜそう考えるのか」を言葉に表すことで，倫理的感性を高め，深化させていくことができるチャンスです．

臨床知4

**臨床知4**

### 患者の立場になって考えてみる

倫理カンファレンスは，改善策や答えを導き出すものではなく，考えるプロセスが大切です．

とくに，医師が考える医学的適応と看護師が大切にする家族の悲しみや思いを考えたときに，意見の相違を生じることがありますが，これはどちらも正しくそして非常に重要なことです．

このような他職種とカンファレンスを行い意見の相違があるときは，「患者にとって」「患者の立場になったら」と，主語を患者にして考えてみてください．大切なことは，「誰のための死なのか」「誰のための医療・看護なのか」を考えることで，共通の目標が見いだせます．

## おわりに

- 私たち看護師は，患者の急変場面に直面することを避けては通れません．その責任の大きさから，「あのときの対応はどうするべきだったのか」「もっとこうすればよかった」など，後悔や悩みを抱くことがあります．その思いを語りあうカンファレンスは，問題点を分析することにより，改善策を見いだすだけでなく，今後の課題を明確にするとともに看護観を養うことができます．また，チーム医療のメンバーとして，「患者にとって最善の医療」とは何か，共通目標を明確にすることができる機会であり，そのような意見交換ができる職場環境づくりが大切だと考えます．

**参考文献**
1) 川島みどり他："看護カンファレンス　第3版"．医学書院，2013
2) 道又元裕 編著：特集「ここが知りたかった！急変対応Q&A」．エキスパートナース 32（10 臨時増刊号）：20-2, 68-9, 2016
3) 鶴若麻理：スタッフが直面する倫理問題へのサポート．ナーシングビジネス 11（9）：780-5, 2017
4) 佐藤可奈子：ふと立ち止まって考えられる場，それが倫理カンファレンス．ナーシングビジネス 11（9）：790-5, 2017
5) 樽松久美子：治療方針の意思決定を迫られる患者家族へのメンタルケア．臨床看護 39（12増刊号）：1747-9, 2013
6) 宮脇美保子：看護はだれのために，何のために行うか．ナーシングビジネス 11（9）：776-9, 2017

Ⅳ. 知っておきたい急変についての知識

# 急変対応に関する文献レビュー（海外事情）
~海外では，「これ」で院内急変アウトカムを改善！~

筑波大学附属病院
ICU/ER（主任副看護師長）　櫻本 秀明
さくらもと ひであき

## エビデンス&臨床知

### エビデンス
- ☑ 急変のかなり前から，呼吸器系の症状を中心に何らかの症状があり，じつは本当の急変は，ほとんどない．
- ☑ 海外では，急変対応よりも，急変を起こさないためのさまざまな対策を行っている．
- ☑ 海外では，清掃スタッフや事務員などの病院全スタッフに継続的に蘇生教育を行うなど，多職種連携が急変対応の鍵となってきている．

### 臨床知
- ☑ 急変を予防するということは，適切な治療を行うことや合併症を予防すること．
- ☑ 海外で行われている活動を，なんとなく自施設に持ち込んでもおそらく効果はない．
- ☑ なんだか元気がないというだけで，他の症状がほとんどなくても，痩せ型の高齢者であれば，とりあえず「敗血症」による急変のリスクを疑って報告する．

## 予期せぬ急激な患者状態の変化はほとんどない

- 海外では，かなり以前から，急変前の徴候に着目して，対応する研究が行われています．よく心停止の前6～8時間くらいからなんらかの症状や徴候を示しているなどといわれていますが，海外では，こうしたデータは1990年ごろからたくさん報告されています．たとえば，**心肺停止の70%は，心肺停止する8時間以内に呼吸器症状（呼吸数増加，$SpO_2$低下）などの異常所見を呈している**ようです[1][2]．

- ただし，こうした症状の変化に医師はあまり気づきません．実際，あるデータでは，すでに何らかの急変の徴候があるにもかかわらず，医師は，4人中1人の患者の状態変化にしか気づけませんでした[2]．おそらく，看護師も意識して見なければ，こうした徴候に気がつくことができないでしょう．

### エビデンス1

[1] Schein RM et al: Clinical antecedents to in-hospital cardiopulmonary arrest. Chest 98 (6): 1388-92, 1990

[2] Franklin C et al: Developing strategies to prevent inhospital cardiac arrest: analyzing responses of physicians and nurses in the hours before the event. Resuscitation 30 (1): 83, 1995

**著者プロフィール**（櫻本秀明）
山梨県立看護大学卒業後，聖路加国際病院 救命救急センター勤務．聖路加看護大学大学院，筑波大学大学院博士課程を経て，筑波大学附属病院 ICU/ER に勤務．現在，主任副看護師長

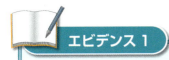

### 心肺停止24時間前からの変化

先ほど8時間以内と説明をしましたが，じつは，それよりも前に患者状態は変化しています．たとえば，ある研究では，24時間前からすでに何らかの急変の徴候がみられたようです．この研究では，急変してICUに入室した患者の急変前の状態を，Modified Early Warning Scoreという呼吸数や意識状態の異常をスコアリングした指標で評価しています 図1．縦軸がModified Early Warning Score平均得点，横軸が心肺停止前の時間で，24時間までさかのぼっています．濃い点線が非老年期の患者，濃い実線が老年期の患者を示しています．図をみるとわかるのですが，12時間から8時間を過ぎたあたりから，得点が急に上昇し，あきらかな異常として観察されるようになります．ただし，この症状には，年齢の影響があり，高齢者ほど症状が出にくいようです[3]．この図を見ると，予期せぬ急激な患者状態の変化，つまり急変などほとんどないということに，うなずけるのではないかと思います．

[3] Churpek MM et al：Differences in vital signs between elderly and nonelderly patients prior to ward cardiac arrest. Crit Care Med 43(4)：816-22, 2015

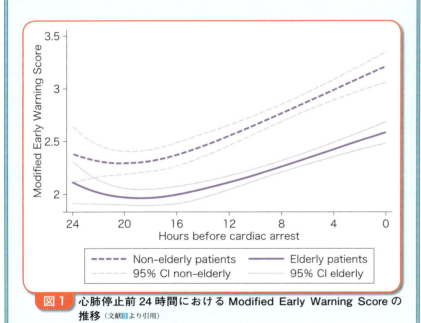

**図1** 心肺停止前24時間におけるModified Early Warning Scoreの推移（文献[3]より引用）

## 心肺停止では，手遅れ

● 続いて，不幸にも，心肺停止になってしまった患者の予後を見てみましょう．米国の2000年から2009年の10年の間に，561病院で起こった76,835件の心肺停止のデータをまとめたものです[4]．20分以上心拍が再開した割合が概ね55%，生きて退院できる可能性は10%ちょっとといったところです．このデータを見るかぎり，いったん院内で心肺停止の状態になってしまえば，半分はまったく心拍再開せず（20分未満），たとえそ

[4] Razi RR et al：Racial disparities in outcomes following PEA and asystole in-hospital cardiac arrests. Resuscitation 87：69-74, 2015

の場では心拍再開できたとしても，1割しか生きて退院できないわけです．かなり絶望的な数字と言わざるをえません．しかも，このデータ，10年間もの間の7万件近い結果をまとめたものですから，ある程度信頼に足るデータであると思います．では，私たちはどうしたらよいのでしょうか．

## 最初にすべきは，「急変」そのものを減らすこと

- ひとたび心肺停止になれば，その回復はかなり難しいといえます．そこで，海外では，かなり早い時期から国を挙げて，心肺停止になるような状況を減らすための取り組みを行っています．具体的には，2006年ごろから米国でInstitute for Healthcare Improvement（IHI）という，ヘルスケアの質を改善するための団体を中心に"100000 Lives Campaign"として，予期せぬ死亡や，医療事故回避と医療の質向上を目的とした国家プロジェクトが行われています[5]．詳細なキャンペーン内容は，以下の6つになります．

[5] Berwick DM et al：The 100 000 lives campaign：setting a goal and a deadline for improving health care quality. JAMA 295（3）：324-7, 2006

- 状態が悪化した患者の最初の徴候に対応するためのRapid Response Teams（RRT）設置
- 心臓発作からの死亡を予防するために，エビデンスに基づいた急性心筋梗塞の治療ケアを提供する
- medication reconciliation（薬剤師などによる処方確認）による薬剤関連有害事象を予防
- 中心静脈バンドルなどにより中心静脈ラインの感染を予防
- 正しい抗菌薬の適切なタイミングでの投与による手術部位感染の予防
- 人工呼吸器バンドルなどによる人工呼吸器関連肺炎予防

- RRTのような急変に関連したチームの設置から，急性心筋梗塞の治療改善，薬剤性有害事象予防や感染症予防など幅広い活動が選択されています．要するに急変を予防するということは，適切な治療や，合併症を予防することといい換えることができます．海外では，早期に急変に気がついて，早期に治療するということよりも，状態が悪くならないようにするための取り組みを先に行ってきたといえます．

臨床知 1

### チームの設置は本気で取り組む

現在の職場でよく目にする問題として，「とりあえず委員会」や「とりあえずチーム発足」があります．あれがいいこれがいいと，やみくもに委員会やチームをつくるのですが，それらすべてが効果あったかといえば疑問です．とくに，外部審査や診療報酬が絡むとこうした問題は起きやすくなる印象があります．
海外の多くの施設ではRRTが設置され，一定の効果があるようです．ただし，良いからといって，ただ設置すれば効果があるというわけではないと，普通に考えれば気づくはずです．RRTが効果を出すには，院内すべての人に知ってもらうこと，気軽に呼べる雰囲

気づくり，そして実際にたくさんのコールがあること，RRTが出動し査定したリスクのある患者を気軽に収容できる病床の余裕があることなど，多くのRRTチームメンバーの努力やシステム作りが関連するのではないかと考えています．要するに，本気でRRTをやっていなければ，おそらく効果はでないと思われます．

## 次にすべきは，それでも起こる患者の状態悪化にすぐに気づくこと

- どれだけ，患者に有害事象や合併症が起こらないように取り組んでも，それでも病状が悪化する患者は一定数いるはずです．そこで，それらの患者のサインに早期に気づいて，早期に対応するというのが，次にとるべきアクションです．
- 先ほど，ご紹介したModified Early Warning Scoreも，患者の状態悪化のサインに早期に気がつくための取り組みの一つです．このスコアは，Rapid Response Teamsを呼ぶための基準としてもよく使用されています．
- また，近年，敗血症のスクリーニングに使用されるquick SOFA（qSOFA）スコアも，じつは敗血症以外にも使用できます．実際，敗血症でない患者であってもqSOFAのスコアが高いほど死亡率が高いといわれています 図2 [6]．ですので，このqSOFAのスコアが高い患者は急変する可能性が少し高いといえます．Modified Early Warning ScoreもqSOFAもどちらもちゃんと使用してもらえるように教育する必要があります．

**臨床知2**

### 痩せ型の高齢者に要注意

よくいわれるのが，感染症を疑っているにもかかわらず体温が低い人のほうが死亡率が高いということです[7]．臨床ではこういう患者は，明らかに高齢で痩せていることが多いです．実際，いわゆるフレイルな状態にある患者は，感染症になりやすいといわれています．しかも，感染症になりやすいこうしたフレイル患者は，体温が上がらないまま，人知れず敗血症性ショックとなり，死亡しやすいという報告もあります[8][9]．したがって，熱はないけど，なんだか元気がない痩せ型高齢者には，とりあえず「敗血症を疑ってみる」．そして，とりあえず「早期に報告」し，できれば「血液培養もとってみる」というのがよいのではないかと，私は考えています．

[6] Freund Y et al: Prognostic accuracy of sepsis-3 criteria for in-hospital mortality among patients with suspected infection presenting to the emergency department. JAMA 317（3）: 301-8, 2017

[7] Kushimoto S et al: The impact of body temperature abnormalities on the disease severity and outcome in patients with severe sepsis: an analysis from a multicenter, prospective survey of severe sepsis. Crit Care 17(6): R271, 2013

[8] Girard TD et al: Insights into severe sepsis in older patients: from epidemiology to evidence-based management. Clin Infect Dis 40（5）: 719-27, 2005

[9] Angus DC et al: Epidemiology of severe sepsis in the United States: analysis of incidence, outcome, and associated costs of care. Crit Care Med 29（7）: 1303-10, 2001

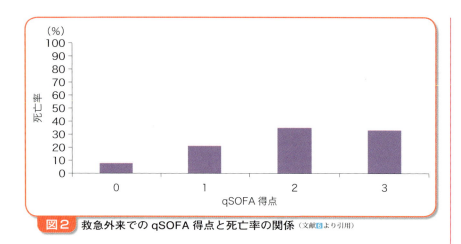

**図2** 救急外来でのqSOFA得点と死亡率の関係（文献6より引用）

## 本当の急変には，看護師や医師だけでは対応できない

- ここまで説明してきたように，本当の急変，つまり何らかの徴候がほとんどないままに，急激に状態が悪化する患者は少ないはずです．しかし，その一方で本当の急変患者も存在します．

- 近年Joint Commission International（JCI）の認定を受ける病院が増加してきました．認定を受けるときに課題になることの一つに**全スタッフへの蘇生教育**があります．要するに，事務や清掃スタッフも，蘇生医療提供者の一員に迎え入れなければいけないわけです．なぜJCIがこのようなことを多くの病院に課しているかというと，本当の急変，つまりまったくの予期せぬ心肺停止は，病院の受付や売店，駐車場などでも起こるからです．たとえば，病院の玄関で，ご家族が突然，致死性の不整脈をおこした場合はどうでしょう．おそらく，彼（彼女）の急変は，誰にも察知できなかったことでしょう．このとき受付事務スタッフや清掃スタッフがBLS教育を受けていれば，病院玄関で倒れていた患者対し，自らリーダーとなり，人を呼び，蘇生を始めることができます．短い時間かもしれないが，この即席の蘇生チームにはおそらく専門家はいません．

 エビデンス3

### エビデンス3

#### 医療職以外のスタッフへの蘇生教育

先ほどのような，非医療職者に対する急変対応教育には，効果があるのでしょうか．韓国の一病院で行われた研究では，

① すべての職員にBLS教育を受講していただくこと
② ACLSとチームアプローチについてのシミュレーション教育を医師・看護師に提供すること
③ 救急医を増やし病棟での蘇生時に対応してもらえるようにすること
④ Medical emergency team

などの活動を行い，経年的に蘇生率を改善することに成功しています（図3）[10]．ちなみに，③は2007年，①は2008年，④は2009年より開始しています．この論文の結論では，「心肺停止患者の病院内生存率を改善することができた．病院を挙げて多職種連携した努力の結果，命の連鎖のコンセプトは強化され，それがこの改善につながったのかもしれない」という結びの言葉が添えられています．これを実現するためには，本気で病院スタッフ全員に教育をする必要があります．少なくとも，医療専門職者だけが，取り組めばよいという時代は終わったように思えます．

[10] Shin TG et al：Improving survival rate of patients with in-hospital cardiac arrest：five years of experience in a single center in Korea. J Korean Med Sci 27(2)：146-52, 2012

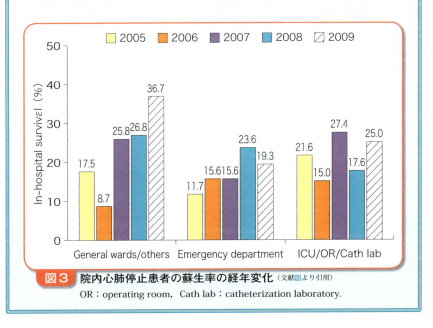

図3 院内心肺停止患者の蘇生率の経年変化（文献[10]より引用）
OR：operating room, Cath lab：catheterization laboratory.

## おわりに

- 今回は，海外での急変対策事情を，俯瞰的にお伝えしてきました．その一方で，挙げればきりがないということから，急変に対するあまり細かなエビデンスのレビューをしませんでした．

- 今回の内容をまとめますと，急変のほとんどは，起こるべくして起こっています．したがって，海外では，10年以上前からこの急変を起こさないための取り組みを，国を挙げて行っています．さらに，患者状態の悪化に早期に対応するためのRRTも，10年以上前から同時に取り組んでいます．これに，JCIの活動（正確には，米国内ではJoint Commission）を通して，院内全職員（清掃スタッフや給食スタッフも）への多職種蘇生教育を行うようになってきているわけです．こうした多方面，多職種（国を含む）での本気の取り組みをしなければ，おそらく院内急変のアウトカムは改善しないのではないかと思います．さて，みなさんの施設では，どんな取り組みを行っていますか？

# 好評発売中

**重症患者ケア** 6巻4号 特集

# 輸液管理を極める
―精密な知識と実践的スキルをめざして！―

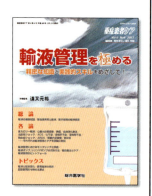

より深く学びたいナース，スタッフのために実践と根拠を解説！

特集編集　道又元裕

B5判／4色刷　236頁
定価（本体3,400円＋税）

- 酸塩基異常と輸液の基本的知識から周術期の輸液管理まで，この一冊で輸液のすべてがわかる！
- 初心者向けでは飽き足らない専門的な知識も網羅！

## 目　次

### Ⅰ．総論
- 輸液管理の基礎知識～「どこに，何が，どれだけ」を考えながらモニタリングしよう～　　平井　亮　635
- 酸塩基異常と輸液～代謝性の酸塩基異常に輸液をするときのポイント！～　　佐川　亮一　644
- 周手術期の輸液管理～適切な輸液の指標にしたがった輸液管理～　　政岡　祐輝　652

### Ⅱ．各論
- 高カロリー輸液時の看護ケアのポイント～高カロリー輸液　適切かつ安全な管理ができていますか？～　　中本　有史　661
- 心臓大血管術後の輸液管理とケア～術前の心機能や左心室の容積がポイント‼目指せ「ちょうどいい感じ」の輸液管理～　　山形　泰士　673
- 熱傷輸液療法～熱傷の輸液はこう考える！～　　西尾　宗高　683
- 血液浄化療法時における輸液管理とケア～失くした分をしっかり把握，しっかり補充～　　里井　陽介　691
- 出血性ショックにおける輸液管理とケア～出血性ショックは初期輸液が勝負‼～　　西塔依久美　702
- ACSにおける輸液管理とケア～1分1秒たりとも無駄にはできません～　　増田　貴生　711
- 心不全における輸液管理とケア～医師から出る指示の根拠を知り，治療に合わせた看護ケアを考えよう～　　清水　祐　718
- 急性肝不全における輸液管理とケア～肝臓の代謝動態を理解しケアを実践しよう～　　中村　紀子　726
- 急性腎不全における輸液管理とケア～AKIに早期に対応し，病態の悪化予防につなげよう～　　菅原　隆広　735
- 敗血症ショックにおける輸液管理とケア～病態から管理をシンプルにする～　　櫻本　秀明　747
- ARDSにおける輸液管理とケア～輸液管理の実際と評価～　　髙野　洋　755
- 頭蓋内圧調整における輸液管理とケア～3つの要素で考える頭蓋内圧管理～　　今井竜太郎，本田　稔　763
- 熱中症における輸液管理とケア～大切なケアは冷却！～　　笠原　真弓　782
- 輸液管理におけるモニタリングと評価～輸液管理では，モニタ機器によるパラメータとフィジカルアセスメントを統合して評価しよう！～　　鈴木　淳　790
- 輸液ポンプ，シリンジポンプの交換方法～薬液流量・濃度変化の理由を知っておけば，交換時のバイタルサイン変化に慌てない～　　濱野　繁　800
- 輸血療法とケア～輸血管理はこれさえ知っておけば安心～　　猿楽　大輔　810
- 輸液管理のピットフォール（インシデント）～基本を振り返りリスクを最小限に～　　鎌田　景子　820

### Ⅲ．トピックス
- 輸液と配合変化～混ぜるな危険！？　知っておきたい薬の知識～　　成田　寛治　833
- 膠質輸液の是非（アルブミン含む）～知っておきたい！　膠質輸液の落とし穴！～　　辻本　雄大　842
- 脂肪乳剤投与時の注意点～乳白色の薬剤を投与するときに思い出してほしいこと～　　夛田　覚　850

---

**S 総合医学社**　〒101-0061　東京都千代田区神田三崎町1-1-4
TEL 03(3219)2920　FAX 03(3219)0410　http://www.sogo-igaku.co.jp

# 索引

## あ

亜急性から慢性の経過で起こる気道狭窄　63
悪心　78，83
アシデミア　155
アセスメント　39
アセチルコリン受容体　76
アダムス・ストークス症候群　68
アドレナリン　19，191
アドレナリン筋肉注射　192
アナフィラキシー　62，192
アミオダロン　193
アラーム　107
アルゴリズム　7
アルテプラーゼ静注療法　143
アレルギー　55
安全確保　51

## い

意識　37，38
意識障害　45，144，145
意識の変調　71
意識レベル　45
異食　59
一次性頭痛　64
一回換気量　110
一過性脳虚血発作　144
異物による窒息　59，60

## う

ウォーキングカンファレンス　198
右心不全　134
運動障害　145

## え

永久気管孔　165

## お

応援要請　52
嘔吐中枢　76
オーバートリアージ　101

## か

介護高齢者福祉施設　30
改訂水飲みテスト　148
解離性動脈瘤　67
化学受容体誘発帯　77
踵膝試験　146
拡張期血圧　139
カプノメータ　161
加齢にともなう身体的変化　29

感覚障害　145
換気障害　180
換気補助　154
観察　51
完全閉塞　57
カンファレンス　196
関連痛　95

## き

機械的血栓回収療法　143
気管支喘息重積発作　193
気管切開　162，164
気管切開孔　163，164
気管切開チューブ　162
気管切開チューブ再挿入　165
気道確保　9
気道抵抗　108
気道内圧曲線　160
気道閉塞　58
気道閉塞サイン　57，59
機能性頭痛　64
気泡　181
逆運動　78
救急カート　166
急性喉頭蓋炎　61
急性右心不全　139
急性硬膜外血腫　100
急性硬膜下血腫　100
急性左心不全　135
急性心不全　193
急性心不全の6病態　135
急性脳梗塞　50
急性発症の窒息　61
急性腹症の診療アルゴリズム　93
急性緑内障　67
急変　179
急変させないシステム構築　23
急変予測　38
胸腔圧　177
胸腔ドレーン　176
胸骨圧迫　10
緊急対応システム　9，22
緊張性気胸　180

## く

口すぼめ呼吸　155
クッシング現象　149
くも膜下出血　65，144
クリニカルシナリオ　136

## け

経口気管挿管　164
頸静脈怒張　140
けいれん　51
けいれん重積発作　53
けいれん発作　51
けいれん発作のタイプ　53
ケースカンファレンス　197
血圧　37，38

血液分布不均衡性ショック　41
血管内治療　143
血栓溶解療法　50
血糖の異常　48

## こ

構音障害　145
交感神経系興奮　61
高次脳機能障害　145
恒常性維持　41
高度な気道確保器具　17
抗不整脈薬　19
高齢者　29
誤嚥　31，87
コードブルー　22，26
呼吸　37，38
呼吸困難　138，154
呼吸数　34
呼吸性移動　181
呼吸中枢　153
骨折　99
コミュニケーション　186，188
コンプライアンス　109

## さ

最高気道内圧　107
在宅療養　34
左心不全　134
酸素解離曲線　137

## し

持続吸引　177
持続吸引装置　178
下顎挙上法　9
失語　147
失行　147
失神の分類　101
失認　147
指鼻指試験　146
収縮期血圧　139
重症の腹痛　92
十二指腸潰瘍　86
循環　37
循環血液量減少性ショック　41，114
状況モニタ　186，188
症候性頭痛　64
上部消化管　85
情報共有型カンファレンス　198
静脈圧　37，38
初期評価（窒息）　58
食道静脈瘤　86
ショック　41，83，88
ショック指数　119
ショックの5P　88
心外閉塞性ショック　41
心原性ショック　41
人工気道　162
人工呼吸　13

人工呼吸器　107
心臓のポンプ機能　136
心停止　7
心電図　127
心拍出量　41
心不全　134

### す
水封室　181
髄膜炎　67
頭蓋内圧亢進　83, 149, 175
スタンバイモード　157

### せ
正常値　40
精神的ケア　90
摂食嚥下障害　145
セロトニン受容体　76
全身血管抵抗　41
喘息　62
せん妄　70, 73

### そ
挿管確認　18
相互支援　186, 188
蘇生　38
蘇生教育　212
蘇生努力　20

### た
体温　38
体性痛　94, 95
体内水分量　30
大量輸液　89
脱水　33, 84

### ち
チームステップス　185
窒息　31, 57, 87
窒息の要因と発症様式　58
中心静脈圧　41
中枢神経障害　72
中枢性嘔吐　77
中枢性めまい　68
超音波検査　15
鎮静薬　138

### て
低血圧　102
低酸素血症　48
低酸素症　137
低拍出量症候群　134
適正血圧　137
典型的な急変経過　25
転倒　32, 98
転落　32, 98

### と
頭部外傷　99
頭部後屈あご先挙上法　9

吐血　85
突発発症の窒息　58
ドパミン受容体　76
努力呼吸　27

### な
内臓痛　95

### に
二次救命処置　15
二次性頭痛　64
ニフェカラント　194
尿量　37, 38
認知症患者　59

### の
脳炎　67
脳灌流圧　172
脳梗塞　67
脳室ドレーン　169
脳出血　67
脳膿瘍　67
脳卒中　49, 142
脳ヘルニア　83, 142
脳ヘルニア徴候　47

### は
敗血症　50, 122
敗血症性ショック　124
バイタルサイン　36
波形表示式呼気 $CO_2$ モニタ　18
バソプレシン　19
抜去　179
抜去基準　182
抜去の予防　181
バッグバルブマスク　166
バッグマスク換気　17
発熱　33
バレー徴候　145
反復性嘔吐　77
反復唾液飲みテスト　148

### ひ
非侵襲的陽圧換気療法　153
ヒスタミン受容体　76
病棟カンファレンス　197
頻呼吸　27

### ふ
フェニトイン　55
不穏　49, 70
不完全閉塞　57
腹痛　92
腹部突き上げ法　31, 60
腹膜刺激症状　95
不整脈　102
プラトー圧　108

### へ
平均血圧　139
ヘモグロビン　89
扁桃周囲膿瘍　62

### ほ
訪問看護　34
ホスフェニトイン　55

### ま
マーキング　181
末梢性嘔吐　77
末梢性めまい　68
マロリー・ワイス症候群　86
慢性呼吸不全　49

### み
脈拍　37, 38
ミンガッチーニ試験　145

### も
毛細血管再充満　117
問題解決型カンファレンス　198

### ゆ
輸血　89

### よ
要請基準　24
予後　18
予兆　25
予定外抜去　163, 164, 176
予定外抜去時の対処　179

### り
リーダーシップ　186, 187
リドカイン　195
留置目的　178
量規定換気　108

### わ
ワレンベルグ症候群　148

### A
ACS　127
AED　8
AIUEOTIPS　47

### B
Beckの三徴　140
BLS　7

### C
CO　41
$CO_2$ ナルコーシス　48, 152
COPD　152
CPR　10
CTZ　77
CVP　41

## F
FAST 148

## G
GCS 45

## H
Heimlich法 60

## I
ICP 170
ISBARC 14

## J
JCS 45

## L
LOS 131, 134, 139
low output syndrome 134

## M
MET 22, 27
Modified Early Warning Score 209

## N
Nohria-Stevenson分類 138
non-invasive positive pressure ventilation 153
NPPV 153
NRS 67, 81

## P
PIP 107
PPE 87

## Q
qSOFA 50, 123, 211
quick SOFA 50, 123, 211

## R
Rapid Response System structure 26
RRS 26
RRT 22, 27
rt-PA静注療法 143

## S
SE 54
SIRS 122

## SOFA
SOFAスコア 123
$SpO_2$ 37, 38, 48
STAS-J 81
SVR 41
Systemic Inflammatory Response Syndrome 122

## T
Team STEPPS 185
TIA 144
Todd麻痺 55
t-PA投与 50
TV 110

## U
Universal choke sign 59

## V
VAS 68, 81
VCV 108

## 記号
Ⅰ型呼吸不全 151
Ⅱ型呼吸不全 151

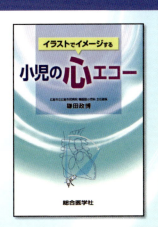

# 2017-2018 日本医書出版協会・認定書店一覧

日本医書出版協会では下記書店を医学書の専門店・販売店として認定しております。本協会認定証のある書店では，医学・看護書に関する専門的知識をもった経験豊かな係員が皆様のご購入に際して，ご相談やお問い合わせに応えさせていただきます。

また正確で新しい情報を常にキャッチし，見やすい商品構成などにも心がけて皆様をお迎えいたします。医学書・看護書をご購入の際は，お気軽に，安心して認定店をご利用賜りますようご案内申し上げます。

## ■ 認定医学書専門店

*医学書専門店の全店舗(本・支店, 営業所, 外商部)が認定店です。

| 都道府県 | 書店 | 都道府県 | 書店 | 都道府県 | 書店 | 都道府県 | 書店 |
|---|---|---|---|---|---|---|---|
| 北海道 | 東京堂書店 | 東京 | 明文館書店 | 新潟 | 西村書店 | 島根 | 島根井上書店 |
|  | 昭和書房 |  | 鳳文社 | 静岡 | ガリバー | 岡山 | 泰山堂書店 |
| 宮城 | アイエ書店 |  | 文光堂書店 | 愛知 | 大竹書店 | 広島 | 井上書店 |
| 山形 | 髙陽堂書店 |  | 医学堂書店 | 三重 | ワニコ書店 | 山口 | 井上書店 |
| 茨城 | 二森書店 |  | 東邦稲垣書店 | 京都 | 辻井書院 | 徳島 | 久米書店 |
| 栃木 | 廣川書店 |  | 文進堂書店 | 大阪 | 関西医書 | 福岡 | 九州神陵文庫 |
|  | 大学書房 | 神奈川 | 鈴文堂 |  | ワニコ書店 | 熊本 | 金龍堂 |
| 群馬 | 廣川書店 | 長野 | 明倫堂書店 | 兵庫 | 神陵文庫 | 宮崎 | 田中図書販売 |
| 千葉 | 志学書店 | 新潟 | 考古堂書店 | 奈良 | 奈良栗田書店 |  |  |

## ■ 認定医学書販売店

| 都道府県 | 書店 | 都道府県 | 書店 | 都道府県 | 書店 |
|---|---|---|---|---|---|
| 北海道 | 丸善雄松堂<br>・札幌営業部 | 東京 | 丸善雄松堂<br>・首都圏医療営業部 | 京都 | 大垣書店<br>・イオンモールKYOTO店 |
|  | 紀伊國屋書店<br>・札幌本店 |  | オリオン書房<br>・ノルテ店 | 大阪 | 紀伊國屋書店<br>・梅田本店<br>・グランフロント大阪店 |
| 岩手 | 東山堂<br>・外商部<br>・北日本医学書センター | 神奈川 | 有隣堂<br>・本店医学書センター<br>・書籍外商部医書営業課<br>・医学書センター北里大学病院店<br>・横浜駅西口店医学書センター |  | ジュンク堂書店<br>・大阪本店 |
| 宮城 | 丸善<br>・仙台アエル店 |  |  |  | MARUZEN&ジュンク堂書店<br>・梅田店 |
|  | 丸善雄松堂<br>・仙台営業部 |  | 丸善<br>・ラゾーナ川崎店 | 香川 | 宮脇書店<br>・本店<br>・外商部<br>・香川大学医学部店 |
| 秋田 | 加賀谷書店<br>・外商部 | 富山 | 中田図書販売<br>・本店<br>・外商部<br>・富山大学杉谷キャンパス売店 | 愛媛 | 新丸三書店<br>・本店／外商部<br>・愛媛大学医学部店 |
| 福島 | 岩瀬書店<br>・外商センター<br>・富久山店 | 石川 | 明文堂書店<br>・金沢ビーンズ | 高知 | 金高堂<br>・本店<br>・外商センター<br>・高知大学医学部店 |
| 茨城 | ACADEMIA<br>・イーアスつくば店 | 福井 | 勝木書店<br>・外商部<br>・福井大学医学部売店 |  |  |
| 埼玉 | 佃文教堂 | 静岡 | 谷島屋<br>・浜松本店<br>・浜松医科大学売店 | 福岡 | 丸善雄松堂<br>・福岡営業部 |
| 東京 | 三省堂書店<br>・神保町本店 |  |  |  | ジュンク堂書店<br>・福岡店 |
|  | ジュンク堂書店<br>・池袋本店 |  | 吉見書店<br>・外商部 | 沖縄 | ジュンク堂書店<br>・那覇店 |
|  | 紀伊國屋書店<br>・新宿本店新宿医書センター | 愛知 | 丸善雄松堂<br>・名古屋医療営業部 |  |  |
|  | 丸善<br>・丸の内本店 |  | 三省堂書店<br>・名古屋高島屋店／本店 |  |  |

2017.06作成

一般社団法人 日本医書出版協会
JMPA japan medical publishers association
http://www.medbooks.or.jp/

〒113-0033
東京都文京区本郷5-1-13 KSビル7F
TEL (03)3818-0160  FAX (03)3818-0159

# 2018年度　年間購読受付中

## Nursing Care+ （プラス）
### －エビデンスと臨床知－

**編集長**
道又元裕（杏林大学医学部付属病院）

**編集委員**
勝　博史（東京都立小児総合医療センター）
清水孝宏（那覇市立病院）
露木菜緒（杏林大学医学部付属病院）

✓ 日常の看護業務の「深いところ」を知りたい人のための雑誌
✓ ワンランク上を目指したい全てのナースのために！

- 先輩ナースの日常の臨床知(経験知)が学べます。
- 本誌は、セミナー ＋ インターネットと連動しています。
- あなたからの質問をお受けします。

- 季刊4冊/年
- B5判 (182×257mm)
- オールカラー
- 本文平均約150～180頁
- 1部定価（本体2,600円＋税）

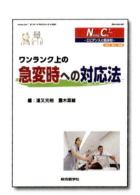

### 2018年度特集予定

| | |
|---|---|
| 1号 | ワンランク上の急変時への対応法 |
| 2号 | バイタルサイン測定から臨床判断を極める！ |
| 3号 | ケアに結びつく主要疾患と病態の理解（Ⅰ）（仮） |
| 4号 | 臨床実践に結びつく検査値の理解（仮） |

　　　　　以下、続刊

「初心者向けでは飽き足らない私たちに『ちょうどよい感じ』の本だね！」

「わかりやすいから、初心者の私にも読めるよ！」

## 2018年度　年間予約購読料　10,000円（税込）〈年4冊〉

■ 年間購読をお申し込みの場合 **1,232円**の割引です．

■ 直送雑誌の送料は弊社負担．
　　毎号刊行次第，確実にお手元に直送いたします．

QRコードでもOK!

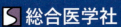 総合医学社
〒101-0061　東京都千代田区神田三崎町1-1-4
TEL 03(3219)2920　FAX 03(3219)0410　http://www.sogo-igaku.co.jp

| 編集長 | 編集委員 |
|---|---|
| 道又元裕（杏林大学医学部付属病院） | 勝　博史（東京都立小児総合医療センター）<br>清水孝宏（那覇市立病院）<br>露木菜緒（杏林大学医学部付属病院） |

## 次号予告

**1巻2号**（2018年7月発行予定）
**特集：バイタルサイン測定から臨床判断を極める！**（仮）

企画編集：道又元裕，露木菜緒

### 総論
バイタルサインの臨床的意味と重要性

### 検査の意義と臨床判断
呼吸回数測定の意義と臨床判断
血圧測定の意義と臨床判断
脈拍測定の意義と臨床判断
体温測定の意義と臨床判断
意識評価の意義と臨床判断
尿量評価の意義と臨床判断

### 疾患別バイタルサインの一歩進んだ見かた
呼吸器疾患患者とバイタルサイン
循環器疾患患者とバイタルサイン
脳神経・循環疾患患者とバイタルサイン
手術看護認定看護師からみた術後ケアの注意点
敗血症性ショック患者とバイタルサイン

### バイタルサインのここに注意！〜急変の予兆とピットフォール〜
急変の予兆〜気付くことができるバイタルサイン
　・成人編
　・小児編
バイタルサイン測定におけるピットフォール
経皮的酸素飽和度のピットフォール

### コラム
バイタルサイン測定と病院の質

---

**Nursing Care＋**
−エビデンスと臨床知−
Vol.1　No.1　2018

**特集　ワンランク上の急変時への対応法**

編：道又元裕　露木菜緒

2018年4月15日発行©
1部定価（本体2,600円＋税）

発行者　渡辺嘉之
発行所　株式会社 総合医学社
　〒101-0061
　東京都千代田区三崎町1-1-4
　TEL　03-3219-2920
　FAX　03-3219-0410
　E-mail　sogo@sogo-igaku.co.jp
　URL　http://www.sogo-igaku.co.jp
　振替　00130-0-409319

印　刷　シナノ印刷株式会社

- 本誌に掲載する著作物の複製権・翻訳権・上映権・譲渡権・公衆送信権（送信可能化権を含む）は株式会社総合医学社が保有します．
- JCOPY〈（社）出版者著作権管理機構 委託出版物〉
本誌の無断複写は著作権法上での例外を除き禁じられています．複写される場合は，そのつど事前に，（社）出版者著作権管理機構（電話 03-3513-6969，FAX 03-3513-6979，e-mail: info@jcopy.or.jp）の許諾を得てください．